一目瞭然！
画像でみるMRI撮像法

訳　**押尾　晃一**　慶應義塾大学医学部放射線診断科 専任講師
　　百島　祐貴　慶應義塾大学病院予防医療センター 副センター長

The Physics of Clinical MR Taught Through Images
Third Edition

Val M. Runge, MD
Visiting Professor
Institute for Diagnostic and Interventional Radiology
Clinics for Neuroradiology and Nuclear Medicine
University Hospital Zurich
Zurich, Switzerland

Wolfgang R. Nitz, PhD
Senior Patent Manager
Siemens AG, Healthcare Sector
Erlangen, Germany
Assistant Professor of Experimental Radiology
University Hospital of Regensburg
Regensburg, Germany

Miguel Trelles, MD
University of Texas Medical Branch
Department of Radiology
Galveston, Texas

Frank L. Goerner, PhD
Visiting Scientist
Department of Radiology
University of Virginia
Charlottesville, Virginia
Assistant Professor
Department of Radiology
University of Texas Medical Branch
Galveston, Texas

メディカル・サイエンス・インターナショナル

チューリッヒ大学病院のスタッフ，レジデント諸氏の多大なる御支援と励ましに心から感謝します．

Authorized translation of the original English edition,
"The Physics of Clinical MR Taught Through Images", Third edition
by Val M. Runge, Wolfgang R, Nitz, Miguel Trelles, Frank L. Goerner

Copyright © 2014 by Thieme Medical Publishers, Inc. New York, USA.
All rights reserved.

© First Japanese edition 2015 by Medical Sciences International, Ltd., Tokyo

Printed and bound in Japan

訳者序文

本書はMRIの原理，技術に関する教科書であるが，次のような特長を備えている．
1) 数式をほとんど使わず，実際の臨床画像を通じて理解することができる．
2) 随所にシーケンスチャートを示し，ステップ毎に解説している．
3) 磁気共鳴の基礎原理から，最新の撮像・画像処理技術までカバーしている．
4) 重要な問題は複数箇所でとりあげ，相互参照により理解を深めている．

　MRIの本質を理解するにあたっては，もちろん数式を使ってその背景にある物理学を理解することが王道であるが，実際の臨床に携わる医師，技師に，そのために必要充分な数学，物理学の知識を持ち合わせている人は少ない．このような場合，原著序文にもある通り，我々はいろいろなパラメータの組み合わせや変化を試し，実際の画像のコントラストを手がかりとして，そのメカニズムを理解しようとするのであるが，またそれで実用上は事足りる場合が多いのも事実である．本書はこのような読者を対象に，MRIの基本原理から最新の技術まで，実際の臨床画像を通じてわかりやすく解説したものである．

　おもな読者対象は，これからMRIの勉強を始めようとする放射線科および臨床各科の研修医，レジデント，放射線技師であるが，既に第一線でMRIの実際に携わっている方々の知識の整理，最新技術の知識習得にも同じく有用である．本書を足掛かりとすれば，興味のある読者は，より専門的な理論書，技術書に容易に進むことができるはずである．

　共訳者の押尾，百島はいずれも放射線科医であるが，押尾は数学，物理学を日常的なツールとして長年にわたって技術開発に携わっているMRI研究者である．百島は一般放射線科医として診療にあたっており，冒頭に述べたように画像を通じてMRIを理解する部類で，まさしく本書が意図する対象読者である．そこで訳出にあたっては，百島がまず翻訳にあたり，技術的側面を押尾が補足した．百島が理解しづらいところはおそらく多くの読者も同様と考え，必要に応じて押尾とともに訳注を補い，Sectionごとにまとめて末尾に示した．

　MRIの撮像技術が，使用する装置に大きく依存するのは，やむをえない現状である．原著者はSiemens社装置のユーザであるため，同社の技術への言及が多い傾向がある．しかし，他のメーカーもそれぞれ異なる名称で概ね該当する技術を提供しており，この点については原著でも配慮されているが，必要に応じて訳注を加えた．

最後になったが，編集部の正路修氏には，企画段階から最終校正までたいへんお世話になった．原書は一見すると必ずしもスマートとは言えない体裁なのだが，翻訳書がたいへん読みやすく仕上がったのはひとえに正路氏の優れた編集力の賜である．あらためてここに深甚の謝意を表するものである．

　本書がMRIに関心をもつ読者のよき手引きとなることを願っている．

　2015年3月

訳者を代表して　百島　祐貴

序　文

　MRIは過去30年，最も重要な画像診断法として定着してきた．パルス系列を適切に設計することにより多くの組織パラメータを利用することができるMRIの軟部組織コントラストは，CT，超音波を凌駕する．このパラメータには，よく知られたT1，T2，プロトン密度などのほか，拡散，化学シフト，磁化率，フローなどがある．

　従来，MRIの基礎は，Bloch方程式など数学モデルを使って教育されてきた．確かに，数式によって基礎を理解すればMRIの本質を把握することができるが，放射線科医，臨床医の多くはこのような形でMRIを理解できるような数学的背景を持ち合わせていない．したがって，撮像パラメータが画像コントラストに及ぼす影響を通じて，これを理解しているのが実情である．

　著者のRunge博士は，実際の画像を通じてMRIの基礎を教える素晴らしい教育を実践している．そのアプローチはとても直観的で，特に数学に強くなくとも容易に理解できる方法である．MRIの原理がとても複雑であることを考えると，このような簡略化した方法を考案，実践する博士のアプローチは大いに賞揚されるものであると言えよう．

　まず第一に，本書はMRIを研究する放射線科医にとっては，それがたとえ時おり参照するだけに過ぎないような場合であっても役に立ち，MRIの理解，診断への自信を深めることができる．また，MRIの複雑な原理に嫌気がさして，外科，内科など他の分野に逃げ出そうとする医学生にも最適な教科書といえる．さらに放射線科レジデントの入門書としても好適である．レジデントは本書を初期の臨床経験を積む手助けとして，さらに本格的なアプローチで理解を深めていくことができる．そして最後に，放射線科医以外の臨床医が，物理学の勉強に時間を割くことなく，MRIの実際的な知識を得るためにも有用である．

　第3版は，旧版にくらべてかなりの増補となった．新たに加わった章をいくつか紹介すると，超高磁場(7T)MRI，パラレル送信(parallel transmission)，非造影MRA，インターベンショナルMR，PET-MR，圧縮センシング，ワークフロー最適化などがある．

　MRI教科書の大きな空白を埋める本書の執筆に対して，Runge博士に祝辞を捧げるものである．

William G. Bradley Jr., MD, PhD, FACR
University of California at San Diego
San Diego, California

はじめに

　本書第3版の目的は，旧版と同じく画像を通じて MRI の基礎，画質の問題に実践的にアプローチすることにある．また本書は従前の教科書と異なり，数式よりも臨床画像に重点を置いている．よりよい画像を得るために必要な基礎知識にスポットを当て，画像を通じて MRI の基礎原理に実践的にアプローチする．シーケンスチャートも載っており，最初は理解することが難しいかも知れないが，本文と同時にチャートも眺めて欲しい．読み進めながら時間をかけて繰り返し眺めているうちに，シーケンスチャートの意味，そこから得られる情報は自ずから明らかとなり，またチャートの理解も容易になっていくはずである．

　本文は短い章に分割してあり，それぞれ MRI の臨床応用に関連する重要ポイントを解説し，日常的な臨床例の画像を提示している．採り上げた内容は，画像法の基礎，パルス系列から，造影 MRA，スペクトロスコピー，灌流画像，最新のパラレルイメージングまで，幅広い領域に及んでいる．PET-MR，インターベンショナル MR，圧縮センシング，マルチショット EPI など，最新のハードウェア，ソフトウェア技術についても，現状ならびに将来的に重要と考えられるものを採り上げている．ますます複雑になるこの領域であるが，特にこの3版では最新の知識を提供すべく，多くの新しいトピックスを追加した．また既存の章についても，新たな画像を追加し，よりわかりやすく，あるいはより深い内容に改訂している．

　MRI 技術の臨床応用は拡大の一途をたどり，いっそう複雑なものとなっている．過去30年，MRI は画像診断学において最も大きな位置を占め，現在では主要なサブスペシャリティとしての地位を確立している．MRI 技術のさらなる精度向上，進歩により，MRI が今後とも臨床医学において重要な役割を果たしていくことは確実といえよう．

執筆者一覧

Tao Ai, MD
Department of Radiology
Tongji Hospital
Tongji Medical College
Huazhong University of Science and
 Technology
Wuhan, China

Ulrike I. Attenberger, MD
Vice Chair of Clinical Operations
Section Chief Oncologic and
 Preventive Imaging
Institute of Clinical Radiology and
 Nuclear Medicine
University Medical Center Mannheim
Mannheim, Germany

Krista L. Birkemeier, MD
Assistant Professor of Radiology
Department of Radiology
Scott & White Clinic and Hospital
Texas A&M University Health
 Science Center
Temple, Texas

Nilesh K. Desai, MD
Director of Pediatric Neuroradiology,
 Children's Hospital of Atlanta-Egleston
Assistant Professor of Radiology
Emory University Hospital
Atlanta, Georgia

John R. Dryden
University of Texas Medical Branch
Department of Radiology
Galveston, Texas

William H. Faulkner, Jr., BS, RT(MR)
William Faulkner & Associates
Chattanooga, Tennessee

Peter Fries, MD
Clinic for Diagnostic and Interventional
 Radiology
Saarland University Hospital
Homburg/Saar, Germany

Frederik L. Giesel, MD, MBA
Associate Professor of Radiology
Department of Nuclear Medicine
University Hospital Heidelberg
Heidelberg, Germany

Shivraman Giri, PhD
MR Research and Development
Siemens Healthcare
Chicago, Illinois

Andreas Greiser, PhD
MR PI CARD
Siemens AG, Healthcare Sector
Erlangen, Germany

Dapeng Hao, MD, PhD
Associate Professor of Radiology
Department of Radiology
The Affiliated Hospital of Medical
  College
Qingdao University
Qingdao, China

Xuemei Hu, MD, PhD
Department of Radiology
Tongji Hospital
Tongji Medical College
Huazhong University of Science and
  Technology
Wuhan, China

John Kirsch, PhD
Principal Scientist
Siemens Healthcare USA, Inc.
Cary, North Carolina

Michael M. Lell, MD
Professor of Radiology
Department of Radiology
University Erlangen
Erlangen, Germany

John N. Morelli, MD
Russell H. Morgan Department of
  Radiology and Radiological Science
Johns Hopkins University
  School of Medicine
Baltimore, Maryland

Abraham Padua, RT(MR)
Senior MR R&D Application Specialist
MR Collaborations MidWest Zone
Siemens HealthCare Solutions
Houston, Texas

David Porter, PhD
MR Applications Development
Siemens AG, Healthcare Sector
Erlangen, Germany

Stuart H. Schmeets, BS, RT(R)(MR)
MRI Business Manager- West Zone
Siemens Medical Solutions USA, Inc.
Malvern, Pennsylvania

Hellmut Schürholz, MD
Clinic for Diagnostic and Interventional
  Radiology
Saarland University Hospital
Homburg/Saar, Germany

Bruce Spottiswoode PhD
MR Research and Development
Siemens Healthcare
Chicago, Illinois

Bram Stieltjes, MD, PhD
Quantitative imaging-based disease
  characterization
German Cancer Research Center
  (DKFZ)
Heidelberg, Germany

目　次

Section I　ハードウェア

1. MRIスキャナの構成 … 2
2. MRIの安全性：静磁場 … 4
3. MRIの安全性：傾斜磁場・RF波 … 6
4. RFコイル … 8
5. マルチチャネルコイル：基礎 … 10
6. マルチチャネルコイル：体部 … 14
7. オープンMRI … 16
8. 3T MRIの磁場の影響 … 18
9. 3T MRIのSN比 … 20
10. 中磁場（1.5T），高磁場（3T），超高磁場MRI（7T） … 22
11. 最新の受信コイル（1） … 25
12. 最新の受信コイル（2） … 28
13. 最新の多次元RF送信コイル … 30

Section II　画像の基礎原理

14. イメージングの基礎：k空間，元データ，イメージデータ … 34
15. 空間分解能：ピクセルサイズ・ボクセルサイズ … 38
16. イメージングの基礎：SN比 … 40
17. イメージングの基礎：CN比 … 42
18. SN比とCN比 … 43
19. 撮像方向 … 44
20. マルチスライスとコンカティネーション … 46
21. FOV（撮像視野） … 48
22. 長方形FOV … 50
23. マトリックス数：リードアウト方向 … 52
24. マトリックス数：位相エンコード方向 … 54
25. 比吸収率（SAR） … 56

Section III　基本的な撮像法

26	T1，T2，プロトン密度	60
27	T1・T2 緩和時定数の計算(計算画像)	62
28	スピンエコー(SE)法	64
29	高速スピンエコー(FSE)法	66
30	高速スピンエコー(FSE)法：180°以下の再収束パルス	68
31	DEFT(強制磁化回復法)	69
32	位相エンコードのリオーダリング	70
33	磁化移動	72
34	HASTE	74
35	スポイルド・グラジエントエコー	76
36	リフォーカスド・グラジエントエコー	78
37	反転回復法(1)	80
38	反転回復法(2)	82
39	脂肪抑制併用 FLAIR	84
40	脂肪抑制法：周波数選択的脂肪抑制	86
41	水励起・脂肪励起	88
42	脂肪抑制：STIR	90
43	脂肪抑制：Dixon 法(位相差法)	92
44	エコープラナー(EPI)法	94
45	3D 撮像の基本	96
46	造影剤：細胞外液分布ガドリニウム製剤	98
47	造影剤：蛋白結合型ガドリニウム製剤	102
48	造影剤：ガドリニウム以外の造影剤	104

Section IV　より高度な撮像法

49	DESS	108
50	バランスド・グラジエントエコー法(1)	110
51	バランスド・グラジエントエコー法(2)	112
52	PSIF	114
53	CISS	116
54	TurboFLASH, FSPGR, TFE	118
55	3D 撮像：MP-RAGE	120
56	3D 撮像：SPACE	122
57	磁化率強調画像(SWI)	124
58	マルチショット EPI	126
59	VIBE	128

60	肝脂肪定量	130
61	MR胆管膵管撮像（MRCP）	132
62	軟骨マッピング画像	134
63	フロー効果：速いフローと遅いフロー	136
64	フローの位相コントラスト法	138
65	2D TOF MRA	140
66	3D TOF MRA	142
67	3D TOF MRAとフリップ角，TR，MT，静磁場強度	144
68	位相コントラストMRA	146
69	新しい非造影MRA	148
70	造影MRA：基本，腎・腹部動脈領域	150
71	造影MRA：頸動脈	152
72	造影MRA：四肢動脈	154
73	ダイナミックMRA（TWIST, TREAT）	156
74	灌流MRI：DSC	158
75	灌流MRI：ASL	160
76	拡散強調画像（DWI）	162
77	拡散テンソル画像（DTI）	164
78	BOLD：基礎	168
79	BOLD：応用	170
80	MRスペクトロスコピー：基礎	172
81	MRスペクトロスコピー：CSI	174
82	心臓MRI：形態	176
83	心臓MRI：心機能	178
84	心臓MRI：心筋灌流	180
85	心臓MRI：心筋バイアビリティ	182
86	心臓MRI：T1/T2/T2*マッピング	184
87	MRマンモグラフィ：ダイナミック造影	186
88	MRマンモグラフィ：シリコン	188
89	インターベンショナルMR	190
90	連続移動テーブル	194
91	全身PET-MR	196

Section V　アーチファクト対策

92	折り返しアーチファクト	202
93	打ち切りアーチファクト	204
94	モーションアーチファクト	206

95	モーションアーチファクトの軽減：トリガー，ゲート，ナビゲータエコー	208
96	BLADE（PROPELLER）	212
97	腹部の体動補正	214
98	画像フィルターによるアーチファクト対策	216
99	幾何学的歪み	218
100	化学シフト：バンド幅	220
101	磁化率アーチファクト	222
102	磁化率効果の強調	224
103	金属アーチファクト	226
104	金属アーチファクトの軽減	228
105	流速補正（GMN）	230
106	空間飽和パルス	232
107	フローアーチファクト	234

Section VI　画質の向上

108	高性能傾斜磁場（1）	238
109	高性能傾斜磁場（2）	240
110	画像合成	242
111	画像フィルターによる SN 比向上	244
112	平均加算回数	246
113	スライス厚	248
114	スライスプロファイル	250
115	FSE のスライス励起順序	252
116	パーシャルフーリエ法	254
117	画像補間（ゼロフィル）	256
118	パラレルイメージング（1）	258
119	パラレルイメージング（2）	263
120	圧縮センシング	266
121	3D 画像の後処理	268
122	自動位置決め画像	270
123	ワークフローの最適化	272

Section VII　略語表

124	略語表	276

索引		279

I
ハードウェア

Hardware

1 MRIスキャナの構成
Components of an MR Scanner

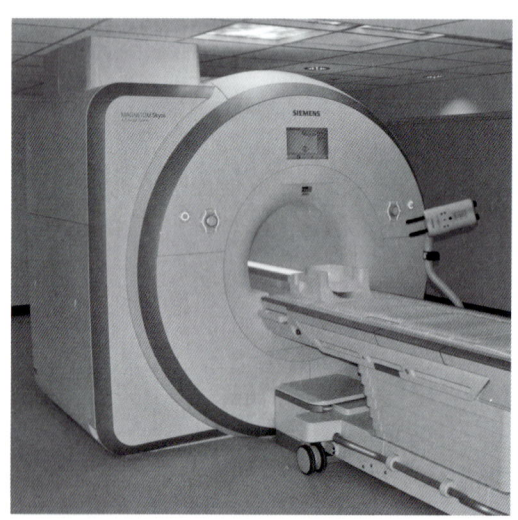

図1.1　MRIスキャナの外観（静磁場強度3T）

磁石（マグネット）

水分子の水素原子は**スピン**（nuclear spin）をもち，核スピンのあるところには**磁気モーメント**（magnetic moment）が存在する．この磁気モーメントに外部磁場が作用すると，スピンは磁場に平行に整列する．静磁場 B_0 の強さは単位**テスラ**（tesla：T）で表される．3T装置（図1.1）の磁場強度は，地磁気の6万倍にも及ぶが，生体に不可逆的な影響を及ぼすことはなく，一過性の影響も無視しうる程度である．

静磁場は，**超伝導磁石**に400A程度の電流を流して発生させる（図1.2）．超伝導とは，いったん電流を流すと電源を切った後も，両端を結合したコイルの抵抗がゼロとなって電流が流れ続ける状態である．したがって，たとえ停電になっても磁場は常に立ち上がった状態にある．

送信コイル

スピン（磁気モーメント）を静磁場の方向から傾けると，**歳差運動**（precession）を開始する．歳差運動とは，コマの"みそすり運動"と同じで，回転軸を中心とする円錐面上を傾きながら回転する運動である．歳差運動の周波数は42.6 MHz/Tと決まっており，これを**ラーモア周波数**（Larmor frequency）という（→14）．スピンが回転すると，近傍のコイルに電磁波が誘導される．これが**MR信号**である．

スピンを傾けるためには，スピンと同じ周波数をもつ**回転磁場 B_1（RF波）**が必要である．**磁気共鳴**（magnetic resonance）という名称は，同じ周波数に"共鳴"したスピンだけが傾いて信号を発生する，ということを意味している．送信パルスの例をあげると，90°パルスの持続時間はたとえば2.5 msで，誘導される磁場は2.3 μT 程度である．電磁波の周波数は電子レンジに比べれば低いが，被検者は温感を覚えることもある．被検者に照射されるエネルギーは，比吸収率（SAR）で表され，通常モードでは1.5 W/kg以下である（→25）．

傾斜磁場（グラジエント）

　傾斜磁場コイル（gradient coil）に電流を流し，一方向になだらかに変化する傾斜磁場を作ると，場所によってスピンの共鳴周波数が異なることになる．ここに一定のバンド幅(周波数帯域)のRFパルスを送信すると，それぞれの場所に応じた周波数のスピンだけが励起される．これがスライス選択励起の基本原理である．励起された回転し始めるスピンに対して，今度は別の傾斜磁場を印加すれば，周波数を位置情報に対応させること，すなわち"エンコード"することができる(→14)．

　傾斜磁場を作るために電磁石に流す電流は，臨床機として適切な範囲を考えれば400 A程度で，これを非常に短時間(たとえば7 ms)流すことによって磁場を生成する．磁場変化率は40 mT/m程度である．**スルーレート**(slew rate)(T/m/s)は，傾斜磁場をどれだけ速く変化させることができるかを示す値であるが，いかなるアプリケーションにおいても，傾斜磁場は強力かつ高速なほど，すなわちスルーレートが大きいほど望ましいといえる(→44)．

　MRI検査中にはトントンというノック音がするが，これは電磁場が傾斜磁場コイルに及ぼす機械的な力のために，コイルの形状にわずかな歪みを生ずるためである．MRIの技術が発達して傾斜磁場が強力かつ高速となった結果，患者に及ぼす生理的変化が検査の制約条件となる場合がある．高速に変化する傾斜磁場が(伝導率の小さい)被検者の体に誘導電流を発生させ，これが疑似神経刺激となって筋の不随収縮を誘発してしまうことがあるためである．このため，撮像条件を監視して，このような制限を超えないようなモニタ装置も使用されている．

受信コイル

　MRIにおける主たるノイズ源は被検者自身である．コイル径が小さいほど，コイルが拾うノイズは小さくなる(**図1.2**には頭部用コイルを示した)．またコイルと信号源の距離が近いほど，大きな信号が得られる．このことから，複数のコイルを被検者にできるだけ接近して置くことができるマルチチャネルコイルが開発されている(→5)．

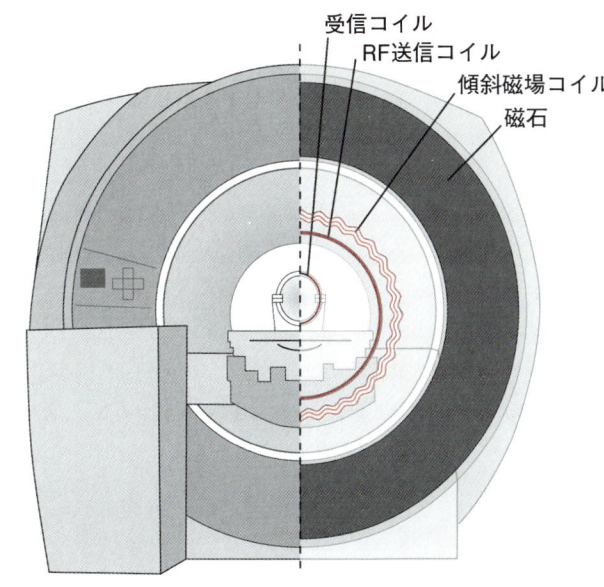

図1.2　MRIスキャナの構造

2 MRIの安全性：静磁場
MR Safety：Static Magnetic Field

　MRIは診断学における重要な役割を担っており，適切に使う限りは安全かつ有用な検査装置である．しかし，磁場の種類に応じた安全上の問題にも配慮が必要である．以下，静磁場B_0，回転磁場B_1（＝RF波），そして空間エンコード用の傾斜磁場について解説する．本章ではまず**静磁場**について考える．

　MRIスキャナの中に磁性物体を置くと，2種類の力が作用する．すなわち，**回転力**（rotational force）と**牽引力**（あるいは並進力，translational force）である（→10）．回転力（トルク）は，物体を回転して静磁場（B_0）と平行にする力である．回転力は，アイソセンター（isocenter），すなわちマグネット中心で最大となる．牽引力は，物体をアイソセンターに引きこむように働く．牽引力は，理論的にはアイソセンターでゼロになる．牽引力は距離に応じて磁力が変化する場合に働く力で，MRIスキャナの磁場は撮像視野（field of view：FOV）では極めて均一に保たれているので，マグネット内部の牽引力はほとんどゼロに近い．しかし，検査室のドアを入ってスキャナに近づく際は，静磁場が次第に増強する．近づけば近づくほど磁場は急速に強くなり，磁場が強くなれば磁性体の牽引力も強くなる．

　現在の**水平型磁場**（円筒型磁場）を備えるスキャナの大部分は，設置上の問題からこの漏洩磁場（→訳注1）をできるだけマグネットの近くに抑えるように磁気的にシールドされている．このため，マグネット近傍の磁場変化は非常に大きく，磁性物体を検査室に持ち込むことは著しく危険であり，持ち込んではならない．ひとたび磁力を感じれば，"時すでに遅し"の状態であることを，多くの人が経験している．図2.1は，誤って検査室に掃除機を持ち込んで発生した吸着事故の写真である．磁性の酸素ボンベによる傷害，死亡例も知られている．MR非対応の車椅子も，MRI室持ち込み不可の代表的な例である．

　低磁場装置の一部，特にいわ

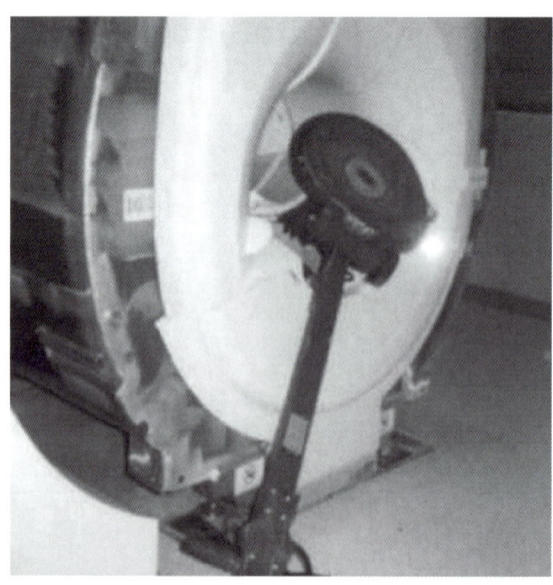

図2.1　吸着事故　スキャナ本体に掃除機が張り付いている．

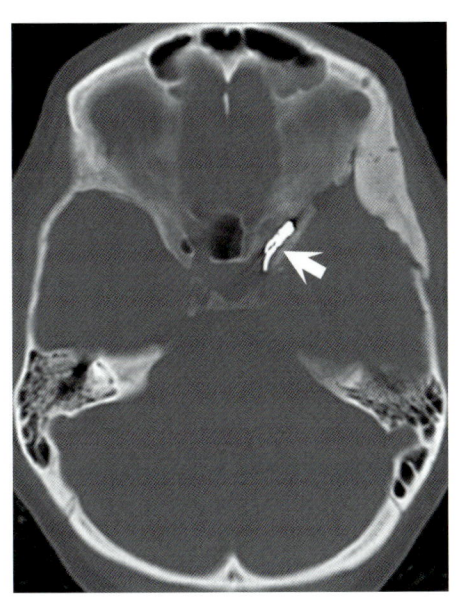

図 2.2 　脳動脈瘤クリップ　CT. 内頸動脈の脳動脈瘤クリップ(矢印).

ゆるオープン MRI に採用されている**垂直型磁場**も，牽引力の危険性については変わるところはない．アイソセンターにおける磁場は水平型よりも弱いことが多いものの，漏洩磁場の変化は，特に磁極周辺では非常に大きく，わずか 1〜2 m でゼロから最大値まで変化する．したがって，水平型の高磁場装置(1.5T, 3T)における注意事項は，磁場の強さ，向きによらず遵守されなくてはならない．さらに留意すべきことは，永久磁石はもちろん超伝導磁石でも磁場はほとんど常にオンの状態にあることである．システムをクエンチしない限り，磁場はオフにならない．したがって，いかなる装置であれ MRI 関係者以外の入室は制限する必要があり，磁場が常にオンであることを表示することが推奨される．

　体内に**埋め込みデバイス**のある患者，磁気・電子医用装置の装用者の入室も重大な危険を孕んでいる．たとえば，昔使用されていた磁性脳動脈瘤クリップは，磁力によって移動して致命的になりうるので禁忌のひとつであった．図 2.2 に示すような脳動脈瘤クリップのある患者は，現在でもその性状が不明な場合は禁忌である．このような検査前のスクリーニングは，充分慎重に行う必要がある．数々の禁忌のうち特に重要なものは，眼窩内異物，磁性動脈瘤クリップ，心臓ペースメーカー(→3)である．スクリーニングでは，全身の金属異物，埋め込みデバイスを検索する必要がある．検査室で 5 ガウスラインの内側に立ち入る人は必ず，専門の MR 従事者によるチェックを受けるようにする．これは患者のみならず，家族，一般職員も同様である．整形外科的な体内埋め込みデバイスの多くは非磁性で，安全に撮像することができる．

　患者に金属異物や電子機器がある場合，担当医はその詳細を適切に把握し，安全に撮像できるか，あるいはリスクを考えて入室禁止とすべきかを判断しなくてはならない．それぞれの患者について MRI 撮像の可否の判断は，MR 担当の放射線科医あるいは臨床医の最終的な責任である．3T あるいは 7T といった高磁場装置が登場した現在，1.5T 装置で安全であったものでも，このような高磁場では必ずしも安全とは言えないことを念頭におく必要がある．1.5T 装置と 3T 装置を比べると，磁性物体の回転力は 4 倍，牽引力は約 3 倍である．いろいろな体内デバイスに関する最新の情報は，www.MRIsafety.com でも知ることができる．

3 MRIの安全性：傾斜磁場・RF波
MR Safety : Gradient Magnetic and Radiofrequency Fields

　傾斜磁場は，おもに MR 信号の空間エンコーディング（spatial encoding），すなわち位置決定に用いられる．傾斜磁場を作るコイルは，プラスチックのカバーがあるので外からはみえないが，ボア内に別に設けられている．撮像に際しては，傾斜磁場コイルの電流が高速にオン/オフされ，これによって傾斜磁場の大きさ，極性が速やかに変化する．傾斜磁場システムの性能は，おもに4つの要素で決定する．1) スルーレート（所定の強度までどれくらい速く変化させることができるか），2) 最大強度（どれくらい大きな磁場をかけられるか．持続時間は問わない），3) 均一性（アイソセンターからどのくらいの距離まで一定の大きさか），4) デューティサイクル（一定時間に何回傾斜磁場をかけられるか）．この4つはいずれも臨床的な性能を大きく左右する．たとえば，スルーレートが高いほどエコー時間（TE）を短くすることができ，高速スピンエコーや造影 MRA の画質は向上する（→44）．傾斜磁場の強度は大きいほど，拡散強調画像の精度は向上する．

　スルーレートが大きくなると，末梢神経を刺激して，筋肉の不随運動，疼痛などを引き起こすことがある．最近の装置は，撮像前に dB/dt を計算して，安全基準を超える場合は撮像が開始できないような安全機構を備えている．傾斜磁場の高速な切替えの結果のひとつに，検査時の騒音がある．傾斜磁場の切替えに伴ってコイル周辺の磁場が変化して装置に外力が発生し，これが圧力波を生みだしてノック音が発生する．一般に，静磁場強度が大きいほど，傾斜磁場の強度，スルーレートが大きいほど，騒音は大きくなる．この騒音を抑える方法はいろいろあり，現在も新しい技術の開発が進められている．この結果，現在では 3T 装置でも以前の 1.5T 装置と同程度まで静音化されているが，高磁場装置ではすべての患者について騒音対策を講じることが推奨されている．

　RF 波（ラジオ波 radiofrequency wave）は，**B_1磁場**（回転磁場）ともいわれる．RF 波の目的は，スピンを励起して受信コイルに MR 信号を発生させることにある．前述のように磁気共鳴現象が発生するラーモア周波数は，プロトン（水素原子）については 42.6 MHz/T で，1.5T 装置の場合は約 63 MHz となる．必要とされる RF 波のエネルギーは，次のような要因で決まる．すなわち，1) 送信コイルの大きさとタイプ，2) コイルと被写体の距離，3) 静磁場強度，4) RF パルスの波形，である．たとえば 180°パルスは，同じ波形であれば 90°パルスの4倍のエネルギーが必要である．

　RF 波によって被写体に加わるエネルギーは，**比吸収率**（specific absorption rate：**SAR**）といわれ，W/kg（体重）で表す．最新の米国 FDA[1†]ガイドライン（2009 年）では，全身については平均 4 W/kg（15 分），頭部 3 W/kg（10 分），頭部，体部 8 W/kg（組織 1 g あたり，5 分），四肢 12 W/kg（組織 1 g あたり，5 分）と定めている．また中心体温の上昇は 1℃ を超えないこととされている．IEC[2†]は，米国を含む世界各国のメンバーからなる，米国の FDA に相当する機関であるが，この基準は多少異なっている（→訳注 2）．

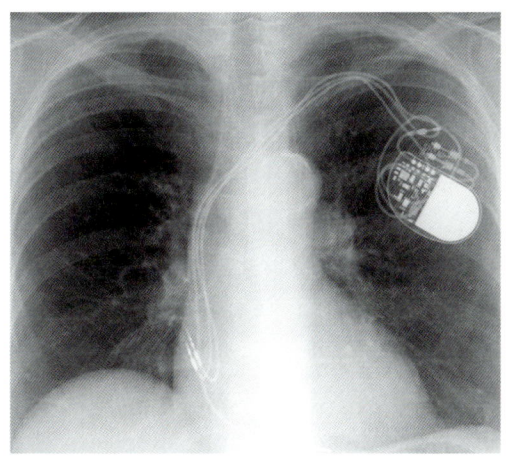

図3.1　埋め込み式心臓ペースメーカー　胸部X線写真．ペースメーカー本体が前胸部に，リード線，電極が血管，心腔内にみえる．

SARはdB/dtとともにガイドラインの値を超えないようにソフトウェア的，ハードウェア的に監視されている．

　RF波に関するおもな安全性の問題には，体外および体内の金属に及ぼす急速かつ高度な**加熱現象**があり，検査前の慎重なスクリーニングが必要となる．火傷（最大3度），昏睡，死亡などの報告もある．ボア内にある導電性物体には細心の注意が必要である．患者に密接している導電性の物体，ボアの壁に接触しているリード線などは危険である．両手の指を接触させる場合など，皮膚と皮膚が接触して閉回路を構成すると，体内に電流が流れ，接触点での火傷の原因となる．個々の例に応じて詳細な推奨条件があり，これを遵守することが重要である．ここでは詳細は省くが，毎年更新されるThe Reference Manual for Magnetic Resonance Safety, Implants, and Devicesも参照されたい（→訳注3）．また刺青も，1度あるいは2度の火傷の原因となる．

　深部脳刺激装置（図3.2）は，大部分の心臓ペースメーカー（図3.1）と同じく，MRIの禁忌である．体内埋め込み型電子機器があっても問題なくMRIを撮像できたという報告もあるが，このような報告例は厳重に管理された条件下で施行されているもので，それでも合併症が起こりうる．したがって，検査中は常に目視により，また会話により，さらにパルスオキシメーターなども使用して患者を監視する必要がある．最近は，MRI対応のペースメーカー，埋め込み型除細動器が開発され，認可されているものもあるが，この場合も撮像前に必ず個々のデバイスの型式，安全性を確認することは必須である．

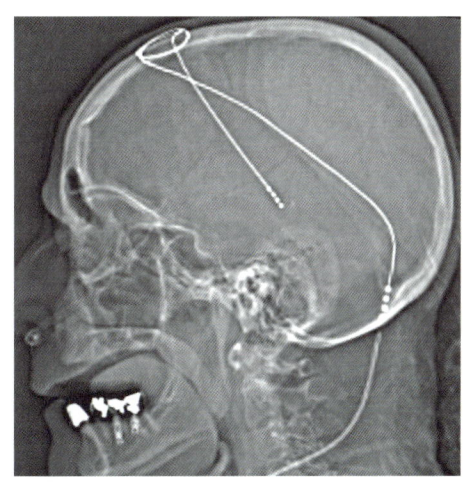

図3.2　深部脳刺激装置　CT（スカウトビュー）．脳内に挿入された電極，リード線がみえる．

1†：FDA：Food and Drug Administration，米国食品医薬品局
2†：IEC：International Electrotechnical Commission，国際電気標準会議

4

RF コイル
Radiofrequency Coils

　一般に，受信コイルと被写体の距離が近いほど，SN比（信号雑音比，SNR）は大きくなる．このため，検査部位に応じて最適な形状に設計された非常に多くの種類のコイルがある．しかし，外見だけではわからない内部構造の違いを知ることが重要である．また最近の，特に先進的なコイルは，対象部位により密着できるようにフレキシブルな設計のものが多い．

直線偏波コイル linearly polarized coils

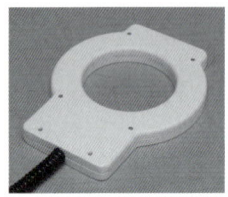

図4.1　直線偏波コイル

　現在ではほとんど見かけなくなったが，最も単純なコイルはシングルループコイルである（図4.1）．磁気モーメントの総和（巨視的磁場）が回転すると，ループ内部の磁場強度が変動し，これがマクスウェルの法則に従って電圧を誘導する．これをAD変換して解析することにより，画像を構築するための情報が得られる．

円形偏波コイル circularly polarized coils

　円形偏波コイル（図4.2）は，基本的に2つの直線偏波コイルを組み合わせて，巨視的磁化の1次元的な変化ではなく2次元的に回転を捉えるように設計されたものである（→訳注4）．磁化が回転すると，2つのコイルがそれぞれMR信号のx軸方向，y軸方向の成分を受信する．各コイルは別個の信号を受信するので，SN比は直線偏波コイルに比べて$\sqrt{2}$倍向上する．

送受信コイル

　RF波の送信にはボディコイルを使い，受信には各部位専用のコイルを使うのが普通である．送信コイルは回転磁場B_1（RF波）を発生し，たとえば90°パルスの場合，2.5 ms，2.3 μT程度である．しかし，専用のコイルで小さな関心領域を選択的に励起すると有利な場合もある．図

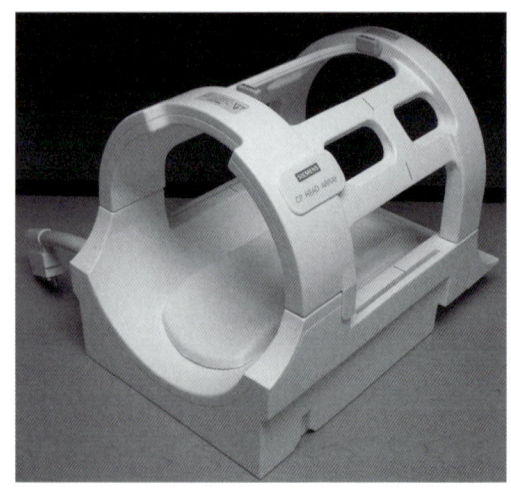

図4.2　円形偏波コイル　1.5Tスキャナの頭部用コイルの例．

4.3 に示す膝用の送受信コイルはその一例である．この方法では，ボディコイルで送信する場合に比べて RF の送信電力を小さくすることができ，また隣接組織（たとえば対側の膝関節）がほとんど励起されないので，折り返しアーチファクト（→92）の対策が不要となる利点がある．一般に送信コイルには円形偏波コイルが使用されるが，これは直線偏波コイルよりも回転磁場 B_1 を作るための送信電力が小さくて済むためである．

フェーズドアレイコイル（マトリックスコイル） phased array (matrix) coils

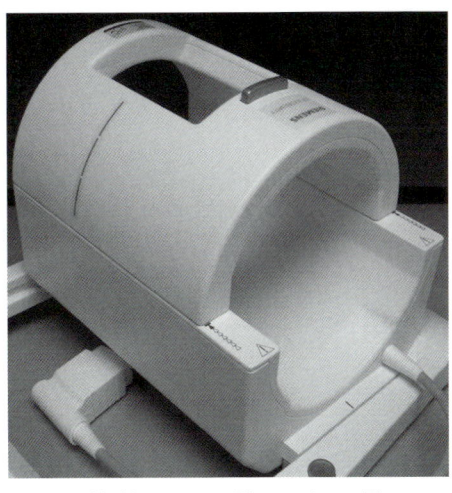

図 4.3　送受信コイル　膝用コイルの例．

小さなコイルを使うと，撮像部位に充分近接させて置くことができるため，強い信号を得ることができる一方，受信範囲は狭いという制約がある．この問題を解決するためには，小さなコイルを単にいくつか並べればよい．これがフェーズドアレイコイルといわれるもので，複数の独立した受信チャネルをもつ複数のコイルから構成される（図4.4）．メーカーによっては，撮像範囲，深度に応じてフェーズドアレイコイルをさらに組み合わせることができる製品もある．極端な場合，全身をカバーする高分解能撮像も可能である．フェーズドアレイコイルの利点は，信号を複数のコイルが受信することにより SN 比が向上することに加え，コイルの空間的な位置情報を利用することにより空間エンコードのステップ数を減らすことができることにある．この方法は，コイルが信号をパラレル（並列）に受信するので，パラレルイメージング（parallel imaging）とよばれている（→11, 118）．

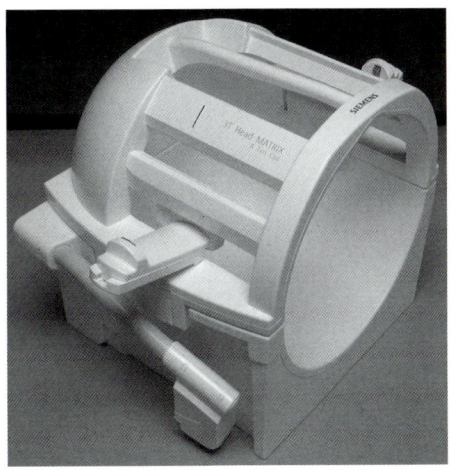

図 4.4　フェーズドアレイコイル　3T スキャナの 12 チャネルフェーズドアレイコイルの例．

5 マルチチャネルコイル：基礎
Multichannel Coil Technology：Introduction

　MRIには，より広い範囲を，より高分解能で，より短時間に撮像することが求められるので，SN比が高く，データ処理を最大限に効率化できるようなハードウェアが必要とされる．MRIのSN比は，パルス系列，静磁場強度をはじめとする多くの要因に依存するが，特に受信コイルの大きさ，その被写体との距離，受信チャネル数は，画質と撮像時間を大きく左右する．

　初期のMRIは，直線偏波方式のシングルループコイル（→4）でデータを収集し，低バンド幅の受信チャネル1本でこれをコンピュータ転送してフーリエ解析を行っていた．充分なSN比を確保するにはマトリックス数を小さくせざるをえず，また平均加算回数（励起回数）（→16）を多くする必要があるため撮像には長時間を要した．さらにシングルコイルの径を大きくするとSN比が低下するため，撮像範囲には自ずから限界があった．

　円形偏波コイル（→4）の導入により，2つの独立したコイルから信号が得られることからSN比は40％向上し，撮像範囲も拡大した．しかし，ファンクショナルMRIのような新たなアプリケーションは，さらなる空間分解能，SN比，データ処理能力の向上を求め，コイル，RFチャネルなどハードウェアの進歩を促して，現在のような**マルチチャネル**の技術を生むに至った．

　マルチチャネルの応用例を**図5.1**に示す．この例では，8つのエレメントをもつコイルがフェーズドアレイコイルとして使われ，個々のエレメントはオーバーラップしながら撮像範囲を取り囲むように配置されている．コイルに発生する信号は，それぞれのRF受信チャネルに送られる．各エレメントは，頭部全体からのMR信号を受信するが，近接部位の信号が最も強くなる．各エレメントをより小さくすることにより，その感度領域からの信号はより強くなり，画像再構成に利用できる信号も全体として強いものとなる．左上の図は，8番目のエレメント単独の受信信号から再構成した画像，左下は8エレメント，8チャネルを合成した

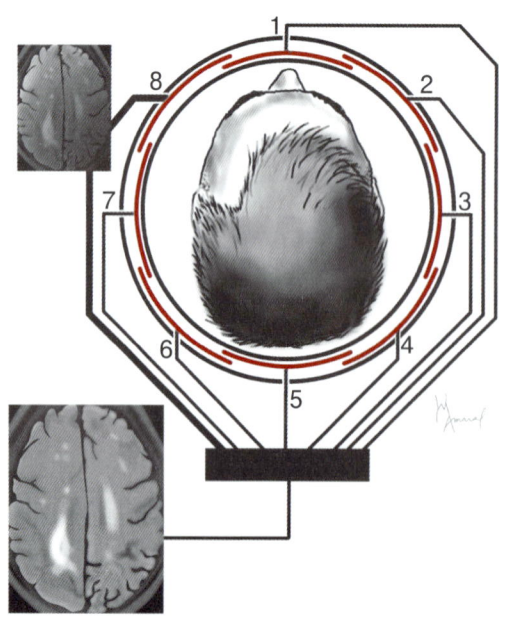

図5.1　マルチチャネルコイルの原理

マルチチャネルコイル：基礎 11

最終的な画像である．マルチコイルにはいろいろなタイプがあるが，図5.2 に示すのは1.5T装置用の12チャネル頭部コイルである．このコイルは，輪状に配置された6エレメントのリングが2組並列されている．現在，64チャネルの頭部・頸部用が使用できる商用機もある．

多数のエレメントを備えたコイルでは，画像再構成の前に複数のコイルからの信号を合成することが可能である．たとえば図5.3は，12チャネルコイルを使い，隣接する3つのコイルからの信号で再構成した4枚の画像を示している．中央に示すのが最終的な画

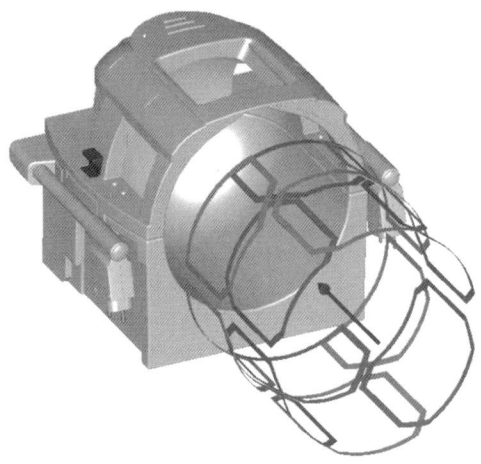

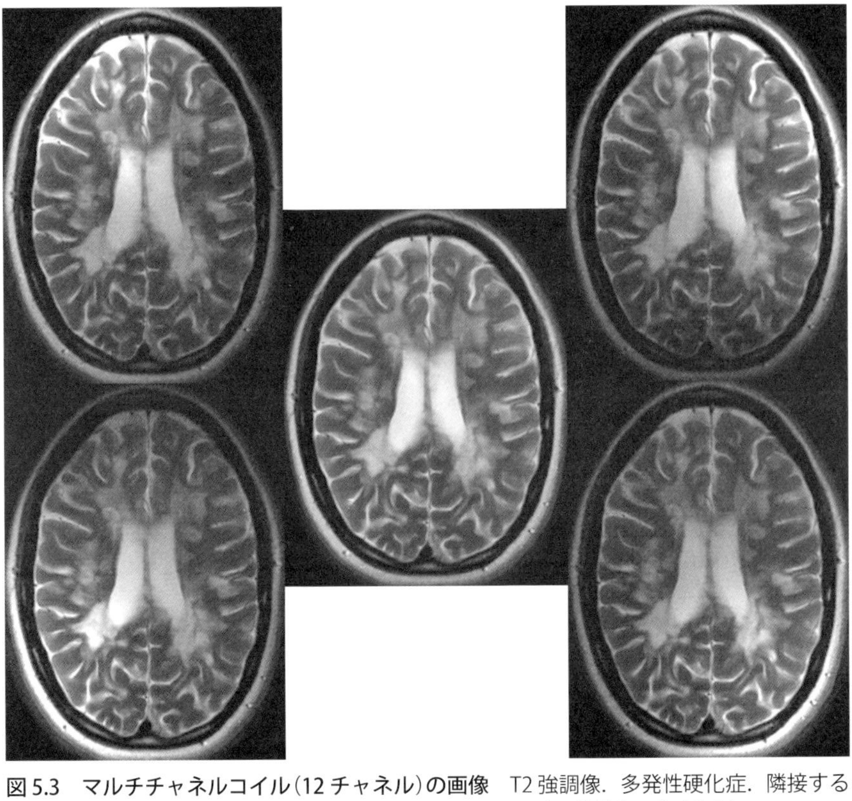

図5.2 マルチチャネルコイル　12チャネル頭部コイルの例．

図5.3 マルチチャネルコイル（12チャネル）の画像　T2強調像．多発性硬化症．隣接する3つのコイルからの信号で再構成した4枚の画像，および最終的な画像（中央）．

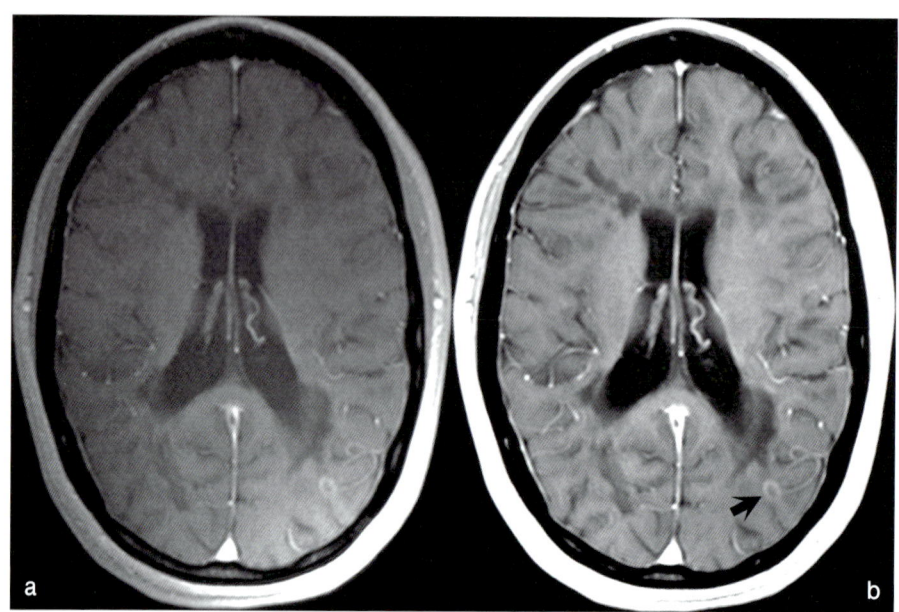

図 5.4　マルチチャネルコイル（12 チャネル）の画像　造影 T1 強調像．図 5.3 と同一症例．a：1 チャネルの信号で再構成した画像，b：最終的な画像．輪状増強効果（矢印）．

像で，通常この 4 枚の画像がユーザの目に触れることはない．この症例は，長期にわたる多発性硬化症の患者の高速スピンエコー法 T2 強調像で，側脳室周囲に高信号病変が多発している．

　コイルのチャネル数（この場合 12 チャネル）よりも少ないチャネル数で受信データを送信する方法に，<u>周波数多重化</u>（multiplexing）がある（→12）．しかし，この方法では信号の一部が失われ，通信速度も遅い．このため，各エレメントのデータはできるだけそれぞれに広いバンド幅のチャネルを介して送信することにより，より広範囲のデータをより高速に送ることができる．この場合，画像再構成に際してエレメント間の信号の不均衡を最小限とするように各エレメントの信号を補正してから最終的な画像を合成する．データ量の制約なく高速にデータを処理するには，先進的な処理装置，ストレージ装置が必要となる．図 5.4a は 12 チャネルコイルの 1 つのエレメントから合成した画像を，図 5.4b には最終的な画像を示す．図 5.3 と同じ多発性硬化症の造影 T1 強調像で，低信号の多発脱髄像があり，輪状増強効果を示す病変も認められる（矢印）．

　最新の MRI 装置は，高 SN 比，高分解能の画像を現実的な時間で撮像することを可能としているが，マルチチャネルコイルを使用することで，パラメータ設定の自由度がさらに増し，分解能を大きくしたり，あるいはモーションアーチファクトを軽減するために撮像時間を短くするなどの選択が可能である．図 5.5 は Sylvius 裂レベルの T1 強調像であるが，同部位を標準的な円形偏波コイル（図 5.5a）と，8 チャネルのフェーズドアレイコイル（図 5.5b）を比較したものである．撮像パラメータはすべて同一として比較して

マルチチャネルコイル：基礎 13

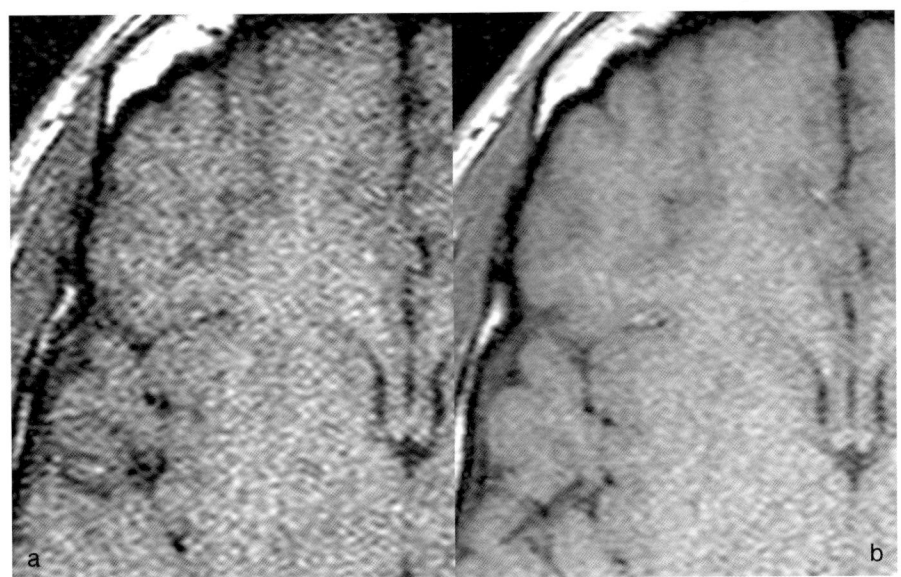

図5.5　従来型コイルとマルチチャネルコイルの比較　a：円形偏波コイルの画像，b：8チャネルフェーズドアレイコイルの画像．

いるが，マルチチャネルコイルではSN比が向上しており，その利点は明らかである．8チャネルコイルの画像はSN比が高いために，画像のザラつきが少なく，皮髄コントラストも良好で，ひいては病変検出率が向上する．高空間分解能のため脳回の描出も良好である．

　マルチチャネルコイルには多くの利点がある．もともとSN比が高いことから，SN比を維持しつつ空間分解能を大きくすることもできるし，分解能を維持したまま撮像時間を短縮することもできる．さらに，マルチチャネル技術は，高SN比，高速データ転送機能を前提としているため，ファンクショナルMRIのように短時間に大量のデータを収集するアプリケーションにも適している．後述のようにパラレルイメージング（→118, 119）は各コイルエレメントのデータを使って位相エンコード数を減らす方法であるが，これにはマルチチャネルコイルが必須である．マルチエレメント/マルチチャネル技術は，現状では128チャネル以上の製品もあるが，さらに進歩を遂げ，より高速に，高分解能，高品質の画像を提供しうると考えられる．

6 マルチチャネルコイル：体部
Multichannel Coil Technology：Body Imaging

　1980年代に表面コイルが導入された際，その主たる目的はコイル感度の向上，副次的にはノイズの低減によるSN比の改善にあった．しかしながら，感度領域が狭いために撮像範囲に制約があった．これを補うべく導入されたのが，複数の表面コイルを組み合わせた**フェーズドアレイコイル**(→4)である．そして，さらにこれを拡張した**マルチチャネルコイル**の技術が発展した．

　図6.1は，12エレメントのコイルによる肝臓の横断（水平断）像である．このコイルは，6エレメントのリング2つからなり，その点では図5.2に示した頭部用12チャネルコイルに似ているが，腹部用としてさらにフレキシブルに作られている．6エレメントの表面コイルからなるそれぞれのリングは，その周囲からの信号を受信し，コイル外のノイズの影響を受けにくい．いずれのコイルも被写体に近接しているために強い信号を受信し，これを利用して合成画像を再構成することができる．図6.1の周囲の画像は，6つのエレメントそれぞれのデータからの画像で，中央にあるのが最終的な合成画像で

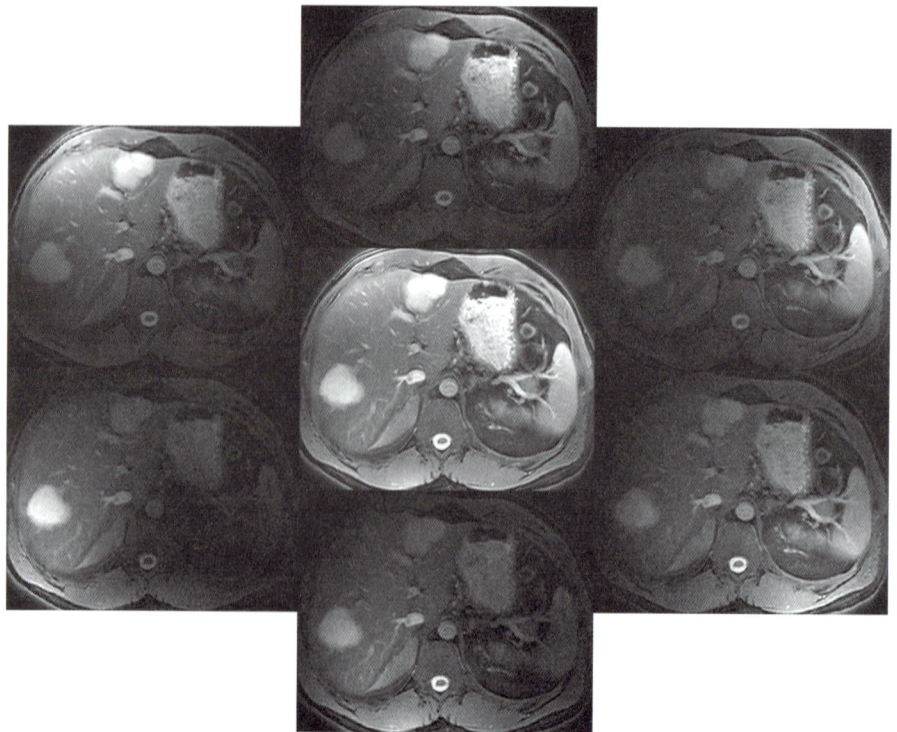

図6.1　12エレメントコイルによる腹部MRI　周囲は各エレメントの画像，中央は最終画像．

ある．画像は脂肪抑制併用 TrueFISP による高速撮像で，2 つの大きな肝血管腫が描出されている．通常ユーザが目にするのは，最終的な合成画像だけで，途中経過の画像が目に触れることはない．

図 6.1 からわかるように，コイルの感度プロファイルには位置情報が含まれている．低エンコードステップで収集される被写体の粗大な構造(低空間周波数の構造)は，このコイル感度プロファイルから得ることができる．したがって，マルチコイルの感度プロファイルを位相エンコード方向に一致させておけば，コイル感度プロファイルから得られる位置情報で，位相エンコードによる空間情報の一部を代替することができる．これがパラレルイメージングの基本原理である(→118)．その応用のひとつとして，マトリックス数，空間分解能を損なうことなく，収集するデータのフーリエライン数を減らす使い方がある．しかし，ここで留意すべきことは，各データラインは被写体全体の情報を担っているため，ラインを 1 本増やすということは収集データの増加を意味し，逆にラインを減らすことは即 SN 比の減少につながるということである．つまり，パラレルイメージングでは必ず SN 比が低下する．このため，パラレルイメージングでフーリエライン数を減らすような使い方は，SN 比の高い条件下ではじめて実用的なものとなる．代表的な例として心臓 MRI がある．心臓 MRI では，一般に撮像時間短縮のためにパラレルイメージングを利用する．この場合，撮像中の拍動数を最小限に抑えるべく，息止め下にパラレルイメージングを利用して撮像するのが一般的である．

図 6.2 には，息止め下，脂肪抑制併用高速スピンエコー法による，肝・胆レベルの横断像を示す．高速スピンエコー法の登場により，息止め下の腹部 T2 強調撮像が現実的なものとなったが，心臓 MRI と同じくパラレルイメージングを併用することにより，さらに撮像時間を短縮することができる．あるいは撮像時間は変えずに高速スピンエコー法のエコートレインを短縮するようなパラレルイメージングの使い方もできる．エコートレインを短縮すると，一定の撮像時間内のマルチスライス数を増やすことができる．

図 6.2a，b は，撮像時間は同一だが，エコー数はそれぞれ 29，19 で撮像されており，b のほうがスライス数は多い．しかし b では不足のラインをパラレルイメージングで補っており，このため SN 比が低下している．

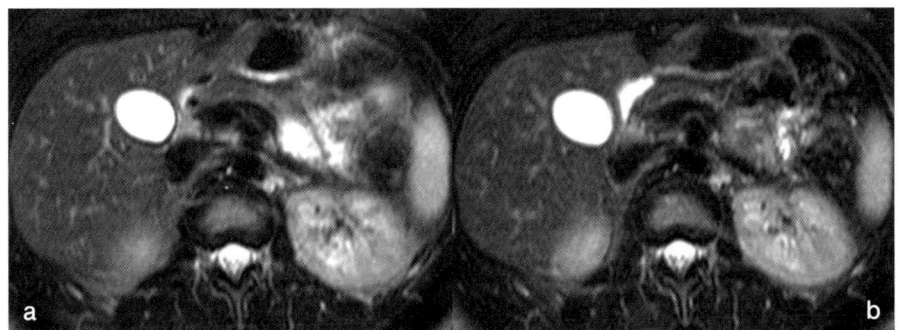

図 6.2　**エコー数の比較**　脂肪抑制併用高速スピンエコー法．撮像時間は同一．a：29 エコー，b：19 エコー．

7 オープン MRI
New Open MR Systems

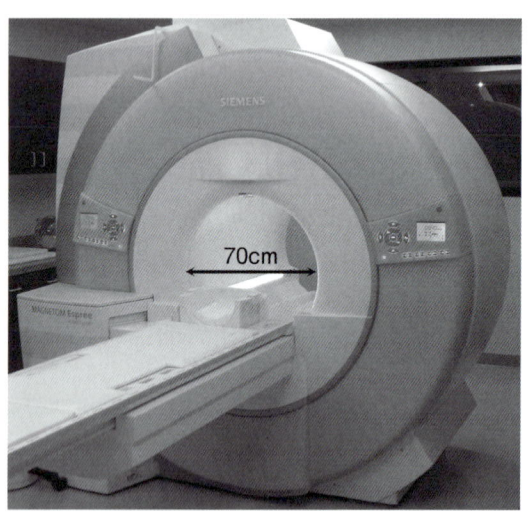

図 7.1　高磁場（1.5T）オープン MRI

　過去 20 年間で，細長いトンネルではなく薄い円盤状のマグネットを 2 つ並べ，居住性に優れた低磁場装置が好んで使われるようになり，このような装置は**オープン MRI** とよばれている．低磁場装置は，1.5T 以上の高磁場装置に比べて傾斜磁場が弱く，コイルのエレメント数，チャネル数も少ないなどの不利を抱えている．さらに低い SN 比とも相まって，スループット，画質に制約が多い．中間的な装置としては，たとえば 2004 年に発表された Philips 社の Panorama のような，磁場強度 1T の水平型オープンシステムがある．初の高磁場（1.5T）オープンシステムは，2004 年に発表され，トンネル状だが非常に短い水平型マグネットを備え，ボア径が大きく設計されている（図 7.1）．

　1982 年に MRI が作られて以来，ボア径が拡大したのはこれが初めてのことで，大きな技術的進歩であっ

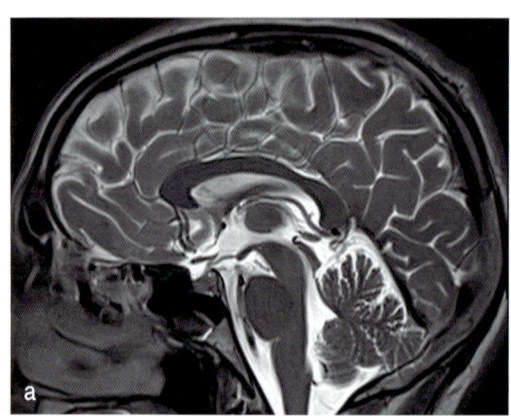

図 7.2　初期の 3T オープン MRI の画像　a：頭部．

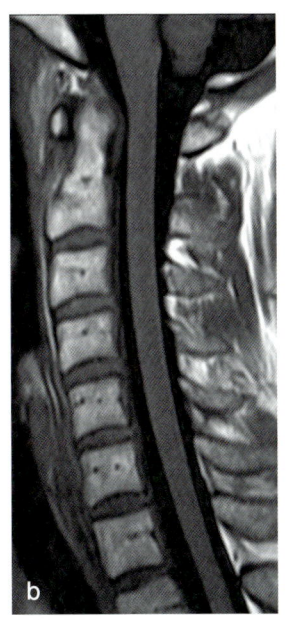

た．この Magnetom Espree（Siemens 社）は，ボア長 125 cm，ボア径 70 cm であるが，同社の最新の低磁場装置（0.35 T）の磁極間長（患者の上下にある磁極の距離）は 137 cm，テーブルと天井の距離が 38.5 cm である．両者の比較には興味深いものがある．一概に数字を比較できないものの，Espree の革新的な設計は，最新のシステムと比べてもボア長が短く，ボア径が大きいのである．オープン性と高磁場の画質を兼ね備えたこのシステムが，患者にも技師にも好評を博して当時ベストセラーとなったことは充分首肯できることと言えよう．

　図 7.2 には，2005 年の 1.5T 装置と同等の 70 cm ボアを備えた，初期の 3T 装置のボランティア画像を示す．低磁場オープン MRI に比べて 3T 装置では SN 比が大きく改善され，撮像時間の短縮，画質の向上を図ることができ，高分解能の画像も可能となった．たとえば頸椎領域では，椎間孔など小さな正常構造，小さな椎間板ヘルニアなどを描出するために，空間分解能の向上は非常に重要である．図 7.3 に，2007 年後半に発表された初期の 3T オープン MRI を示す．

図7.2　b：頸椎．

　マグネットのボア径の拡大，ボア長の短縮（short bore magnet）（→25）により，MRI はさまざまな臨床応用に柔軟に対応することができるようになる．重症患者では，モニタリング，アクセスが極めて容易となる．また MRI ガイド下治療，インターベンショナル MRI（→89），動態撮像など，広い空間が必須とされる手技にも用いられている．

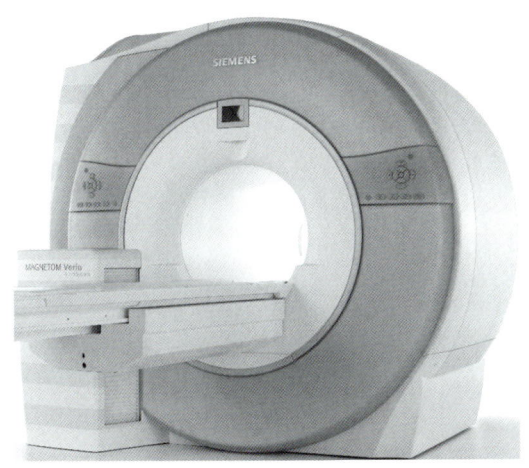

図7.3　初期の 3T オープン MRI（Siemens 社，2007 年）

8 3T MRI の磁場の影響
Magnetic Field Effects at 3T

　1.5T 以上の高磁場 MRI の設計については，克服すべき技術的な問題が多い．まず，MRI の静磁場には，広い撮像領域にわたってわずかなばらつきが存在する．その度合いは**磁場均一性**(field homogeneity)といわれ，安定した撮像や脂肪抑制には，高度の磁場均一性を保つことが重要である．特に高磁場装置では高度の磁場均一性を維持するために，マグネットの設計において格段の配慮が必要となる．これに対応する新しいマグネット設計手法は，安定した信号を生み出し，脂肪抑制を確実なものとし，画像辺縁部の歪みを最小限に抑えることにより，体部，乳腺，整形領域，神経領域などすべての分野のアプリケーションに重要な役割を果たしている．新しい設計手法によるマグネットを備えたスキャナによる画像(図8.1b)を古いマグネットの画像(図8.1a)と比較すると，辺縁部での画質(矢印)が新しい装置では改善されていることがわかる．

　さらに，広い撮像範囲にわたる RF 波(B_1磁場)も，3T 以上の高磁場装置では被写体のコンダクタンス，誘電率の影響を受けて変動しやすい．この現象は，しばしば**誘電体共振**(dielectric resonance)あるいは誘電効果といわれるが(→10)，撮像領域から均一な信号強度を得るためには，送信 RF 波を適切にコントロールして，領域内の RF 波の均一性を維持することが必要である．

　撮像視野(field of view：FOV)内で均一な SN 比，均一な脂肪抑制を実現するために

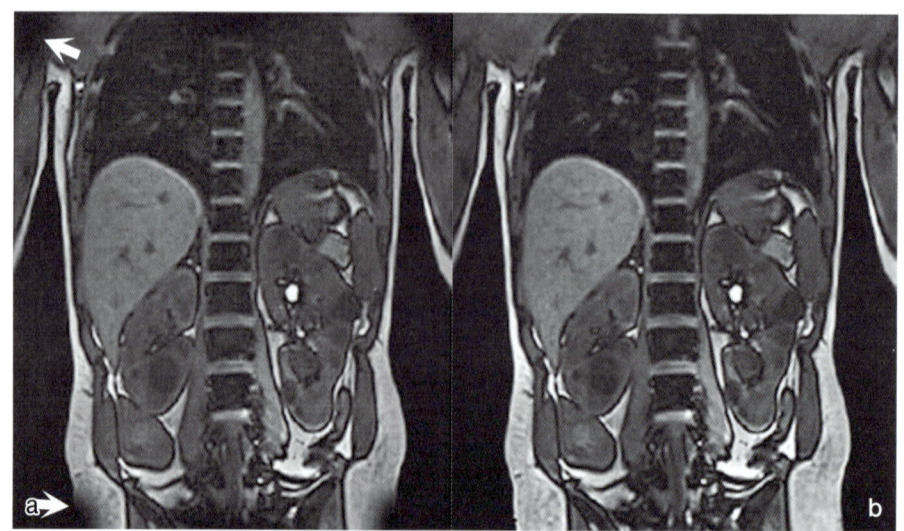

図8.1　**マグネット設計手法による画像の比較**　a：旧来のマグネット，b：静磁場不均一に対応した新設計のマグネット．矢印：画像辺縁部の信号低下．

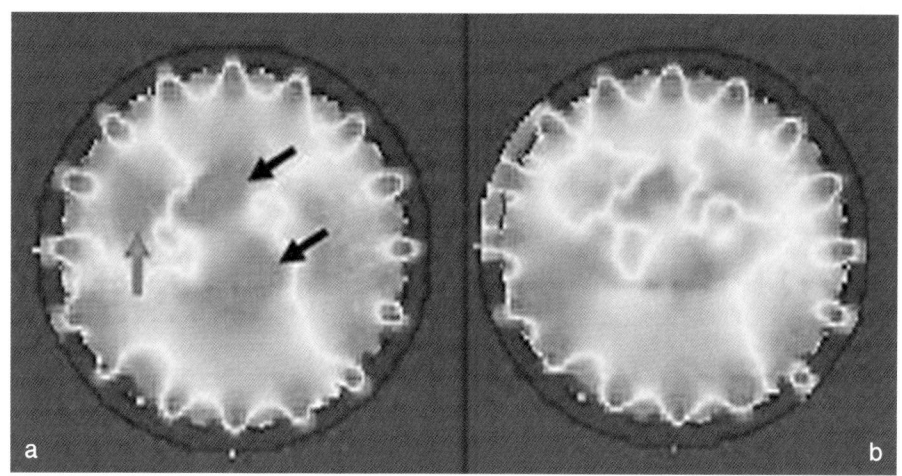

図 8.2　RF 送信機設計手法による B_1 強度分布の比較　a：旧来の RF 送信機，不均一がある（矢印）．b：新設計の RF 送信機．

は，円筒状のボア内の RF 波分布を均一にする必要がある．前述のように，3T 装置のような高磁場領域での RF 送信は，誘電体共振により，組織のコンダクタンス，誘電率の影響を受ける．図 8.2 に，RF 送信機設計に際してこの対策を加えた場合と加えない場合の，B_1 強度（RF 強度）分布のマップを示す．図 8.2a では，強度分布に不均一（矢印）があり，これは画像上の輝度不均一の原因となる．図 8.2b では，この分布が改善されている．このように，送信機の振幅，位相を最適化することにより，B_1 強度分布を均一なものとし，最終的な画像の輝度不均一，脂肪抑制の不均一を低減することができる．

図 8.3 はその実例である．下肢の横断像であるが，上段では誘電体共振によるシェーディング（shading）がみられるが（矢印），送信 RF 波を最適化した下段の画像ではこれが消失している．

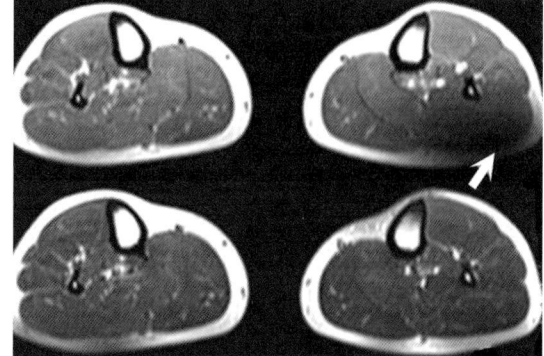

図 8.3　RF 送信機設計手法による画像の比較　上段：旧来の RF 送信機，シェーディングがある（矢印）．下段：新設計の RF 送信機．

9 3T MRIのSN比
Signal-to-Noise Ratio at 3T

　MRI画像の各ボクセルの輝度は，T1，T2など組織の特性に加えて，TR，TE，TI，フリップ角などパルス系列のパラメータに依存している．しかし，これ以外にもさまざまな要因が関係している．各ボクセルの輝度は，そこに含まれるプロトンの数に直接比例する．したがって，ボクセルサイズを大きくすればSN比は増加するが，同時に空間分解能は低下し，これは臨床的には好ましいことではない．このように，一般に分解能が高い画像はSN比が低い．このほか，静磁場強度もSN比に影響し，高いSN比を求めて磁場強度は大きくなる傾向がある．

静磁場強度 field strength
　静磁場強度が大きくなると，プロトン（スピン）がとる2つのエネルギー準位の差が大きくなる．このため，励起前に低準位にあるスピンが増加し，励起に際して高準位に遷移するスピンも多くなる．同時に，高準位に励起するために必要なエネルギーが大きくなり，この結果そのスピンが低準位に戻る際に放出するエネルギーも大きなものとなる．このため，理論的には静磁場強度とSN比は比例する．
　このような静磁場強度によって改善されたSN比は，分解能の向上，撮像時間の短縮，あるいはその両方に利用することができる．前述のように，理論的には他のパラメータを同一にして比較すると，静磁場強度が2倍になればSN比も2倍になるはずである．しかし，実際にはいくつかの理由でそのようにはならない（→訳注5）．

化学シフト chemical shift
　MRIでは，一方向に位相エンコード，もう一方向に周波数エンコードを行って，面内の空間情報を得ている．水のプロトンだけからなる組織であれば，この方法によって正しい画像を得ることができる．しかし，脂肪のプロトンは水のプロトンよりも共鳴周波数が低い．このため，脂肪組織の信号は周波数エンコードの方向に数ピクセルずれてしまう．これが化学シフトアーチファクトといわれるもので，ずれるピクセルの数によって黒い線や白い線として現れたり，場合によっては脂肪組織全体が隣接組織にゴーストとして重なることもある（→100）．化学シフトアーチファクトは，おもに2つのパラメータに依存する．すなわち，受信バンド幅と静磁場強度である．化学シフトは，静磁場強度に応じて大きくなり，バンド幅を広くすると低減する．
　3T装置のSN比改善の問題に戻って考えると，ほとんどのアプリケーションでは化学シフトの影響も考慮する必要があるため，SN比改善による利点を損なうことがある．すなわち，3T装置での撮像では化学シフト対策としてバンド幅が広く設定されることが多く，これは高磁場によって得られるSN比向上効果を減じる方向に作用する．

スライス方向の空間分解能　through-plane resolution

　MRI登場以来，そのスライス厚は着実に薄くなっている．たとえば，低磁場装置しかなかった1980年代初期，頭部MRIの標準的なスライス厚は10 mmであったが，現在の1.5T装置のルーチン撮像は5 mm厚が標準である．SN比に優れる3T装置では，画質を損なうことなくさらに薄くすることも可能である．施設やユーザにもよるが，3Tの頭部MRIの標準的なスライス厚は3〜4 mmである．SN比の一部を撮像時間に振り向ければ，患者の体動によるアーチファクトを軽減して，全体的な画質向上につなげることができる．特に頭部MRIでは，重症患者，非協力的な患者，急性期脳血管障害の症例などで，よりよい診断が可能となる．

　図9.1は，3T装置によるSN比改善と，そのスライス厚への影響を示している．頭部T2強調像であるが，aは1.5T装置による5 mm厚の画像，bは3T装置による5 mm厚，cは同じく2.5 mm厚である．左前大脳動脈領域に小さな亜急性期梗塞が認められる（矢印）．スライス厚が一定で考えれば，3T装置では期待に違わずSN比が向上している．すなわちaとbは同じ5 mmだが，1.5Tのaの画像のほうがざらつきが大きい．cの3T装置2.5 mm厚の画質は，1.5T装置の5 mm厚(a)に近い．これは，スライス厚が1/2になることによりSN比も1/2になり，これが静磁場強度が2倍になることで補償されることから予想される通りである．しかし，3T装置であってもこれ以上スライスを薄くすると(たとえば2D撮像で1 mm厚)，画質が低下するため，ルーチン撮像には使用されない．

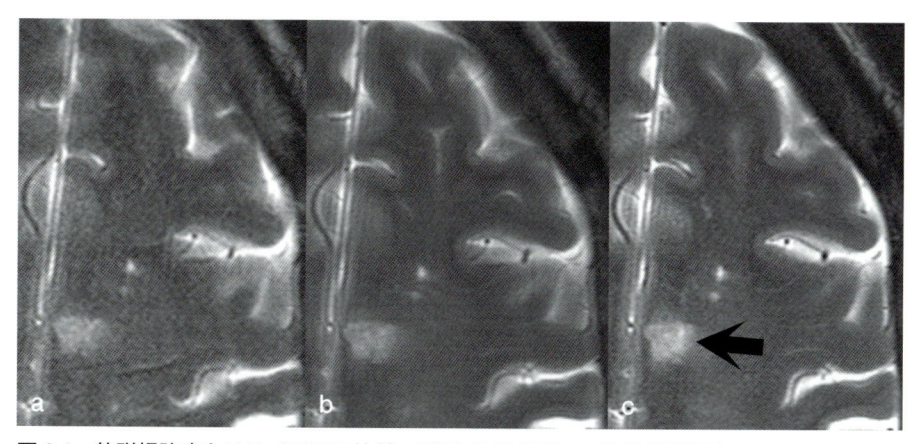

図9.1　**静磁場強度とスライス厚の比較**　頭部T2強調像．亜急性期脳梗塞．a：1.5T，5 mm厚．b：3T，5 mm厚．c：3T，2.5 mm厚．矢印：梗塞巣．

10 | 中磁場(1.5T), 高磁場(3T), 超高磁場 MRI(7T)
Mid-Field, High-Field, Ultra-High-Field(1.5, 3, 7T)

中磁場と高磁場の最も重要な違いは，**SN比**(信号雑音比)である(→9)．MR信号強度は，低エネルギー準位にあって静磁場と同じ方向に整列する平行スピン数と，高エネルギー準位にあって静磁場と反対向きに整列する反平行スピン数の差に比例する．このスピン数の差は，2つのエネルギー準位の差に比例し，エネルギー準位の差は静磁場強度 B_0 に比例する(→訳注6)．したがって，信号強度は静磁場強度の2乗に比例することになる．しかしながら，患者から発生する電磁気的ノイズも B_0 に応じて増大する結果，SN比は B_0 にほぼ正比例するに留まる．向上したSN比は，撮像時間の短縮あるいは画質の向上に利用することができる．

T1緩和(→27)は，RF波のラーモア周波数近傍の変動に依存し，これは基本的には水分子の振動，分子内で近接する水素原子間の双極子-双極子作用によるものである．ラーモア周波数は静磁場強度に比例するので，高磁場MRIでは組織の**T1値が延長**する(→26)．画像上，T1値の延長は長短両面がある．たとえばMRAのコントラスト(CN比)が向上し(→67)，ガドリニウム造影剤のような常磁性物質の検出能も向上する．その一方，脳の皮髄コントラストは低下する．

図10.1 は TOF MRA(→66)の MIP 像を，1.5T，3T，7T で比較したものである．高磁場装置の画像は，T1延長のためバックグラウンドの信号が抑制され，固有の高いSN比と相まって，空間分解能に優れ，細い血管の描出が良好であることがわかる．

GRE における T2*緩和による信号減

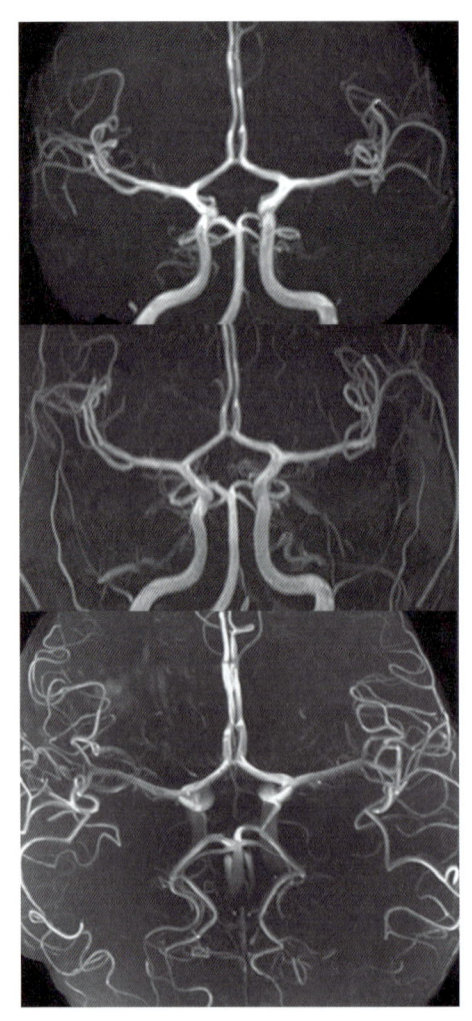

図10.1 静磁場強度によるT1緩和の比較
TOF MRA．上段から 1.5T，3T，7T．

衰は，局所的な磁場不均一による横磁化のディフェージングによる．この現象は，異なる組織の磁化率の差に基づくものである．たとえば，常磁性体であるデオキシヘモグロビンの周囲に，反磁性物質である脳組織が存在するような場合である．局所磁場強度は，その部位の磁化率と静磁場強度の積で決まる．したがって，局所磁場不均一，T2*効果による信号減少は静磁場強度に応じて大きくなり，高磁場装置は **T2*に鋭敏** であるといえる．図 10.2 は，磁化率強調画像(→57)を 1.5T，3T，7T で比較したものである．

　静磁場強度が大きいほど，細い静脈の描出に優れ，大脳基底核にみられるような鉄沈着にも鋭敏となる(矢印)．**化学シフトアーチファクト** も増大する(→9, 100)．脂肪分子の水素のラーモア周波数は水分子の水素に比べて約 3.5 ppm 低いため，周波数エンコードに伴って脂肪，水の画像は，静磁場強度，受信バンド幅に応じて平行移動する．静磁場強度の増大による化学シフトアーチファクトを低減するには，受信バンド幅を広くする必要があるが，これによりノイズは(およそ $\sqrt{\text{バンド幅}}$ に比例して)増加し，SAR も増大する(後述)．

　静磁場強度を要求するアプリケーションはいずれも，低磁場装置では SN 比の制約から実現が難しい高空間分解能，高時間分解能，あるいはその双方を必要とするものばかりである．筋骨格系の高分解能撮像，拡散テンソル画像などはその例である．多発性硬化症では，高磁場装置ほど病変の検出能が高いという多くの報告がある．Parkinson 病における鉄代謝異常の描出も，超高磁場装置では T2*効果のために検出しやすいことがわかっている．

　組織に吸収される送信 RF 波のエネルギーを示す **SAR**(→25)は，静磁場強度の 2 乗に比例する．しかし，SAR およびその蓄積値の法的上限は静磁場強度にかかわらず一定である．したがって，高磁場装置でも患者が高い SAR に曝されることがない一方で，撮像時のパラメータ設定，たとえばスライス数，エコー数，バンド幅の設定，反転パルス，プレサチュ

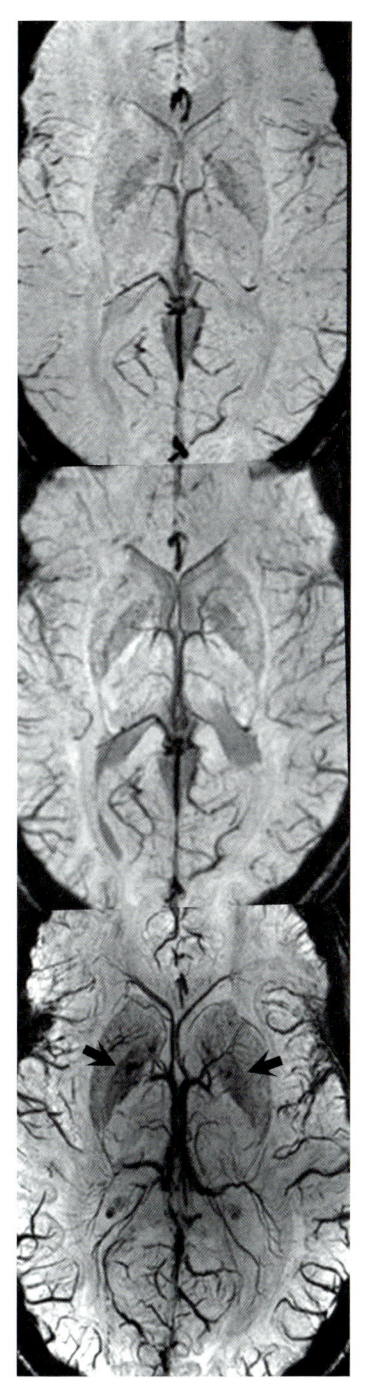

図 10.2　静磁場強度による T2*緩和の比較　磁化率強調画像．上段から 1.5T，3T，7T．矢印：鉄沈着．

レーションパルス(presaturation pulse)などの使用には制約を生ずる結果となる．これに対して，再収束パルスに180°以下のパルスを用いるlimited refocusing angle，ハイパーエコー，SPACE，CUBE，VISTAなどの新しい技術，撮像部位以外へのRF照射を避けられる送受信コイルなどを駆使して，ガイドラインの制約内におさまるよう，撮像法に配慮が必要である．

RFの生体影響は，組織の透磁率，電気伝導率に比例し，RF波の周波数と静磁場強度に反比例する．組織深部におけるRF透過性の低下は，画像のシェーディングとなって現れ，特に高磁場，超高磁場MRIで目立つようになる．このような場合，低下しているB_1を補償するのがB_1シミング(shimming)である．シミングを行うと，画像の均一性を回復することができる．そのためには特別なコイル設計が必要とされ，送信コイルの位相，振幅の調整を行ったり，あるいは複数の送信コイルによるパラレル送信(parallel transmission：pTX)といわれる技術が利用される(→13)．

超高磁場では，RFの波長が人体，臓器の大きさに近づく(→訳注7)．このため組織の境界における反射波が送信波と干渉し，RFの不均一分布の原因となる．この現象は誘電体共振(dielectric resonance)といわれるが(→8)，その一方，患者の体内の電磁波は伝播の過程で次第に減衰するので，反射波の重要性は乏しく，誘電体共振も強く抑制されるとする説もある．しかし，波長による干渉波(定常波)の問題が存在することを念頭において，前述の組織深部の問題と同じく方策を講じる必要がある．

MRI装置の価格は，静磁場強度にほぼ比例する．価格に加えて，超高磁場装置の漏洩磁場の遮蔽に必要な360トンもの鉄製シールドの運搬の問題もある．ちなみにこの360トンは，システム自体の重量(約38.6トン)とは別勘定である．果たして新しいアプリケーション，より精密な診断技術が，コストの増加に見合うだけの患者の利益となりうるか，という点は積年の課題でもある．

高磁場の下で人間が動くと，体内に小さな電界を生じる．これは特に患者の位置決めや，スタッフがマグネットの周囲を歩き回ったり，ボア内の様子を見るために覗き込んだりする際に起こりうる．この電界の形成は，体を動かす速度に依存し，めまい，嘔気などの原因となる．このため，超高磁場装置では寝台の移動速度の調整が必要となると同時に，スタッフにはこのような一過性の感覚障害に関する教育が必要である．3T以上の静磁場環境では，頭を動かさなくとも軽度の回転性めまいをおぼえることがあるが，これは前庭の内リンパ液のイオン流に作用するローレンツ力によるものである．

最後に，静磁場内に置かれた磁性物体に働く牽引力や回転力(トルク)(→2)は，その物体の磁化率，体積，局所の磁場強度，磁場勾配に比例することが重要である．非磁性の導電体の場合は，電磁波によって電圧が発生しその内部に電流が誘導される．この誘導電流は，体内デバイスやその周囲の組織の温度上昇の原因となる．

11 最新の受信コイル（1）
Advanced Receiver Coil Design：Part 1

　最新技術の受信コイルでは，SN 比が大きく改善され，任意の方向の**パラレルイメージング**が可能となり，さらに大きなパラレルイメージングファクター数（→訳注 8）を設定できる．この結果，撮像時間が大幅に短縮され，撮像時間の制約に縛られない撮像法が実用可能となっている．パラレルイメージングは，画質，撮像時間，いずれの面でも重要な技術である（→118, 119）．

　図 11.1 は 3T 装置，32 チャネルコイルによる拡散強調画像であるが，パラレルイメージングを使用しない場合（a），ファクター数 2（b），同 4（c）の比較である．充分な SN 比を維持しつつ，ファクター数が大きいほど，全体の磁化率アーチファクト（矢印），画像の歪みが顕著に改善されているのがわかる．

　1.5T に比べて磁化率効果が倍増する 3T 装置の拡散強調画像では，このようなコイルの使用法により画質を大きく改善することができる．図 11.2 は，急性期脳梗塞の症例で，3T 装置で 3 方向の拡散強調画像を撮像したものである．高 SN 比，ファクター数 4 のパラレルイメージングによる高画質が得られ，病変を正確に指摘することができる．旧来のシステムでは，横断（水平断）以外の拡散強調画像はアーチファクトのため撮像が難しかったが，これが改善されている．

　図 11.3 は，大きな脳転移の症例であるが，32 チャネル頭部コイルによる撮像時間短縮の効果を示したものである．**a** は 12 チャネル，**b** は 32 チャネルであるが，平均加算回数が **a** では 2 回だが **b** は 1 回で済むので，撮像時間はそれぞれ 1 分 52 秒，0 分 56 秒と半分の時間で同じ SN 比の画像が得られる．このように 32 チャネルコイルは SN 比が高いので，BLADE（→96）による FLAIR（c），T2 強調像（d）でも撮像時間は半減し，それぞれ 2 分 06 秒，0 分 56 秒である（パラレルイメージングファクター 2）．

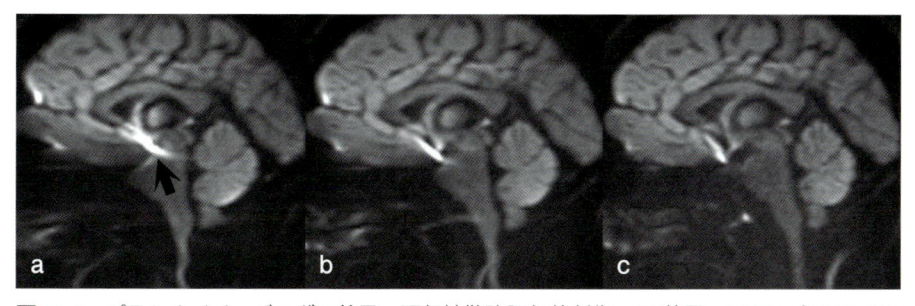

図 11.1　パラレルイメージングの効果　頭部拡散強調矢状断像．3T 装置，32 チャネルコイル使用．**a**：パラレルイメージングなし，**b**：パラレルイメージングファクター数 2，**c**：同 4．矢印：磁化率アーチファクト．

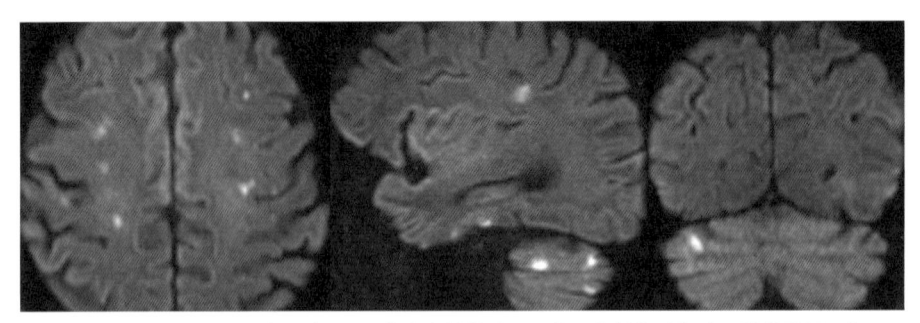

図11.2 パラレルイメージングによる多方向拡散強調画像　急性期脳梗塞．拡散強調画像，3T装置．

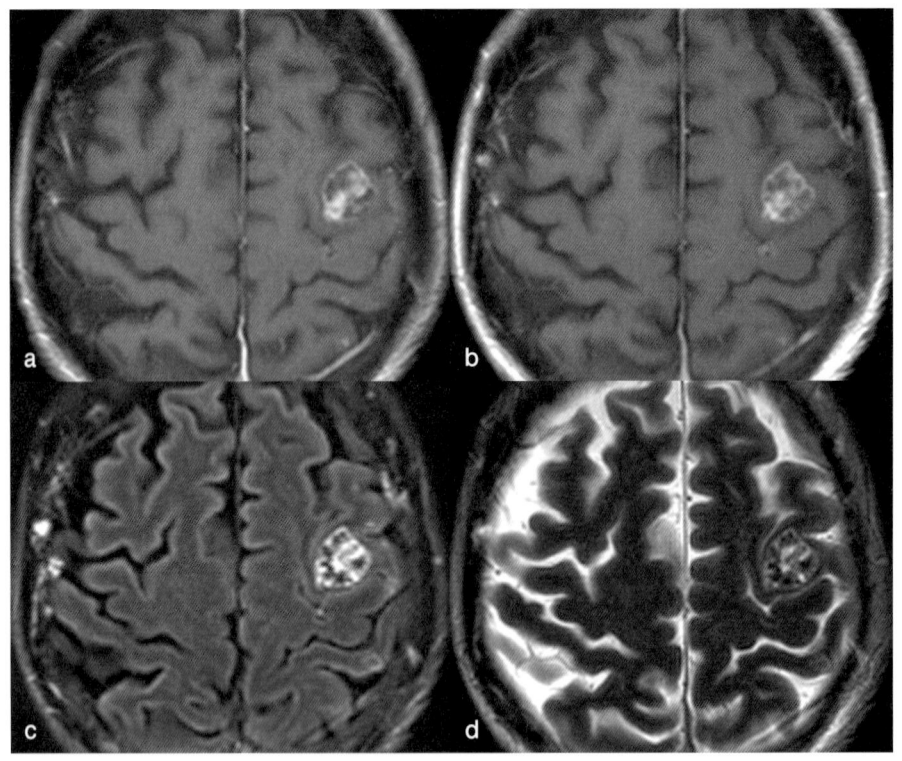

図11.3　32チャネルコイルによる撮像時間の短縮効果　a：12チャネル，平均加算回数2回，撮像時間1分52秒．b：32チャネル，平均加算回数1回，撮像時間0分56秒．c：32チャネル，FLAIR，撮像時間2分06秒．d：32チャネル，T2強調像，撮像時間0分56秒．

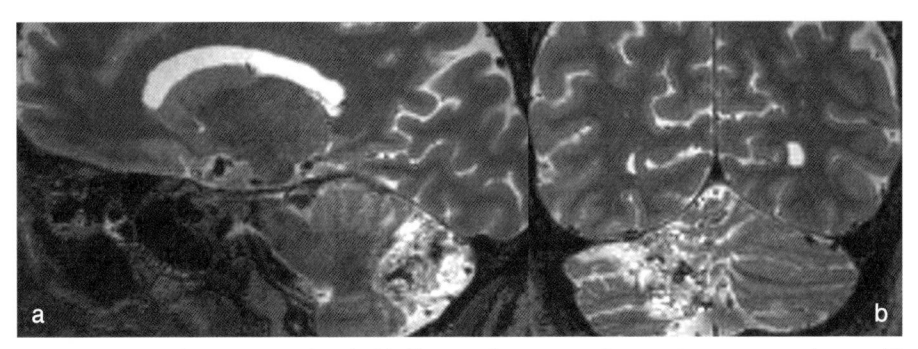

図11.4　32チャネルコイルによる高分解能3D画像　32チャネルコイル，SPACEによる3D撮像の再構成画像．パラレルイメージングファクター数2，撮像時間2分12秒．a：矢状断像，b：冠状断像．

図11.4は後頭蓋窩脳動静脈奇形の症例で，32チャネルコイルによるT2強調像の矢状断，冠状断再構成画像である．SPACE(→56)によるT2強調像3D撮像で，ボクセルサイズ$0.9\times0.9\times0.9$ mm^{3}の高分解能の画像が，2分12秒という短時間で撮像可能である例として供覧した．

12 最新の受信コイル（2）
Advanced Receiver Coil Design：Part 2

　受信コイルと信号源の距離が短いほど，受信する信号は強い．これはコイル設計の基本である．表面コイル(surface coil)は，この原則に従って被写体とコイルの距離を短縮してSN比を最大限とするもので，1980年代半ばに導入された．患者の体は電磁ノイズ源なので，撮像範囲外からのノイズを防ぐために，小さなコイルは有利である．撮像範囲が(特にシングルループコイルでは)狭いのが欠点であるが，これを解決するために1990年代にフェーズドアレイコイル(phased array coil)が導入された(→4)．その後の技術的発達に伴い，目的に応じて，その都度患者のポジショニングをやり直したり，コイルを交換したりせずに，適切なコイルを自由に取捨選択することも可能となった．

　1つのコイルの中に複数のコイルが組み込まれているマルチエレメントでは，各エレメントを撮像部位に近接できるのでSN比が向上する．それに加えて，部位による信号分布の差異を空間エンコードに利用できることがわかり，2000年代初期にパラレルイメージングが登場した(→118, 119)．各メーカーによりSENSE, mSENSE, GRAPPA, ARCなどといわれるものがこれで，いずれも撮像時間の短縮を図ることができる(→118)．

　現在もまだ解決困難な技術的な問題に，コイルエレメント数に対する受信チャネル数の不足がある．撮像目的に応じたコイルエレメントの最適な選択はユーザの判断によるところが大きく，多数のエレメントからなるコイルを使うパラレルイメージングでは，これを使用するときとしないときではまったく異なるコイル選択基準が必要となる．2000年代半ばには，モードマトリックス(mode matrix)が導入され(→訳注9)，最適なパラレルイメージングを使って最高のSN比を得るか，あるいはパラレルイメージングを使わずに通常のクアドラチャコイルと同じ状態(CPモード)でSN比を最大化するか，といった選択をユーザが行うことが可能となった．

　次なる問題が，各コイルエレメントと各受信チャネルを最適な状態に結合する配線の問題であった．これについては，2000年代後半，複数のコイルの信号を同じ回線上で送信できる周波数分割多重化(frequency multiplexing)の技術により解決された(→5)．そして2010年には，従来はハードウェアであったモードマトリックスがソフトウェア化され，ユーザの選択したパラレルイメージングファクターに応じてSN比が最適化できるようになった．これにより，ユーザがどのモードが最適かを考える必要がなくなり，短時間のプレスキャンで，システムが自動的に最適な条件を選択できるようになった．

　図12.1には，3つのコイルエレメントからなるコイルのシミュレーションを示す．パラレルイメージングを使わない場合は，通常のCPモード(クアドラチャコイル)が最適であるが，全体のSN比については，パラレルイメージングファクター3のトリプルモードがよい．図12.2は最新の64チャネル，頭頸部用コイルの例である．

最新の受信コイル(2)　29

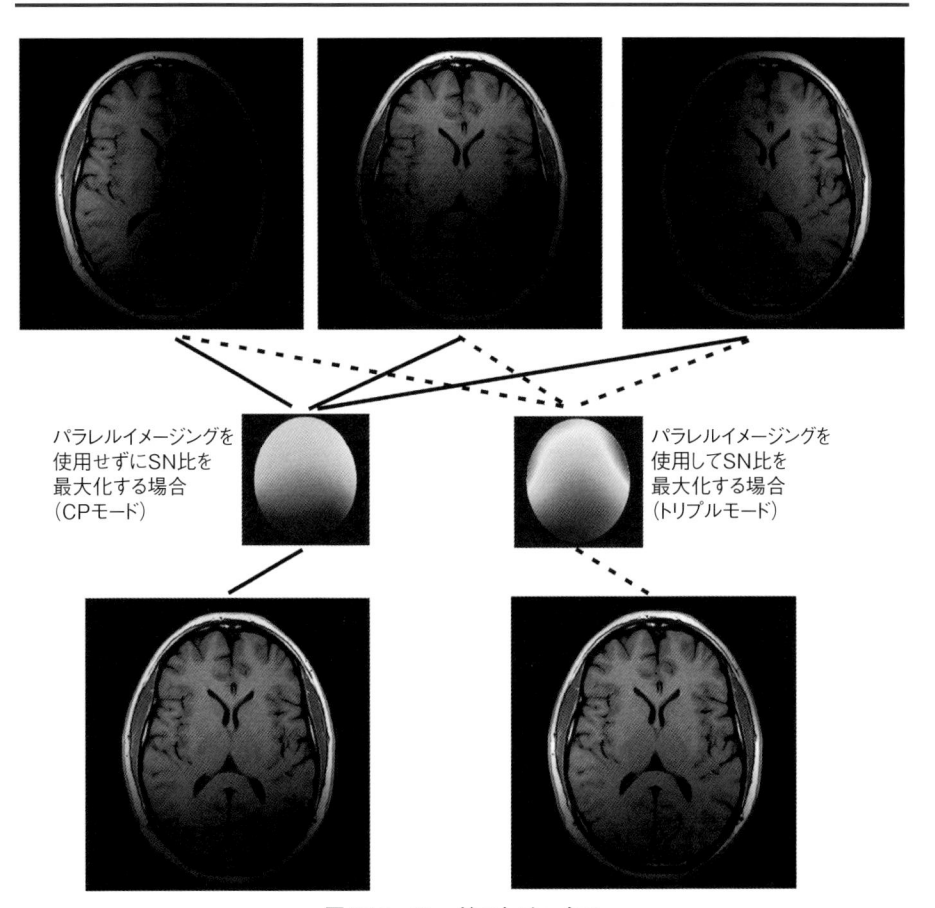

図 12.1　モードマトリックス

パラレルイメージングを
使用せずにSN比を
最大化する場合
（CPモード）

パラレルイメージングを
使用してSN比を
最大化する場合
（トリプルモード）

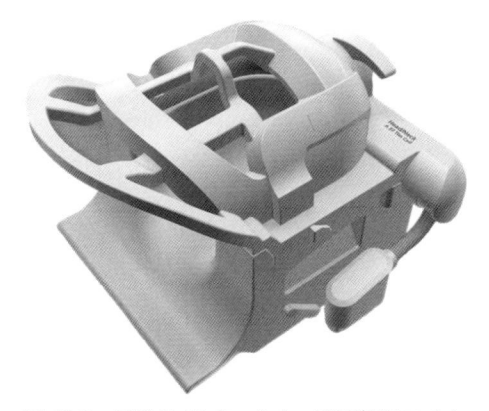

図 12.2　最新の 64 チャネル，頭頸部用コイル．

13 最新の多次元 RF 送信コイル
Advanced Multidimensional RF Transmission Design

多次元空間選択的 RF 励起(multidimensional, spatially selective RF excitation)のアイデアは，1989 年に発表されたが，ごく最近まで長らく顧みられなかった．これは，励起パルス，再収束パルス，飽和パルスなどを任意の形状で送信することができるもので，高磁場装置の登場により B_1(RF)強度不均一など新たな問題が出現するに及んで，新たに脚光を浴びることとなった．

B_1 強度不均一は，撮像領域の中心部における信号低下の原因となり，3T の腹部 MRI では日常的に経験される(→10)．特に体脂肪が少ない場合，たとえば筋肉質のアスリート，腹水のある患者などに多い．現在行われている一般的な RF 励起方法は，スライス選択的あるいはボリューム選択的であり(→14, 45)，1 次元 RF パルスを用いるものである．

これに対して多次元 RF 励起が可能な送信コイルは，2 次元あるいは 3 次元的な選択的パルスを送信することができる．k 空間の元データをフーリエ変換によって画像にすることができるのと同じように，RF エネルギーを"励起 k 空間"に展開し，ここから任意の形状の励起パターンをフーリエ変換で作り出すことができる．ただし，多次元 RF 送信を最大限に活用するには，同時に傾斜磁場を高速に変化させる必要がある．現状では，神経刺激を避けるために傾斜磁場の性能には FDA による制約があり，多次元 RF 送信の性能もこの制約を受けてしまう．さらに，3 次元選択 RF パルスの持続時間は，通常の 1 次元選択パルス(2.5 ms 程度)に比べてかなり長く，20～30 ms を要することから，臨床応用は非現実的である．

2003 年に発表された**パラレル送信**は，多次元 RF 送信をさらに活用する技術で，受信コイルによるパラレルイメージングの技術を送信コイルに応用して"パラレル励起"を行う方法である．前述のパラレルイメージングは，データサンプル数の不足を複数の受信コイルから得られる空間情報で補って画像再構成するが，これと同じく空間的に配置された複数の送信コイルを用いて送信データのサンプル数不足を補うことにより，任意の形状の励起，再収束，飽和が可能である．これによって，k 空間のサイズは縮小し，空間分解能を損ねることなく RF 波の幅を短縮することができる．

高磁場装置では，SN 比の上昇，T2* 感度の向上など利点が多いが，RF 波の波長が頭部，体部の大きさに近づくにつれて複雑な RF 波の相互作用を引き起こし，患者に依存する B_1 不均一分布をきたしやすくなる(→10)．この不均一は断熱通過 RF パルス(adiabatic pulse)(→訳注 10)を使用すると避けることができるが，大きな RF パワーを必要とするので応用範囲が限られ，送信コイルアレイを利用するほうがよい結果が得られる．

組織の電気伝導性のために，RF の振幅は被写体の中心部で減衰し，周辺部では相対的に増大する．空間的に配置した送信コイルアレイを利用することにより，特に 7T 装

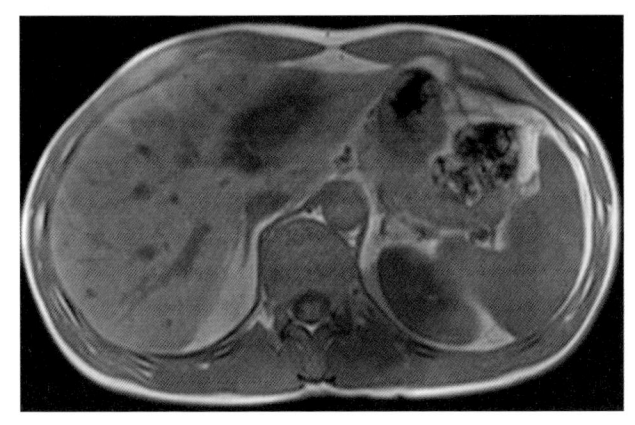

図 13.1　RF 不均一分布に対する B_1 シミングの効果　B_1 シミングを行わない場合．肝左葉，左腎の信号が低下している．

置のような高磁場では，この RF 波の減衰を完全に補償できないまでも，少なくとも最小限に抑えることができる．図 13.1 は，B_1 シミング(→10)を行っていない腹部 T1 強調像である．肝左葉，左腎では信号が低下している．一方，パラレル送信による B_1 シミングを行った図 13.2 では，肝，腎全体に均一な信号が得られている．

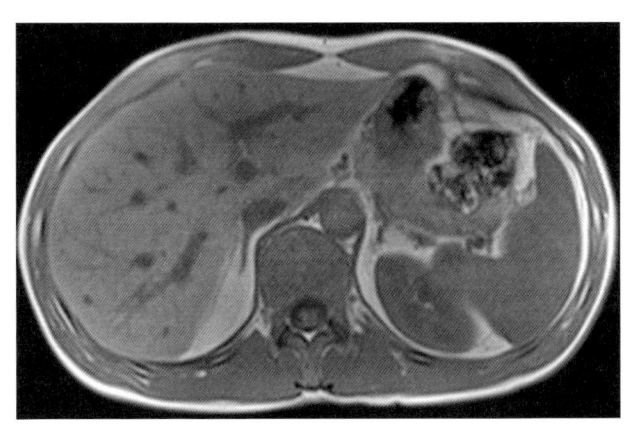

図 13.2　RF 不均一分布に対する B_1 シミングの効果　パラレル送信による B_1 シミングにより，肝，腎の信号が均一になる．

Section 1 訳注

訳注1(p. 4)：漏洩磁場：MRIスキャナのボアの外部に漏洩する磁場(fringe field). IEC規格では，漏洩磁場の5ガウス(G)ラインを制限管理区域として表示することを定めている．

訳注2(p. 6)：IECの基準：IEC基準はいくつかのモードに分かれているが，標準モードではそれぞれ2 W/kg(0.5℃)，3.2 W/kg，10 W/kg，20 W/kgとなっている(→25). 詳細は下記を参照されたい．日本磁気共鳴医学会安全性評価委員会編「MRI安全性の考え方 第2版」(学研メディカル秀潤社，2014年2月)．

訳注3(p. 7)：Shellock FG：The Reference Manual for Magnetic Resonance Safety, Implants, and Devices. Biomedical Research Publishing Company.

訳注4(p. 8)：クワドラチャコイル(quadrature coil)ともいう．

訳注5(p. 20)：後述のような諸原因，すなわちRF分布の不均一(→10)，磁化率効果，化学シフト，T1延長などのために，実際のSN比は静磁場強度から期待されるほど大きくならない．

訳注6(p. 22)：エネルギー準位の差 $\Delta E = \gamma \cdot \hbar \cdot B_0$ (γ：磁気回転比，$\hbar$：ディラック定数)

訳注7(p. 24)：RFの波長 $\lambda = c$(光速)$/f$(周波数)なので，1.5Tでは $\lambda = 30$万km/(42.57 MHz/T×1.5T) = 4.7 m，3T，7Tでは同様に2.3 m，1.0 mとなる．一般に波は波長よりも大きな構造の境界面で反射するので，波長が人体，諸臓器の大きさに近づく3T以上の静磁場強度では，体表や臓器の表面でRF波が反射し，干渉波による定常波をつくりやすくなる．

訳注8(p. 25)：パラレルイメージングファクター：R個のコイルを使って位相エンコード数を1/Rとしてパラレルイメージングを撮像する場合，撮像時間は1/Rになる．このRをreduction factor，acceleration factor，SENSE factorなどともいう．

訳注9(p. 28)：モードマトリックス：Siemens社．パラレルイメージングにおいてコイルエレメント数がNの場合，必要に応じてチャネル数を1〜Nから選択できるようにする方法．チャネル数＝1の場合はCPモードといわれ，1つのCPコイル(クワドラチャコイル)と等価で，2チャネル，3チャネルの場合，それぞれデュアルモード，トリプルモードという．(参考文献 Proc Intl Soc Mag Reson Med 2004；11：1587)

訳注10(p. 30)：断熱通過パルス：印加中に周波数を変化させる特殊なパルス波．連続波による掃引(CW sweep)と同じような効果を得て，B_1 の不均一性が大きい状態でも正確なフリップ角を実現できる利点がある．充分短い時間に行えば周囲とのエネルギーの授受がないので，断熱通過といわれる(参考文献 NMR in Biomed 1997；10：423)．

II

画像の基礎原理

Basic Imaging Physics

14 イメージングの基礎：k空間，元データ，イメージデータ
Imaging Basics : k Space, Raw Data, Image Data

　MRIの信号は，水素原子核に由来する．水素原子核は1個のプロトンからなるので，信号はプロトンに由来すると表現するのが普通である．患者を静磁場中に入れると，体内のプロトンが静磁場に沿って整列するが，静磁場と同じ方向(平行に)整列するプロトンのほうが，静磁場と反対向きに(反平行に)整列するプロトンより多いので，この差が**縦磁化**となる(→10)．RFパルスを照射すると縦磁化が傾き，傾いた縦磁化は静磁場の方向を軸として**歳差運動**を始める(→1)．この歳差運動の周波数が**ラーモア周波数**で，静磁場強度に比例する．縦磁化を傾けるには，RFパルスの周波数はラーモア周波数に一致する必要がある．

　スライス選択方向(たとえばz軸方向)に傾斜磁場をかけ，一定の幅の周波数をもつRFパルスを送信すれば，その範囲のスライスが選択的に励起される(図14.1)．ラーモア周波数以外の周波数をもつプロトンには何の変化も起きない．90°パルスをかけると，縦磁化が**横磁化**に変化する．横磁化はMR信号そのものであり，これを空間情報にエンコードしたものがMR画像である．図14.1は，局所磁場に応じた共鳴周波数のRF波によってスライス選択を行う方法を示している．①②はそれぞれスライス選択RFパルスの周波数の上限，下限である〔以下の図および本文中，GS，GP，GRは，それぞれスラ

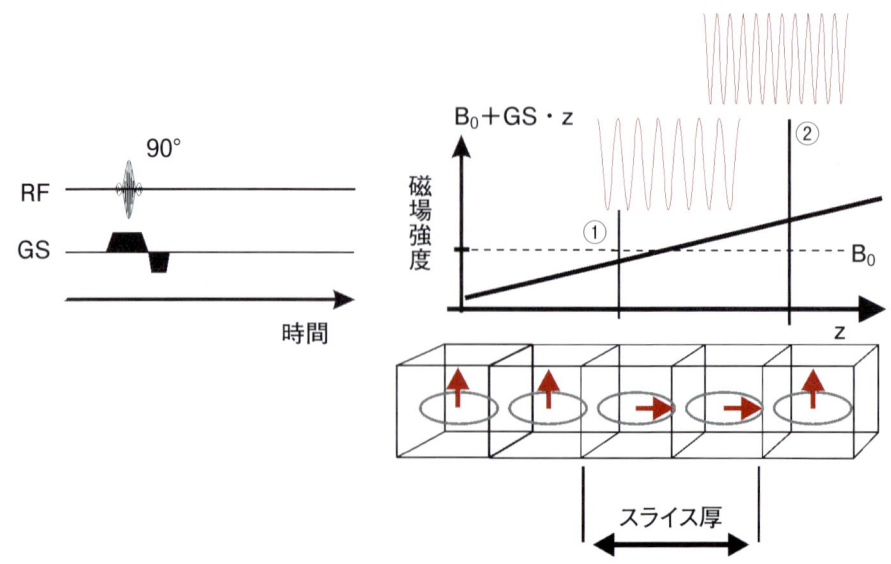

図14.1　**スライス選択**　z軸方向にスライス選択傾斜磁場(GS)と同時に励起パルス(90°)をかけると，一定範囲のプロトンだけが励起され，その範囲がスライス厚となる．

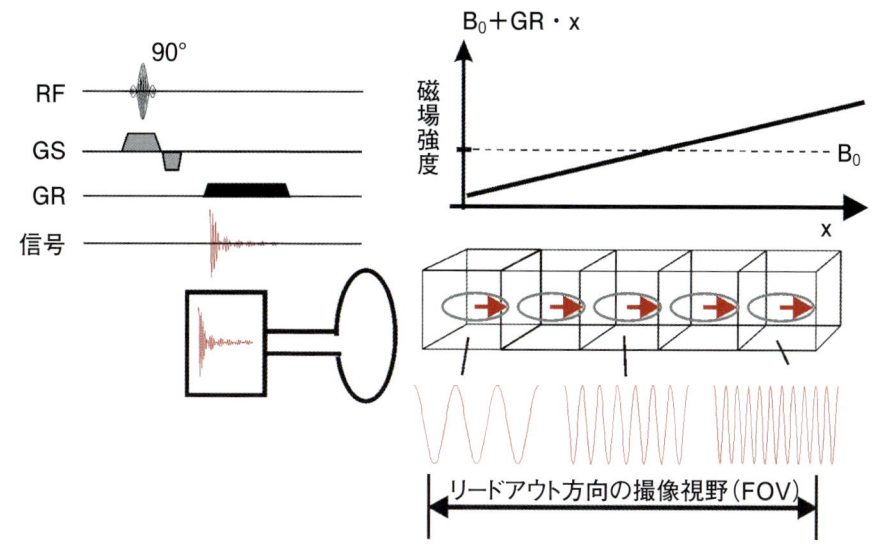

図 14.2　リードアウト（周波数エンコード）　x軸方向にリードアウト傾斜磁場（GR）をかけると，受信コイルの位置に応じた周波数の信号が受信される．

イス選択，位相エンコード，リードアウト（読み取り）傾斜磁場を示す〕．

　MRIにおける**空間エンコード**の本質は，磁化の共鳴周波数が静磁場強度の関数になっていることである．被写体の幅にわたって**傾斜磁場** $B_0+GR\cdot x$ を印加することにより，x軸に沿う一定の範囲が選択される．**図14.2**は傾斜磁場による周波数エンコードを示している．この傾斜磁場は，データのリードアウト（読み取り）に用いられるので，**リードアウト傾斜磁場**ともいう．

　横磁化の回転により，受信コイルにMR信号が発生する．周波数エンコード傾斜磁場は，その方向に沿う一定幅のボクセルを識別するためにかけるものであるが，これによって縦磁化はラーモア周波数を中心とする周波数の幅をもつようになる．受信コイルは，各ボクセルの横磁化の総和を受信するので，異なる周波数の信号が混在する横磁場は急速にディフェーズして，信号が減衰する．

　受信した信号の周波数分布を解析する方法が**フーリエ変換**（Fourier transform）である．その結果得られる周波数別のMR信号の振幅を，各ピクセル値に割り当てれば画像が得られる（**図14.3**）．個々で得られる信号を**エコー**といい，この場合は傾斜磁場（グラジェント）を変化させて信号を得ているので**グラジエントエコー**（gradient echo：**GRE**）という（→35）．高速フーリエ変換（fast Fourier transformation：FFT）は，収集データの周波数分析を行い，周波数別に信号強度を求める数学的方法である．周波数と位置の関係は傾斜磁場の大きさによって決まっているので，FFTから得られる周波数による信号強度の違いは位置による信号強度の違いと見なすことができ，この例では1次元（1D）的な被写体の画像を得ることができる（**図14.3**）．

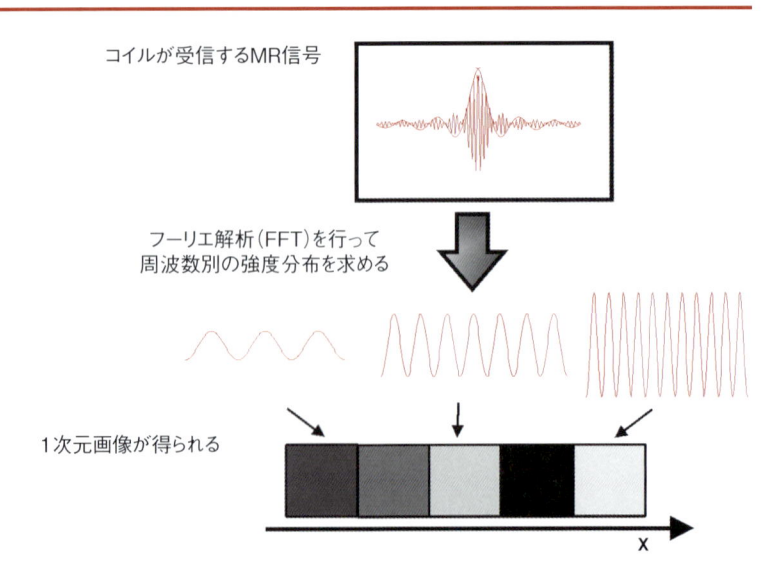

図14.3 1次元フーリエ変換による画像再構成 受信コイルが受信した信号を高速フーリエ変換(FFT)することによって周波数成分に分け,各成分の信号強度に応じたピクセル値を割振ることにより1次元の画像が再構成できる.

　1回のリードアウト時間中に得られるデータを**フーリエライン**とよぶ.フーリエライン上の各データポイントは,数学でkとよばれる値をもつので,**k空間ライン**ともいう.1本のフーリエラインからなる1次元のデータを2次元に拡張すれば,たくさんのフーリエラインが並んだ**k空間**を考えることができる.第2次元のデータも,第1次元のフーリエライン上のデータと同様な構造をもっている.

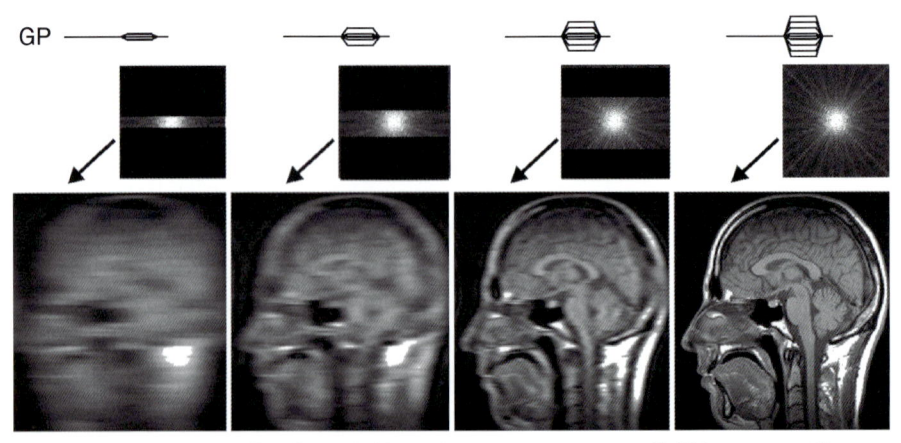

図14.4 フーリエライン数と空間分解能の関係 フーリエラインの数〔位相エンコードステップ(GP)の数〕が多いほど,空間分解能が向上する.

リードアウト(GR)方向，位相エンコード(GP)方向，それぞれのデータポイント数は，最終的なイメージのマトリックス数以上であることが，各信号強度のデータを位置と正確に結びつけるために必要である．たとえば，256×512マトリックスの画像を得るには，最低限リードアウト時間中に512個のデータを収集し，256段階の位相エンコードステップが必要となる．フーリエライン数の不足は折り返しアーチファクトの原因となり(→92)，ハーフフーリエ(→34, 116)，パラレルイメージング(→118)などの技術で，不足データを補う必要がある．

k空間の中心点のデータは，撮像領域全体から発生する信号強度の総和に他ならない．中心点近傍のデータは，そのスライスの大まかな構造(低空間周波数)の情報を含んでおり，k空間の周辺部のデータには高空間周波数の情報が含まれている．空間分解能は，各方向の撮像視野(field of view：FOV)の大きさ/マトリックス数で決まる．

図14.4は，フーリエラインの数が多いほど空間分解能が向上することを示している．MRIにおけるデータ収集法をまとめると次のようになる(図14.5)．

1. **スライス選択傾斜磁場(GS)**をスライス選択方向にかける(たとえばz軸)．
2. 同時に**RF励起パルス**をかけると，縦磁化が傾いて横磁化になる．
3. **位相エンコード傾斜磁場(GP)**をかけ，1軸方向(たとえばx軸)の空間情報を得る．
4. **リードアウト傾斜磁場(GR)**が最初のデータポイントの位置を決定する．データ収集中，GRはONの状態にあって**グラジエントエコー(GRE)**を発生し，その強さはk空間の中央部で最大となる．
5. **2次元高速フーリエ変換**(2D FFT)により，各ピクセルの輝度を求めて画像とする．

上級者のために付言すると，この方法は必ずしも必須ではない．たとえば，エコーの中心をk空間の中心部からずらす方法があるが，TEが短縮して信号強度が大きくなり，k空間の非対称によるアーチファクトを軽減する利点がある．

図14.5 GREによるデータ収集から画像再構成までの流れ

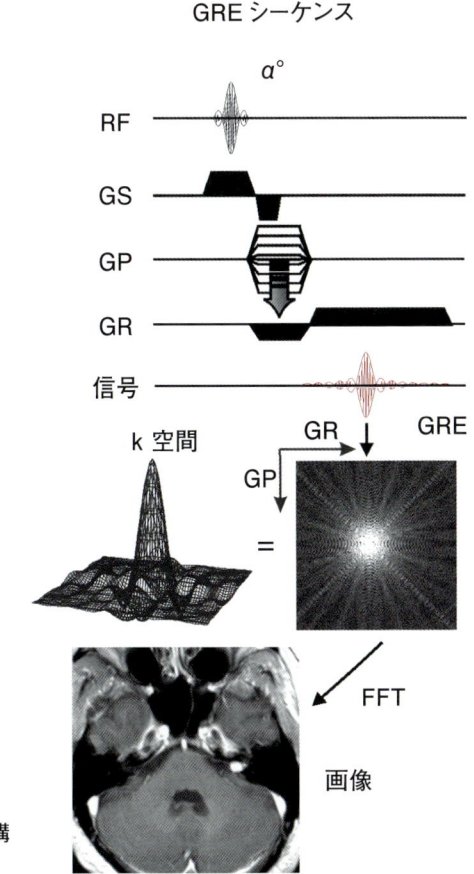

15 空間分解能：ピクセルサイズ・ボクセルサイズ
Image Resolution：Pixel and Voxel Size

ピクセル(pixel)は，2次元画像の最小要素(画素)である．2軸方向にミリメートル(mm)単位の大きさをもち，その大きさが面内空間分解能を規定する．臨床用 MRI のピクセルは，ミリメートル(1×1 mm^2)あるいはそれよりやや小さいサブミリメートルの範囲である．ボクセル(voxel)は，3次元空間で定義される体積要素で，その大きさはピクセルサイズ(x 軸，y 軸方向の大きさ)とその厚さ(z 軸方向の大きさ)で決まる．臨床用MRI の最大スライス厚は，2D 撮像では 5 mm 程度，3D 撮像では 1 mm 以下である．

MRI 画像の空間分解能は，異なる解剖学的構造をどのくらい細かく識別できるかを決定するもので，本質的に(コントラスト分解能を別にすれば)ボクセルの大きさに依存する．最も単純な場合を考えると，撮像視野(FOV)，マトリックス数，スライス厚でボクセルの体積は決定する．ピクセルサイズ(FOV/マトリックス数)はスライス面内の空間分解能を決定する．FOV を小さく，マトリックス数を大きく，スライス厚を小さくすれば，ボクセル数の体積は小さくなるが，SN 比(信号雑音比)は(位相エンコード数が同じならば)ボクセルの体積に比例する．したがって，ボクセルを小さくすれば空間分解能は向上するが，SN 比が低下してざらついた画像になる．

図 15.1 に，ピクセルサイズと画質の関係を示す．造影効果を示す小病変(矢印)が認められる．転移巣のようにみえるが，多中心性膠芽腫の例である．ピクセルサイズは，a は 0.9×0.9 mm^2，b は 0.5×0.5 mm^2 で，スライス厚は一定である．b はピクセルサイズが小さく面内空間分解能が高いため，小さい解剖学的構造がよりよく描出されている．

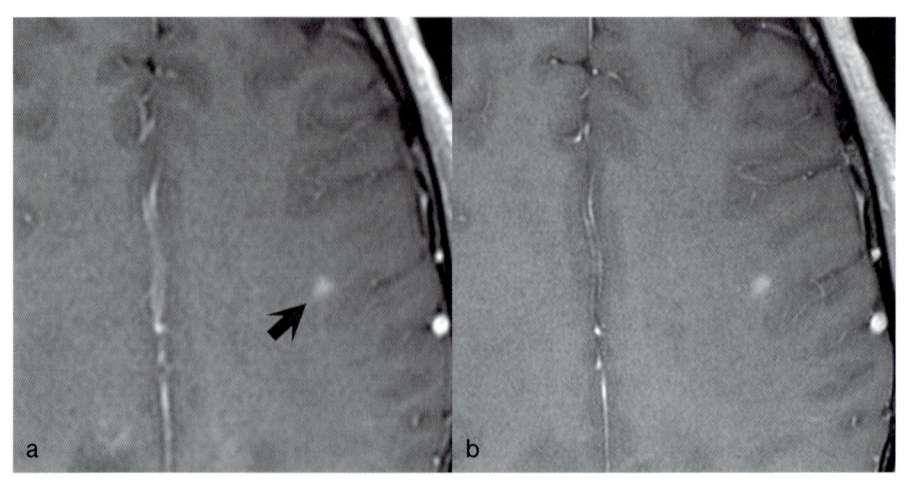

図15.1 ピクセルサイズと画質の関係　造影 T1 強調像，3T．a：0.9×0.9 mm^2，b：0.5×0.5 mm^2．

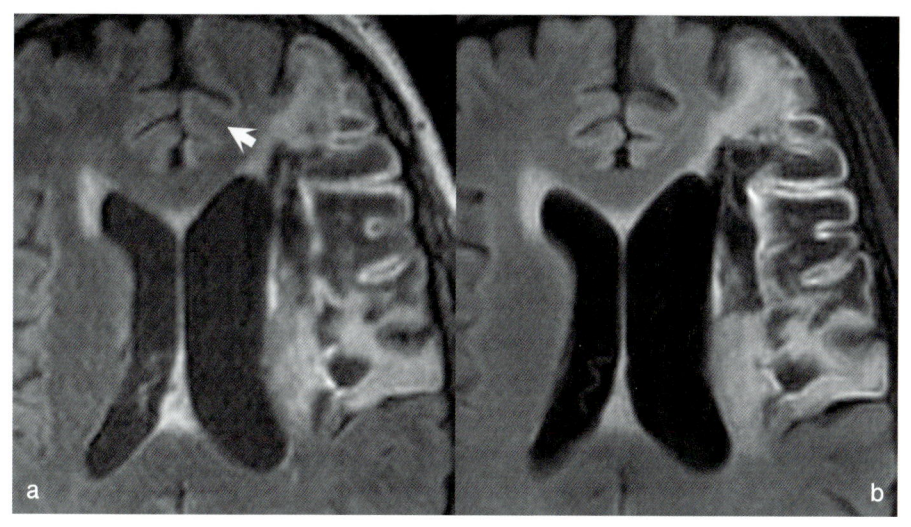

図 15.2 スライス厚と画質の関係 a：1 mm 厚（3D 撮像），矢印：皮髄境界がより鮮明である．
b：4 mm 厚（2D FSE）．

たとえば，脳溝の小さな造影血管がより鮮明にみえる．しかしこの場合，画質を保つために，平均加算回数（NSA）（→16）を a の 3 倍とし，したがって撮像時間も 3 倍を要している．物理学的には，ピクセルサイズを小さくすると，SN 比は約 1/3 になり，これを補うためには平均加算回数を増やす必要がある（SN 比は $\sqrt{NSA}$ に比例する）．すなわち，ピクセルサイズを小さくすると空間分解能は向上するが，SN 比の大きな犠牲を伴う．

図 15.2 には，スライス厚（すなわちボクセルサイズ）の違いを示した．左中大脳動脈領域の大きな陳旧性脳梗塞の例で，スライス厚は a は 1 mm，b は 4 mm，撮像時間は一定である．1 mm 厚の画像（a）は SN 比が低いためにざらついてみえる．しかし，皮髄境界（矢印）は a のほうが明瞭である．これは SN 比は低いが，部分容積効果が小さいためである．

a は 1 mm 厚を実現するために 3D 撮像を行っている．3D 撮像はスライスではなく，撮像範囲全体のスラブ（あるいはボリューム）をまとめて励起する方法で（→45），スライス方向（z 軸）にもう 1 つの位相エンコード傾斜磁場を印加することにより個々のスライスの画像を得る（→45）．スライス（パーティションともいう）の数は，位相エンコードステップ数によって決まり，撮像時間もステップ数に応じて延長する．3D 撮像法は，薄い連続スライスを得るために有用である．またこれを画像処理して得られる再構成画像（矢状断など）の画質も，ボクセルの 3 辺が同じ大きさの等方向性ボクセルあるいはそれに近い条件であれば良好である．b は 2D マルチスライスの高速スピンエコー法で撮像されており，通常のルーチン撮像に使われるやや厚い（4 mm）画像である．

MRI における SN 比は複雑な問題を含んでいるが，基本的には画像の信号強度を雑音強度で割った値である（→16）．空間分解能とマトリックス数だけを考えれば，信号強度は撮像ボリュームに直接比例する．一方雑音の大きさは，$\sqrt{位相エンコードステップ数 \times スライス方向の位相エンコードステップ数}$ に反比例する．簡単にいえば，位相エンコードステップ数を一定すれば，SN 比はボクセルの体積に比例する．

16 イメージングの基礎：SN比
Imaging Basics：Signal-to-Noise Ratio

　ここに示す画像は，MRIにおけるSN比(信号雑音比)の重要な概念を示している．SN比とは，文字通りMRIの信号(S)と雑音(N)の比で，特に個々のボクセルについてこれを考える．SN比の低い画像(図16.1a，図16.2a)は，SN比の高い画像(図16.1b，図16.2b)に比べて見た目に"ざらついて"いる．しかし臨床的に重要なのは，SN比ではなくCN比(コントラスト雑音比)である(→17)．2つの構造を識別するうえで，両者のコントラストが良好でCN比が高ければ，SN比はそれほど高くなくてもよい．しかし，コントラストが小さいときは，高いSN比が求められる．たとえば皮髄境界(図16.2b，白矢印)を比べると，図16.2aよりもSN比の高い図16.2bのほうが明瞭である．

　ボクセル内の信号を決めるものは何か？　MR信号はボクセルの大きさに比例する．ボクセルが大きいほど，水素原子のプロトンの数は多く，したがって信号も大きい．しかし，ボクセルを大きくすると空間分解能は低下する(→15)．2D撮像では，ボクセルの大きさを決めるのは撮像視野(FOV)，位相エンコードステップ数，周波数エンコードステップ数，スライス厚である．前述の通り，SN比はボクセルサイズに直接比例する．したがって，スライス厚を2倍にすればボクセルは2倍になり，SN比も2倍になる．しかしFOVの変化はボクセルの2方向に関連するので，たとえばFOVを1/2にすれば，ボクセルサイズ，SN比ともに1/4になる．

　次に雑音を考えると，ボクセルの雑音は，($\sqrt{データ受信バンド幅}/\sqrt{データ収集回数}$)に比例する．データ収集回数(すなわち雑音)に影響するパラメータとしては，位相エンコードステップ数，z軸方向のエンコード数(3D撮像の場合)，平均加算回数(NSA)である．平均加算回数はk空間の各ラインをサンプルする回数で，励起回数ともいう(→124)．臨床では，SN比を稼ぐためにはNSAを増加させることが多いが，問題は，撮像時間はNSAに比例するが，SN比は$\sqrt{NSA}$にしか比例しないことである．たとえば図16.1，図16.2のようにNSAを4倍にすると撮像時間は4倍になるが，SN比は2倍にしか増えない．

　SN比は，$\sqrt{受信バンド幅}$(→100)に反比例する．たとえば受信バンド幅を1/2にすれば，SN比は$\sqrt{2}$倍になる．受信バンド幅は撮像時間には影響しないが，受信バンド幅を狭くすると化学シフトアーチファクトが増大し(→100)，特に高磁場装置では問題となることがある．

　図16.1は薄いスライス厚のT1強調矢状断で，aとbの違いはNSAのみで，aは1回，bは4回，撮像時間はそれぞれaは1分12秒，bは4分48秒である．前述の通り，NSAが4倍なのでSN比は2倍となるが，撮像時間は4倍を要している．中脳被蓋の小腫瘤(矢印)による慢性代償性水頭症の症例である．図16.2はT2強調像で，この場合もaとbでは撮像時間4倍増，SN比は2倍増である．左海綿静脈洞の術後残存髄膜腫(b，

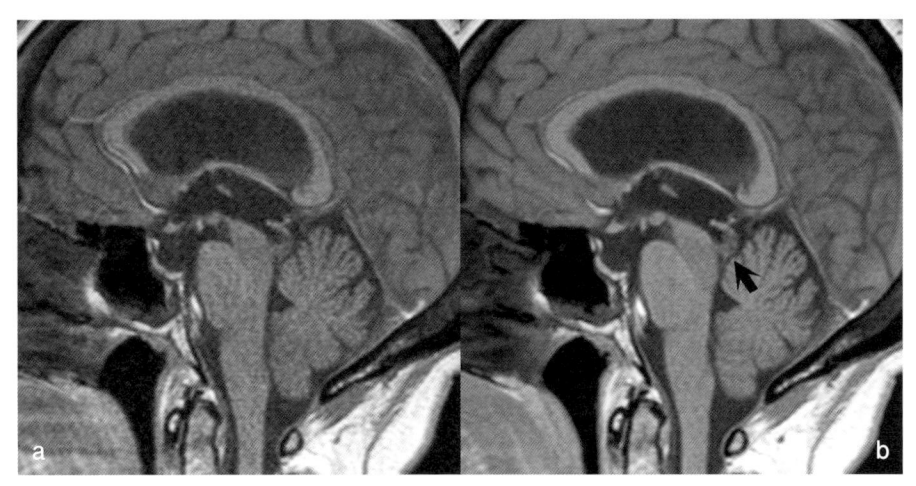

図 16.1 平均加算回数(NSA)と SN 比の関係　T1 強調像．中脳被蓋の腫瘤(矢印)による閉塞性水頭症．a：NSA 1 回，撮像時間 1 分 12 秒．b：NSA 4 回，撮像時間 4 分 48 秒．

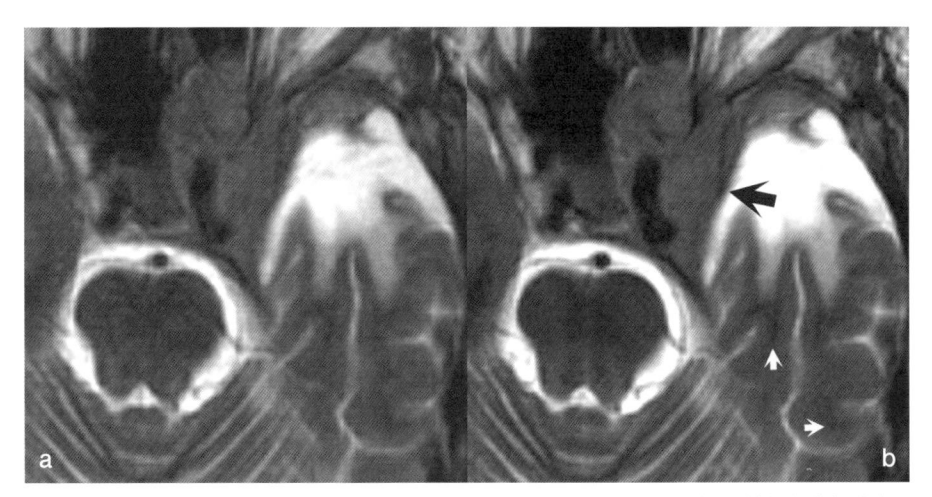

図 16.2 平均加算回数(NSA)と SN 比の関係　T2 強調像．海綿静脈洞髄膜腫(術後残存腫瘍，黒矢印)．a：NSA 1 回，b：NSA 4 回．白矢印：皮髄境界．

黒矢印)の症例で，腫瘍が内頸動脈(中心部のフローボイド)を取り囲んでいる．b は SN 比が高いため，内頸動脈の輪郭，腫瘍との境界がより明瞭にみえる．SN 比の低い a は多少ざらついてみえるが，図 16.1a に比べるとあまり気にならない．この場合，図 16.2a の SN 比はすでに充分高いので，さらなる NSA の増加があまりメリットにならない例である．

17 イメージングの基礎：CN 比
Imaging Basics：Contrast-to-Noise Ratio

CN 比(コントラスト雑音比：CNR)は，異なる組織の信号強度(SI)の差をバックグラウンドノイズ(背景雑音)の大きさ(N)で割った値と定義される．たとえば，脳脊髄液(CSF)と白質(WM)の CN 比は，$(SI_{CSF}-SI_{WM})/N$ となる．つまり，CN 比は対象となる組織によって異なることを銘記しておく必要がある．

図 17.1 は，38 歳女性，経過 12 年に及ぶ慢性再発性多発性硬化症の症例の，T1 強調像(a)，T2 強調像(b)，FLAIR 像(c)である．側脳室周囲白質に点状ないし融合性の小病変が多発している．これらの病変は周囲の正常白質と比較して，T1 強調像では低信号，T2 強調像，FLAIR 像では高信号を示している．この 3 枚の画像は，脳脊髄液と正常白質の CN 比という点では，T2＞T1＞FLAIR の順に大きい．これを言葉で表現すると，脳脊髄液と正常白質の信号強度の差は，バックグラウンドノイズを考慮に入れると，T2 強調像が最大で，FLAIR 像が最小であるといえる．しかし，病変の CN 比を考える場合はこれとは異なる．すなわち，脱髄巣と正常白質については，T2＞FLAIR＞T1 となる．さらに複雑なのは，脱髄巣と脳脊髄液の関係で言うと，FLAIR＞T1＝T2 となる．このように，CN 比を論ずるうえでは，関心となる組織が重要で，それによって CN 比は高くも低くもなりうるものである．

病変の検出率は CN 比に依存する．脱髄巣と脳脊髄液の CN 比は FLAIR 像が最も高いので，多発性硬化症の診断には FLAIR 像が広く用いられている．

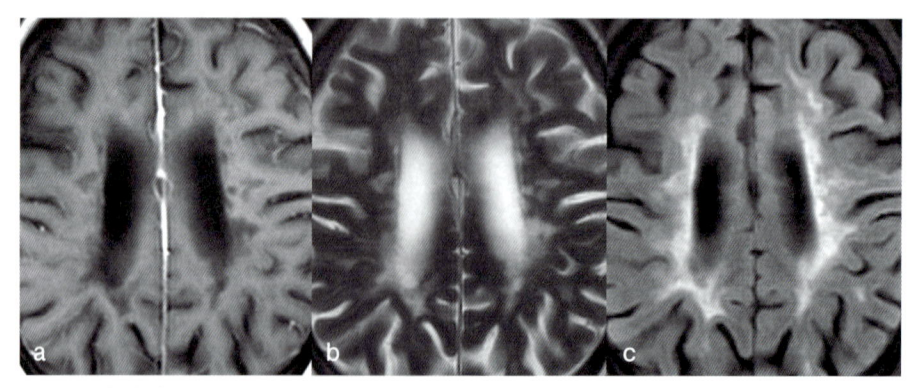

図 17.1　撮像法による CN 比の比較　白質と脳脊髄液の CN 比は T2＞T1＞FLAIR，脱髄巣と白質の CN 比は T2＞FLAIR＞T1．a：T1 強調像，b：T2 強調像，c：FLAIR．

18 SN比とCN比
Signal-to-Noise Ratio versus Contrast-to-Noise Ratio

　図18.1は白質, 灰白質のSN比(信号雑音比)とCN比(コントラスト雑音比)を, 繰り返し時間(TR)以外の条件を揃えて比較したものである. TRはdがbの2倍だが, bのNSAを2回にして, 撮像時間は一定としている. 静磁場強度は1.5Tである. TRを430 ms(図18.1b)から860 ms(図18.1d)に延長することで, 白質のSN比は約7%増加するが, 白質/灰白質のCN比は30%も低下している. TRを860 msとすることで, 灰白質, 白質, いずれの信号強度も増加するが, CN比は有意に低下する. この結果, 脳転移巣(白矢印), 周囲の浮腫(黒矢印), 正常皮髄境界のコントラストは, いずれもTRの短い(CN比の高い)画像のほうが明瞭にみえる. このように **SN比が増加してもCN比が高くなるとは限らない**.

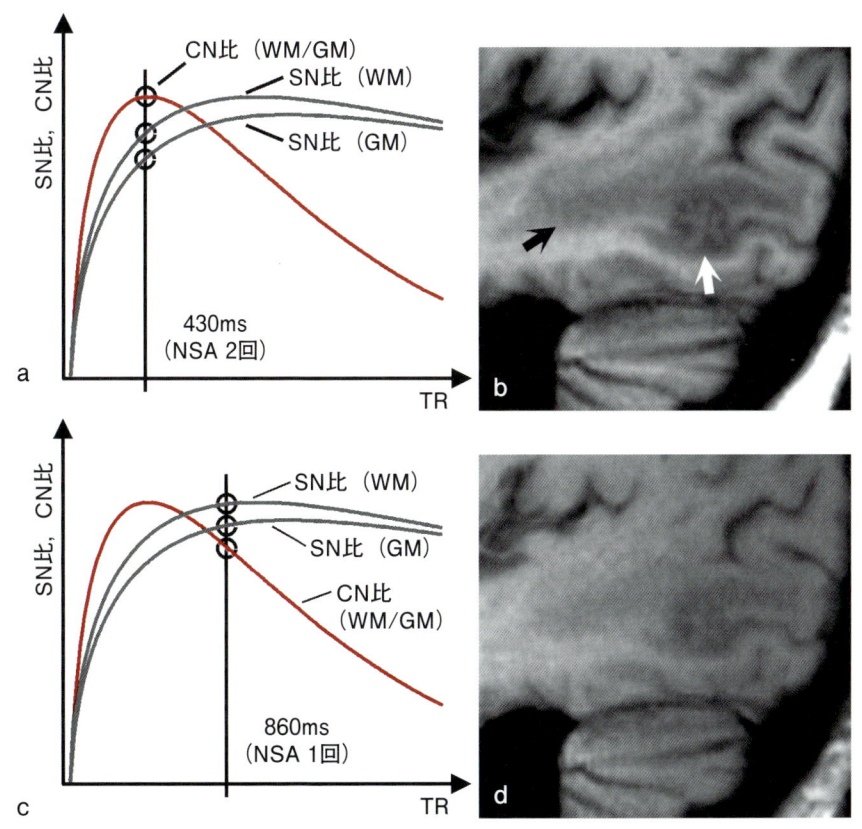

図18.1　SN比とCN比　転移性脳腫瘍(白矢印：脳転移巣. 黒矢印：浮腫). a, b：TR 430 ms, NSA 2回. c, d：TR 860 ms, NSA 1回. SN比は向上しているが病変のCN比は低下している. WM：白質, GM：灰白質.

19 撮像方向
Slice Orientation

　MRIの利点のひとつは，任意の方向の断層像を撮像できることである．傾斜磁場とRF送受信機がこれを可能としている．しかし，MDCT(multidetector-row CT：多列検出器型CT)の登場により，CTとの境界は曖昧になりつつある．

　MRIは，均一な静磁場に置かれた原子核(プロトン)が，その磁場強度によって決まる周波数に共鳴することを利用する方法である．静磁場強度1.5Tでは，プロトン(^{1}H)の共鳴周波数は約63 MHzである．この特定の周波数のRFパルスは，均一な静磁場内のすべてのプロトンに等しく吸収，放出されるので，この状態では空間的な情報を得ることは不可能である．しかし，傾斜磁場を追加すると，プロトンはその置かれた場所によって異なる磁場を経験し，それに応じて異なる周波数に共鳴するようなる．したがって，特定の周波数のRFパルスを照射すれば，それに応じた特定の位置のプロトンのみを励起することができる．これが，任意のスライス方向を設定できる理由である．

　MRIは，3軸方向(x軸，y軸，z軸)それぞれに，コイル状の空間エンコード用傾斜磁場を備えており，これに電流を流すことによって，主たる静磁場に一時的に磁場を足したり引いたりすることができる．1軸方向だけに傾斜磁場をかけると，その傾斜磁場に垂直なスライスを撮像することができる．たとえばx軸方向に傾斜磁場を印加すると矢状断，y軸方向なら冠状断，z軸方向(ボア方向)なら横断(水平断，軸位断)となる．スライス厚は，RFパルスの周波数バンド幅，あるいは傾斜磁場強度のいずれかを変化さ

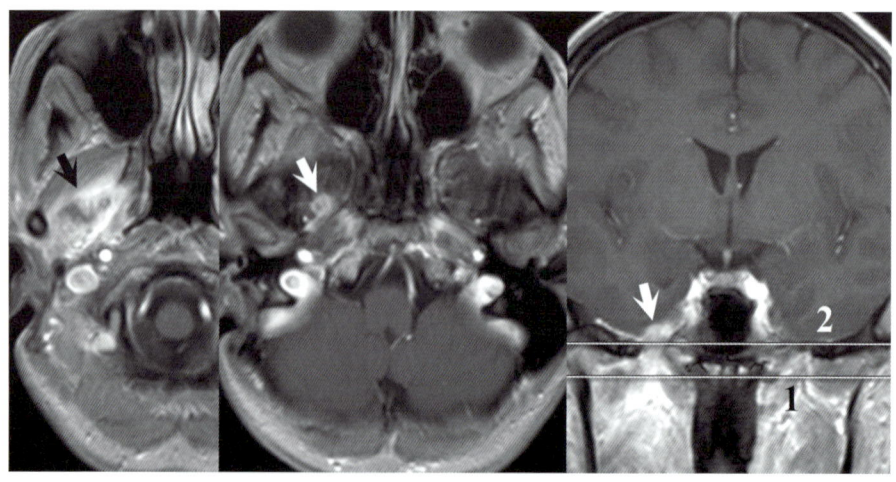

図19.1　多方向撮像の例　耳下腺癌再発．造影T1強調像．冠状断像は，卵円孔に浸潤する腫瘍(矢印)に合わせて位置を設定している．

せることにより，励起されるプロトンの範囲を調節することで決まる．z軸とy軸など，複数方向の傾斜磁場を同時に変化させれば，斜位断面が得られる．

図19.1は，3T装置で撮像した耳下腺癌術後例の造影T1強調像である．外側翼突筋（黒矢印）の再発病変が卵円孔（白矢印）に進展している．2枚の横断像の位置を冠状断像に示してある．横断像の撮像位置はz軸方向の傾斜磁場を印加することにより決定され，冠状断像についてはy軸方向の傾斜磁場で決定する．MRI検査では，撮像部位，病変の種類に応じて複数のシリーズを撮像するのが普通である．この症例の場合も，横断像の位置は頭蓋底のルーチン撮像の位置決めであるが，冠状断像については特定の目的，この場合は卵円孔を介する悪性腫瘍の神経周囲進展（perineural spread）を評価するために指定された位置で撮像している．

図19.2は，3T装置で撮像した頸椎のT2強調像である．矢状断像の上に，横断像の位置を示している．頸椎の横断像は，椎間腔に平行に傾けて撮像するのが普通である．椎間板ヘルニアのような椎間板病変の診断を容易にするためであるが，これはz軸とy軸に傾斜磁場を印加することにより実現している．

腰椎のMRIは，断面を傾けることが特に有用である．施設によって，各椎間ごとにその椎間に合わせて傾けた複数のスライスを撮像する場合と，どこか1つの椎間の角度に合わせてすべてのスライスを撮像する場合がある．患者の位置決めが難しい場合，画像を傾けることによって対処することもできる．たとえば，冠状断像の位置決め画像を撮像し，脊柱管が1枚の画像におさまるような正確な矢状断像を撮像することができる．脳，膝関節，脊椎では，画像を2軸に傾けることにより解剖学的平面に真に平行な断面を自動的に設定するアプリケーションが利用可能なMRI装置もある（→122）．心臓MRIでは，2軸に沿って傾けるダブルオブリーク断面の撮像が原則だが，これも傾斜磁場を利用して行われる．極端な例だが，傾斜磁場を使えば，1枚ずつ異なる位置と傾きをもつマルチスライス画像を撮像することも可能である．

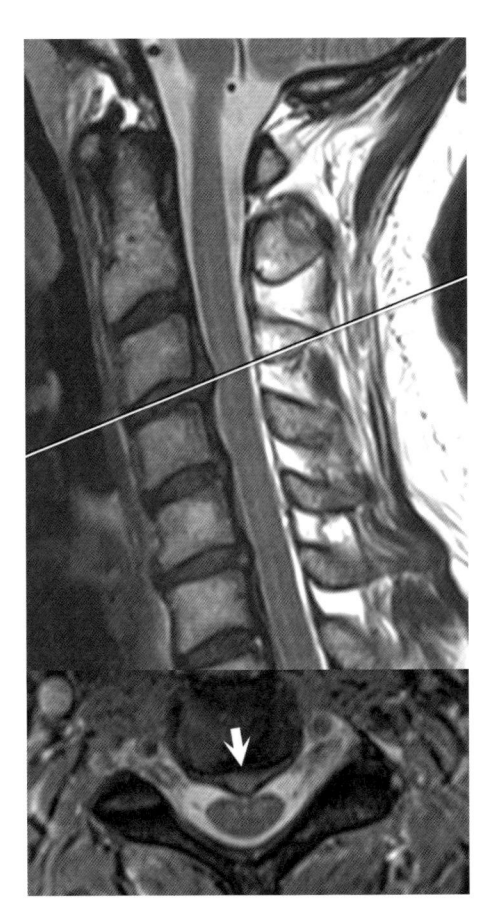

図19.2　多方向撮像の例　頸椎椎間板ヘルニア．T2強調像．横断像は椎間に平行に傾けて設定し，ヘルニアを描出している（矢印）．

20 マルチスライスとコンカティネーション
Multislice Imaging and Concatenations

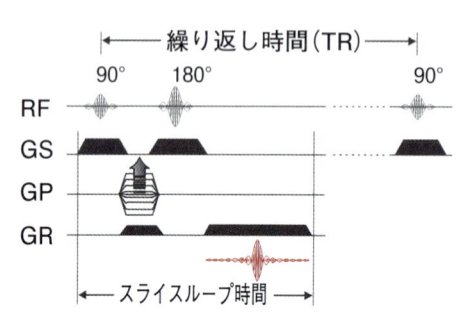

図20.1 スライスループ時間と繰り返し時間(TR) スライスループ時間と繰り返し時間(TR)の差を利用してマルチスライスを撮像する.

1枚のスライスを励起，エンコードして撮像するために必要な時間を**スライスループ時間**(slice loop time)という(図20.1).画像コントラストを大きく左右する繰り返し時間(TR)は，同じスライスを励起する次の励起パルスまでの間隔である.1枚のスライスを撮像し終わっても，次の励起パルスの間にはまだ時間があるのが普通である(→28).これを利用して，TRをスライスループ時間で分割することにより，最大限のスライス枚数を撮像するのが**マルチスライス法**である.

解剖学的に病変部をカバーするスライス枚数が，TRの間に撮像できるマルチスライス枚数よりも多い場合には，いろいろな対処法があるが，ここでは3つの方法を紹介する.すなわち，TRを長くする(画像コントラストが変化し，撮像時間が延長する)，より強力な傾斜磁場を使用する(→109)，コンカティネーション法(concatenation)を利用する，などの方法がある.**コンカティネーション法**は，スライス枚数を2ないし3つのセットに分割する.この数をコンカティネーション数という(図20.2).この方法は，特にスライスの不足枚数が少ない場合には，非常に効率の悪い方法である.また，それぞれのセットは時系列的に撮像されるので，体動，体位などがセット毎に多少異なることがあり，PACSなどですべての画像をループ状に連続して観察すると，このずれがみ

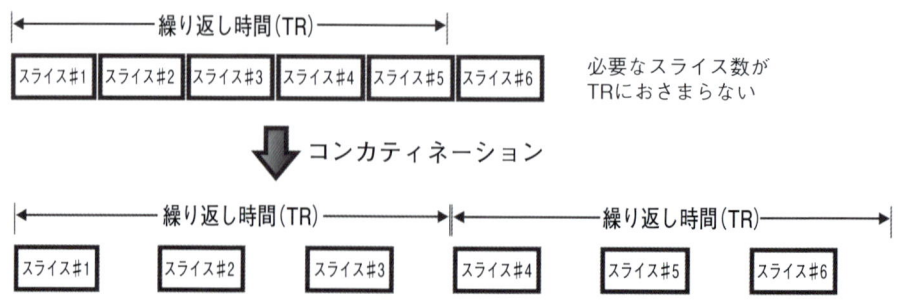

図20.2 コンカティネーション法 必要なスライス数がTRにおさまらない場合は，マルチスライスを複数のセット(ここでは2)に分割する.

えることがある．最悪の場合，2つのセット間で患者が大きく動くと，小さな病変が見落される可能性もある．

図20.3aは，T1強調矢状断像の撮像計画である．このTRにおけるマルチスライスは最大19枚で，全脳をカバーすることができない．図20.3bは，コンカティネーション数を2として，スライス数30枚としている．この場合，最大38枚まで撮像できるが(図20.3c)，こうすると撮像範囲をはみ出してしまう．このように，コンカティネーションは簡単だが効率的とは言いがたい方法である．

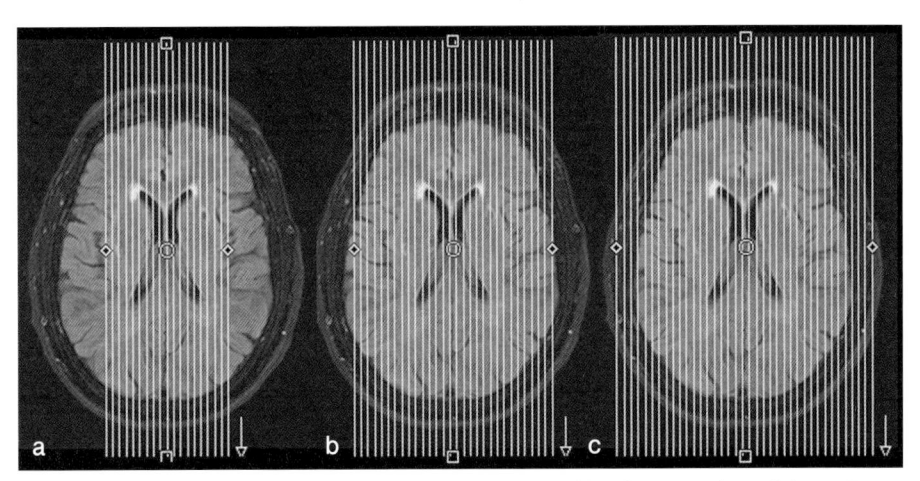

図20.3　マルチスライスの設定　a：マルチスライス数19枚，全脳をカバーできない．b：マルチスライス数30枚，全脳をカバーできる．c：マルチスライス数38枚，撮像範囲をはみ出している．

21 FOV（撮像視野）
Field of View

　FOV（field of view：撮像視野）は，撮像される解剖学的領域の範囲である．MRIの場合，FOVは正方形の場合も，長方形の場合もある．メーカーによって，mmあるいはcm単位で表示される．数学的には，マトリックス数とピクセルサイズの積である．たとえば，リードアウト（読み取り）512ポイント，位相エンコード256ステップの場合，ピクセルの大きさが$0.45×0.9$ mm^{2}ならば，FOVは230 mm（$=512×0.45$）×230 mm（$=256×0.9$）となり，ピクセルは長方形だがFOVは正方形となる．最近の頭部MRIは，高空間分解能を求めてFOVを230 mm以下とするのが一般的である．上腹部の場合，大きな体格では400 mmになることもある．

　臨床におけるFOVの選択はなかなか複雑な問題で，SN比と空間分解能のトレードオフ，撮像部位を考慮する必要がある．高空間分解能を得るためにFOVを小さく設定したいことが多いが，マトリックス数一定で考えればSN比はFOVの2乗に比例する．要するにSNR∝FOV(r)×FOV(p)である．ここで，FOV(r)，FOV(p)はそれぞれリードアウト方向（周波数エンコード方向），位相エンコード方向のFOVである．FOVを1/2にすれば，SN比は1/4に低下する．臨床ではこれほど極端なことはあまりやらないが，空間分解能がやや不足で，SN比をそれほど気にしなくてよければ，FOVを少し小さくすればよい．FOVを20%小さくすると，空間分解能は20%向上し，SN比は40%低下する．

　図21.1は，FOVの違い（**a**：320 mm，**b**：220 m，**c**：120 mm）を示している．左大脳半球の転移性腫瘍の症例で，広範な血管性浮腫が認められる．FOVの変化をわかりやすくするために，拡大率は一定にしてある．**c**のように非常に小さなFOVを設定する場合は折り返しが問題となるが（→92），この例のように位相エンコード方向についてはオーバーサンプリングでこれを回避できる．最近のMRI装置では，リードアウト方向の折り返しは問題にならない（→訳注1）．

　dの2枚は写真は，それぞれ**a**, **c**と同シリーズの断面を同じスケールで比較したものである．転移巣（黒矢印）と周囲の浮腫が描出されているが，右の写真はFOVが小さいためにSN比が低下し，ざらついた画像になっている．しかし空間分解能は高いので，脳溝（白矢印）のような小さな構造はより明瞭にみえる．左の写真はFOVが大きいので，ピクセルが大きく空間分解能が低いために輪郭がぼけていることがわかる．

　頭囲が極端に大きい症例では，通常のFOVでも折り返しが起こる．特に矢状断像では，鼻や下顎が後頭部に折り返して重なることがある．前述のように，位相エンコード方向についてはオーバーサンプリングで対処できるが，撮像時間は延長する（→92）．リードアウト方向の選択に際しては，解剖学的構造と折り返しを考慮する．たとえば頭部の矢状断像，冠状断像では，頸部の折り返しを避けるために頭尾方向にリードアウト

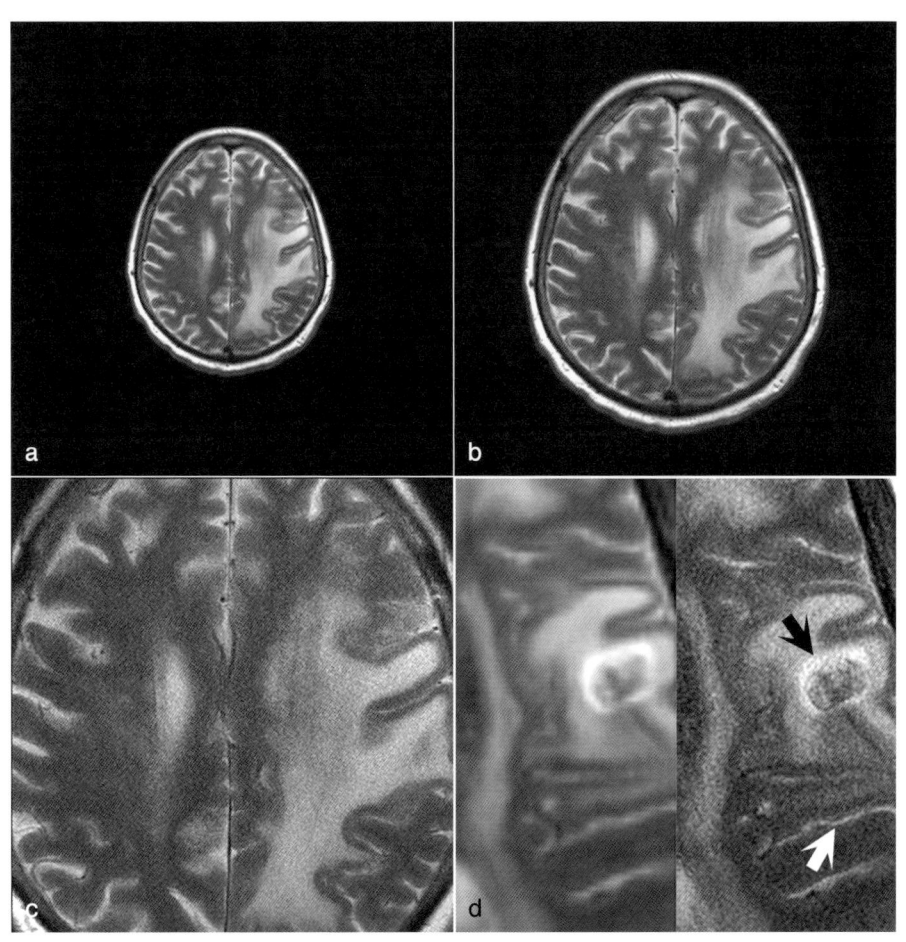

図 21.1 **FOV の比較** 転移性脳腫瘍．T2 強調像．a：FOV 320 mm．b：FOV 220 mm．c：FOV 120 mm．d：左：FOV 320 mm，右 FOV 120 mm．それぞれ a，c と同じシリーズの異なるスライス．黒矢印：転移巣，白矢印：脳溝．

方向を設定する．

22 長方形 FOV
Field of View：Rectangular

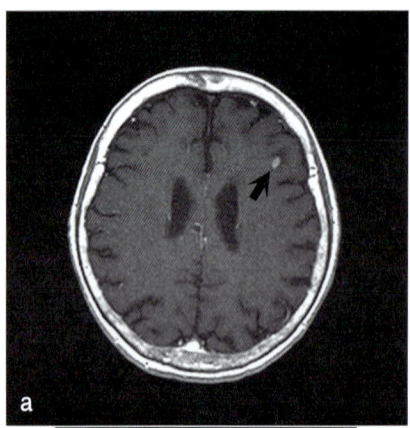

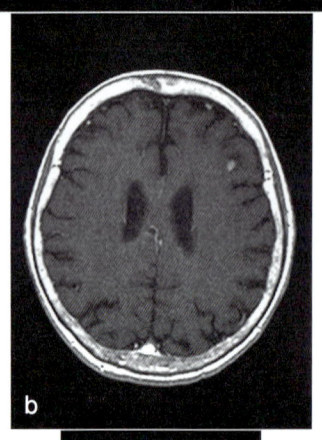

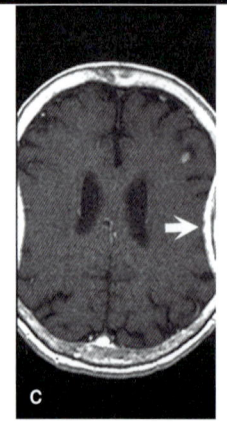

　FOV（撮像視野）は，撮像される解剖学的領域の範囲である（→21）．FOVは撮像に先だって設定するが，必ずしも正方形である必要はなく，長方形のほうが有利な場合もある．ここでは，位相エンコード方向のFOV設定について述べる．

　図22.1は，位相エンコード方向のFOVを100％（a），75％（b），50％（c）としている．造影T1強調像で，増強効果を示す小さな転移巣（黒矢印）が認められる．画像は撮像されたそのままの状態で表示してあり，トリミングやスケール調整は行っていない．ピクセルサイズは一定なので，b，cはaと比べて位相エンコードステップ数がそれぞれ3/4，1/2と少なく，それに応じて撮像時間も3/4，1/2に短縮している．

　このような**長方形FOV**（rectangular FOV）には2つの問題点がある．1つは折り返しアーチファクトである．撮像部位の一部が位相エンコード方向のFOV外にはみ出すと，cのようにその部分が反対側に折り返して重なってしまう．ここでは，頭部の右側が左側に重なっている（白矢印）．もう1つの問題点はSN比の低下である．位相エンコードステップ数が少なければ，それに比例してSN比は低下する．したがって，b，cのSN比はaに比べてそれぞれ87％，71％である．FOV

図22.1　長方形FOVの比較　転移性脳腫瘍．造影T1強調像．a：位相エンコード方向のFOV 100％，黒矢印：転移巣．b：同75％．c：同50％，白矢印：折り返しアーチファクト．

を1/2にする場合のSN比低下は，平均加算回数を2倍にすることにより代償できるが，この場合撮像時間は同じである(→訳注2).

図22.2は，図22.1aおよびcの拡大図で，SN比の低下がより明らかである．下段はSN比が低く，ざらついた画像になっている．cには折り返しがあるが，観察すべき場所が画面の中心部ならば，この程度の折り返しは許容できる場合もある．

長方形FOVは，頭部横断(水平断)像でよく使われる．これは，NSAを変化させることなく，わずかなSN比低下で撮像時間を短縮できるためである．図22.1bはその例で，位相エンコード方向のFOVを頭部の横径に合わせて設定している．体部MRIでも，たとえば手関節の横断(軸位断)のように，同様に長方形FOVによって1方向のFOVを短縮して撮像できる場合がある．

これまでの説明では，ピクセルは正方形であることを前提としていたが，これは必須ではなく，ピクセルの形状もFOVとともに変化させることができる．この場合は軸によって空間分解能が異なることになる．最近のMRI装置におけるFOV，位相エンコードステップ数，リードアウトステップ数の自由度によるメリットには計り知れないものがあり，さらにパラレル送信の技術によって位相エンコードステップの選択により多くの柔軟性が加わり，関心領域に対する高分解能の選択励起(ズーム機能)も可能となっている(→13)．

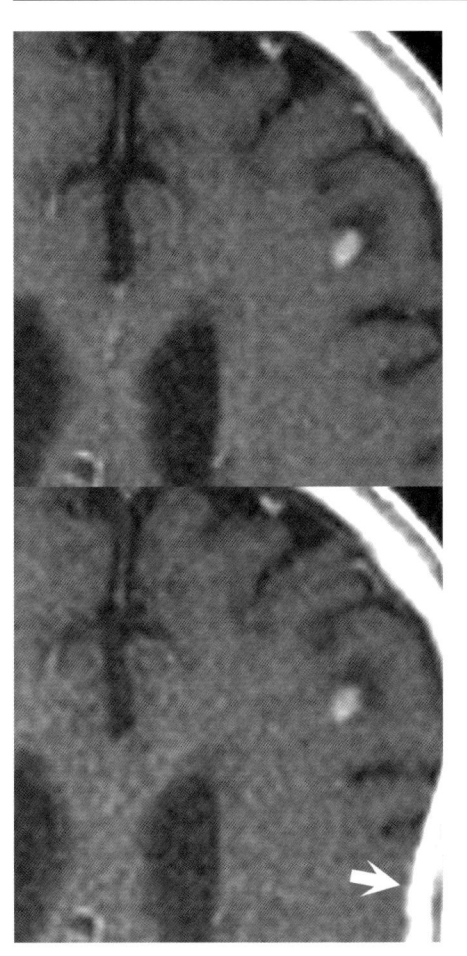

図22.2 長方形FOVの比較 上段：図22.1aの拡大図．下段：図22.1cの拡大図．白矢印：折り返しアーチファクト．

23 マトリックス数：リードアウト方向

Matrix Size：Readout

　リードアウト(読み取り)方向(周波数エンコード方向)のマトリックス数の違いを図23.1, 図23.2に示す. いずれも腰椎のT2強調高速スピンエコー法であるが, 図23.1aは1024(リードアウト方向)×256(位相方向), bは512×256, 図23.2はa, bともに256×256であるが, bは512×512に補間して表示したものである.

　MR信号(エコー)の受信時には, 傾斜磁場をかけてデータを収集する. この傾斜磁場を**リードアウト傾斜磁場**という. MR信号はデジタル収集され, k空間の周波数方向に配列される. このリードアウトに際して収集するデータ数は, 周波数エンコード方向のピクセル数に等しい. このため, リードアウト傾斜磁場は**周波数エンコード傾斜磁場**ともいう. 周波数エンコード方向の空間分解能に512ピクセルが必要であれば, リードア

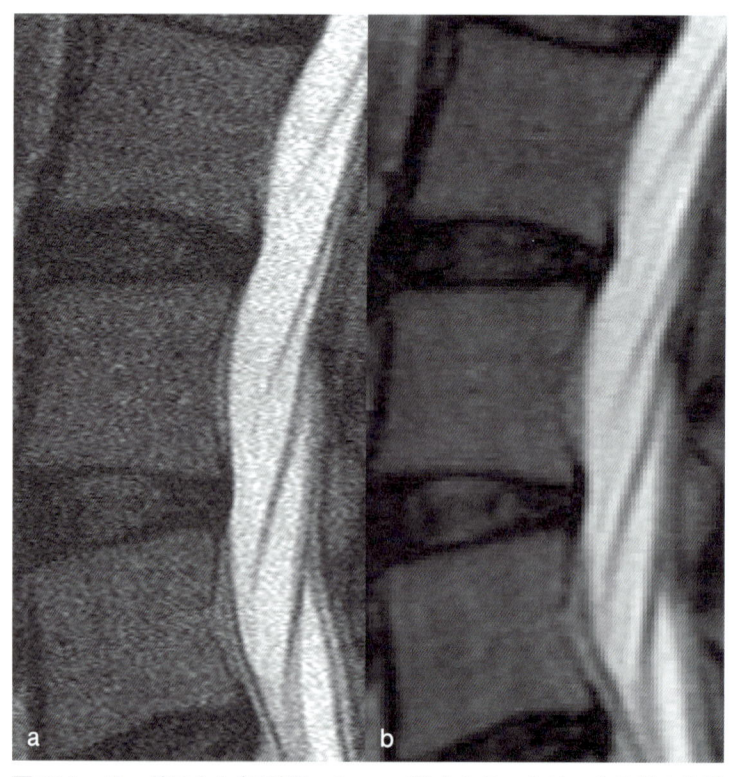

図23.1　リードアウト(周波数エンコード)方向のマトリックス数の比較
腰椎. T2強調像. a：収集マトリックス数1024(周波数方向)×256(位相方向), b：同512×256.

ウト時間中に512ポイントのデータを収集する必要がある(図23.1b)．同様に，1024ポイントのデータを収集すれば，分解能は1024ピクセルとなる(図23.1a)．周波数方向のマトリックス数は撮像時間に影響しないので，通常は周波数エンコード方向のマトリックス数は位相エンコード方向と等しいかあるいはこれより大きく設定する．

　リードアウト方向のマトリックス数は，撮像時間には影響しないがSN比は変化する．マトリックス数を大きくするとピクセルサイズは小さくなるので，SN比は低下し，ざらついた画像になる．図23.1aは，bに比べて空間分解能は大きいが，SN比は低いことがわかる．リードアウト方向のマトリックス数をさらに256に減らすと，SN比は上昇するが，空間分解能は低下する(図23.2)．

　MR画像は，表示前に補間してマトリックス数を大きくするのが普通である．しかし，この補間は単にピクセル間をスムーズにするだけである(図23.2)．補間の程度，方法はMRI装置メーカーによって異なる．注意すべきは，MR画像の空間分解能は，再構成マトリックス数や表示マトリックス数ではなく，収集マトリックス数で決まる，という点である(→117)．

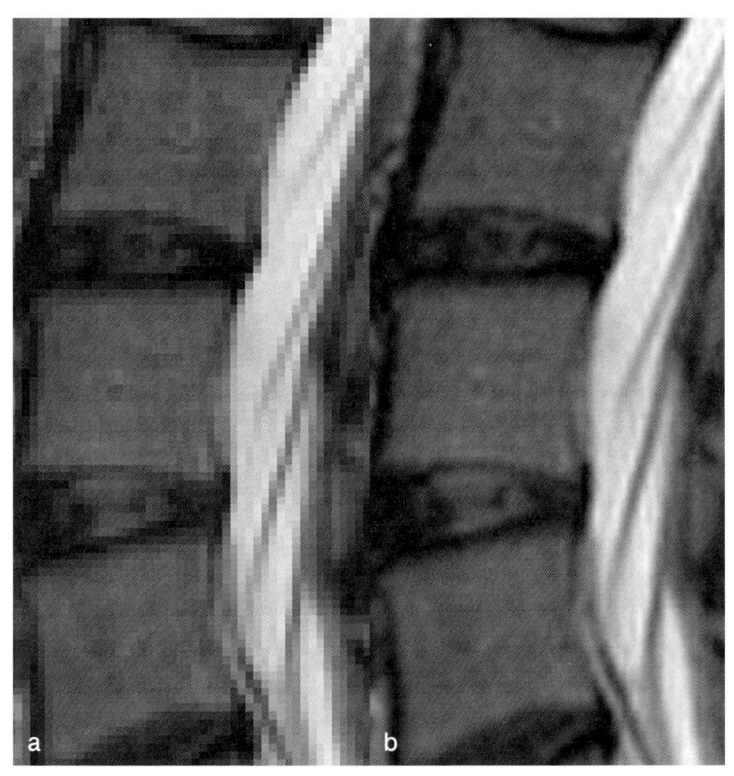

図23.2　収集マトリックス数と表示マトリックス数　腰椎．T2強調像(図23.1に同じ)．a：収集マトリックス数，表示マトリックス数ともに256×256．b：補間により表示マトリックス数を512×512したもの．

24 マトリックス数：位相エンコード方向
Matrix Size：Phase Encoding

図 24.1 は，軽度の椎間板変性を伴う腰椎の T2 強調矢状断像である．椎間板の含水量が失われ，髄核の輝度が低下している．図 24.2 は，別の症例の T1 強調像である．第 1 腰椎の良性陳旧性圧迫骨折，楔状変形が認められる．

位相エンコードステップ数の選択は，位相エンコード方向のピクセル数，k 空間で収集するラインの本数を決定する．したがって，位相エンコードステップ数は，撮像時間に直接影響する．フローや体動によるアーチファクトも，位相エンコード方向に伝播する．さらに，FOV 外に大きな信号がある場合，表示 FOV 内にこれが折り返してくることがある（→92）．この現象は位相方向，周波数方向，いずれにも発生しうるが，オーバーサンプリングにより回避できる．位相エンコード方向のオーバーサンプリングは，撮像時間の延長を伴う〔シングルショット法は例外（→54）〕．

図 24.1a は，256（周波数方向）×128（位相方向），b は 256×256 マトリックスである．いずれも位相エンコードは頭尾方向で，100％のオーバーサンプリングを行っている．撮像時間はそれぞれ 2 分 48 秒（a），4 分 08 秒（b）である．b の撮像時間は 2 倍だが，位相

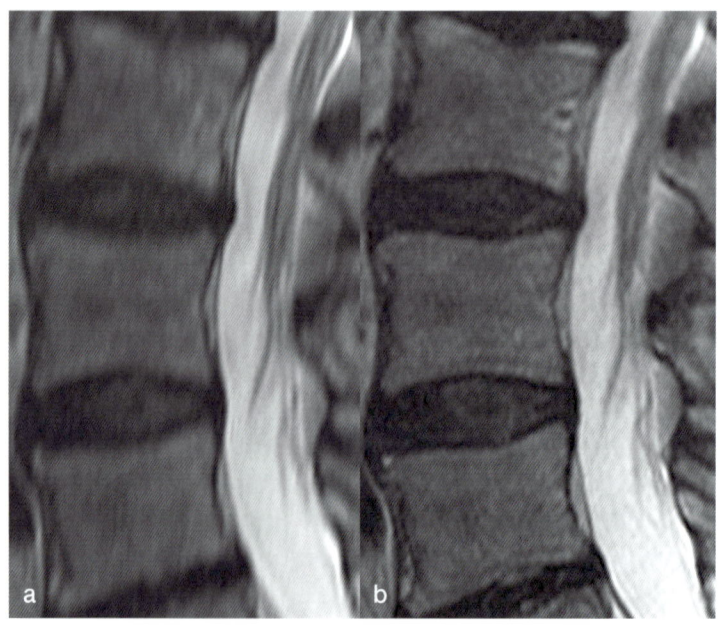

図 24.1 位相エンコード方向のマトリックス数の比較　椎間板変性．T2 強調像．a：マトリックス数，256（周波数方向）×128（位相方向）．b：同 256×256．

方向のピクセルの大きさは 2.2 mm(a)，1.1 mm(b)で，b のほうが空間分解能は高い (FOV 280 mm)．ついでに，脊椎の T2 強調矢状断像では，位相エンコードを頭尾方向に選ぶほうが，脳脊髄液の拍動アーチファクトを低減することができる．

図 24.2a は，512(周波数方向)×256(位相方向)，b は 512×512 である．位相エンコードはいずれも前後方向である．撮像時間はそれぞれ 3 分 38 秒(a)，7 分 15 秒(b)で，b のほうが位相エンコード方向のピクセルサイズが小さく，空間分解能が高いため，ボケ (blurring)が少ないことがわかる．b のピクセルサイズは 0.5 mm×0.5 mm で，ピクセルが小さくなっただけ，SN 比が低下し，画像はざらついている．しかし，ピクセルサイズを一定にして考えれば，位相エンコードステップ数を増やせば SN 比は上昇する(SN 比 $\propto \sqrt{位相エンコードステップ数}$)．

まとめると，位相エンコードステップ数を増やすことにより，(FOV 一定なら)ピクセルサイズは縮小し，空間分解能が向上する．しかし，収集ライン数が増加するので撮像時間は延長する．さらに他のパラメータを一定にすれば，位相方向，周波数方向，いずれについても，ピクセルサイズの縮小は SN 比の低下をもたらす．

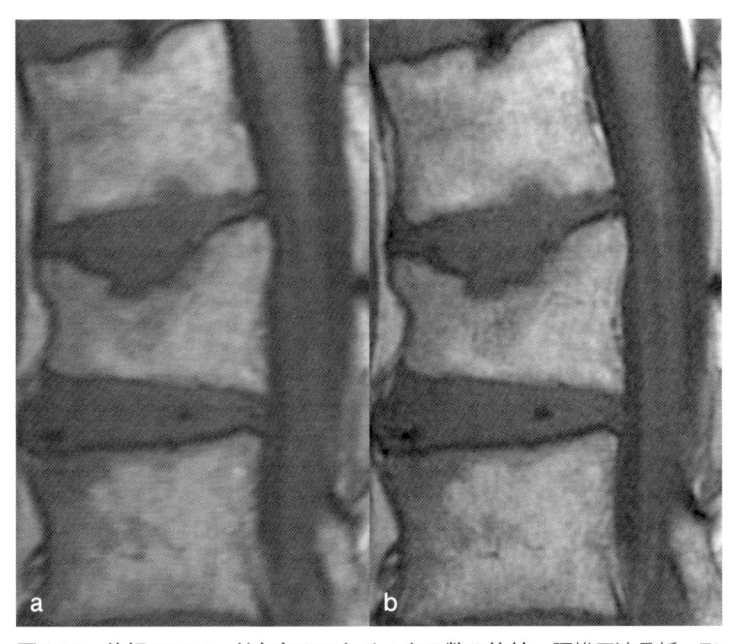

図 24.2　位相エンコード方向のマトリックス数の比較　腰椎圧迫骨折．T1 強調像．a：マトリックス数，512(周波数方向)×256(位相方向)．b：同 512×512．

25 | 比吸収率（SAR）
Specific Absorption Rate

　比吸収率(specific absorption rate：SAR)は，MRIのRF波によって，組織に蓄積されるエネルギー量の指標である．人体を磁場中に置くと，プロトン(水素原子)は2つの異なるエネルギー準位をとる．すなわち量子力学の言葉で言うと，プロトンのスピンは静磁場の方向と平行あるいは反平行に配列する(→10)．MRIを撮像するには，まず平行スピンと反平行スピンのエネルギーの差に正確に一致するエネルギーをRF励起パルスによって与える必要がある．励起後，スピンはこのエネルギーをMR信号として放出しながら，再び元のエネルギー準位に戻っていく．RFパルスはこれだけではなく，水分子にも作用して回転運動を促進する．この水の分子運動の促進はすなわち運動エネルギーの上昇であり，ひいては温度上昇をもたらす．この水分子との相互作用の起こりやすさは，患者の外周の5乗に比例する．したがって，特に肥満患者ではSARは大きな問題となりうる．また，同じRFパルスを使っても，静磁場強度が2倍になるとSARは4倍になる点も重要である．したがって3Tのような高磁場装置では，SARを考慮してRFエネルギーをコントロールして装置の性能を制限する機構が組み込まれている．この結果，TR時間あたりのスライス枚数の減少，撮像時間の延長，スキャン間の待ち時間の延長など，考慮すべき問題が発生する．

　MRIにおける熱エネルギーの蓄積については，国際標準，特にIEC60601-2-33(2001年9月)により規制されている(→訳注3)．MRIにおけるエネルギー蓄積は，基本的に基礎代謝率に近い値である．この規制では，2つの閾値レベルが設定されている．すなわち，**通常操作モード**(normal operation mode)，**第一次水準管理操作モード**(first level controlled operation mode)があり，標準操作モード以下のSARは，患者に生理学的ストレスが加わらないこと，第一次水準管理操作モードでは医学的な監視が必要であることなどが記載されている．特に第一次水準管理操作モードに移行する必要がある場合，MRI装置のソフトウェアはその旨を通知し，オペレーターが続行するか否かを確認することが求められている．また第一次水準管理操作モードは，患者に意識があり，何らかの不具合がある場合にそれを伝えることができる状況でのみ実行可とされている．

　各モードのSAR上限値は，**表25.1**の通りである．表中の値は6分間の平均値であるが，これとは別に短期SARという規程があり，任意の10秒について(6分間の平均値が上限値以内にある範囲で)上限値の3倍まで許可される．また，この値はボア内の温度が25℃以下の場合に適用されるもので，25～33℃の範囲では温度が1度上昇するごとにSAR上限値を0.25 W/kg減じる必要があり，33℃以上については通常操作モードでは0W/kg，第一次水準管理モードでは2W/kgとなる．

　商用MRI装置のソフトウェアは，選択されたモードについてすべての制限値を計算して，最も大きな値を表示し，この値がそのモードの上限を超える場合は，その範囲内に

表25.1 操作モードによるSARおよび深部温度上昇の上限値

	SAR上限値(6分間の平均値)W/kg						深部温度の上昇
	全身	身体部分	頭部	局所			
	全身	照射を受ける部分	頭部	頭部	体幹部	四肢	
通常モード	2	2〜10	3.2	10	10	20	0.5℃
第一次水準管理モード	4	4〜10	3.2	10	10	20	1℃

抑えるために変更すべきパラメータをオペレータに助言するようになっている．また，いかなるMRI装置もその設置国の基準を超えて運用することはできない．

　SARを低減するにはいろいろな方法，たとえば高速スピンエコーの再収束パルスのフリップ角を小さくするなどの方法があるが，これはSARと同時に画像コントラストも変化させてしまう．ハイパーエコー(hyperecho)という新しい技術は，フリップ角をk空間の中心部で次第に大きく，周辺部では小さくすることにより，画像コントラストへの影響を最小限としている．いろいろ制約はあるが，SARはフリップ角の2乗に比例するので，再収束パルスのフリップ角低減はしばしば用いられる方法である．高速スピンエコー法におけるもう一つの方法は，TRを必要以上に長めにとる方法で，これにより撮像時間は軽度延長するが，クーリングタイムをとれることからSAR値は低下する．

　パラレルイメージングは，一定時間内に必要な位相エンコードステップ数を減らすことによってRFエネルギーの蓄積を低減できるという意味でも，重要な手法である．SN比の減少(パラレルイメージングファクター2の場合SN比は40％減となる)は，3T装置の高SN比，マルチエレメントコイルによるSN比の向上で補償できる(→11)．

　RFエネルギー対策のひとつに，SARが高値となるシリーズと，SARが低値のシリーズを交互に撮像する方法がある．たとえば，(SAR高値の)エコートレインの長い脂肪抑制法FSEの次に，(SAR低値の)2D GREを撮像してから，次のFSEのシリーズに進むようにする．この方法は，最新のアプリケーションには適用できないこともあるが，初期の3T装置の場合はある程度の有用性がある．

　近年，画質を犠牲にすることなくSARを低減する革新的な技術が，いくつか開発されている．新たに開発されたボアの短いMRI装置(short bore magnet)(→7)は，身体が送信用ボディコイルのRFを受ける範囲も少ないので，従来の長いボアに比べてSAR効率が向上している．RF技術，特に送信機の改良もRF波の効率を向上させ，SAR値の顕著な低減がはかられている．またパルス系列の設計でも，たとえばVERSE(Variable Rate Selective Excitation)はRF波と傾斜磁場を最適化することにより，従来法に比べてRFパワーのピーク値を60％低減している．SPACEは，小フリップ角の再収束パルスを使うことで，SN比を維持しつつSARの低減をはかる方法である(→56)．

Section 2 訳注

訳注1(p. 48):周波数方向についてははじめからオーバーサンプリングが行われており,原則として折り返しは問題とならない(→92).

訳注2(p. 51):位相エンコードステップ数を1/2にするとSN比は$1/\sqrt{2}$倍,撮像時間は1/2倍となり,平均加算回数(NSA)を2倍にするとSN比は$\sqrt{2}$倍,撮像時間は2倍になる(→15, 16).

訳注3(p. 56):日本では,IEC60601-2-33の第3版(2010年)をもとにしたJIS4951(2012年)が有効である.IEC:International Electrotechnical Commission(国際電気標準会議).

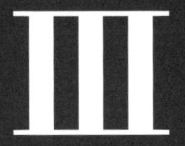

III
基本的な撮像法

Basic Image Acquisition Strategies

26 T1, T2, プロトン密度
T1, T2, and Proton Density

　MRIでは，数多くのパラメータによって組織コントラストを評価することができる．たとえば，T1緩和定数，T2緩和定数，プロトン密度(PD)，磁化移動(→33)，磁化率(→57)，脂肪定量(→60)，拡散(→76)，血流(→64)，血中酸素濃度(→78)，スペクトロスコピー(→80)，温度などのパラメータがある．

　ここでは，プロトン密度，T1値，T2値による組織コントラストメカニズムについて解説する．MRIでは，これらのパラメータのどれか1つを，他のパラメータよりも強調した画像を撮像する．重要なことは"強調"という点である．画像コントラストは，さまざまな組織パラメータの影響を受けているが，そのなかのひとつが"強調"されているということである．ここで強調とは単に関心のあるパラメータ(T1, T2, プロトン密度)の，画像コントラストへの寄与率の問題である．その強調度は，撮像時に設定するパルス系列(pulse sequence)の撮像パラメータにより決まり，スピンエコー(SE)法ではTR(繰り返し時間)とTE(エコー時間)がこれに相当する．

　基本的に，**TR は T1 強調度**を，**TE は T2 強調度**をコントロールする(→28)．SEあるいは高速スピンエコー(FSE)法で，T1強調度を強くしたい場合は，TRを短く設定する．最適なTRというものは存在しないが，T1強調像に適したTRの範囲というものがある．この範囲は，撮像する組織のみならず静磁場強度によっても異なる．静磁場強度が大きくなると，組織のT1値は延長する(→10)．1.5T装置で脳のT1強調像を撮像する場合，一般にTRは400〜550 msである．TRを延長してもT2強調度が強くなるわけではなく，単にT1強調度が低下するだけである．

　ここで注意すべきは，SEあるいはFSE以外の撮像法を使う場合は，TR，TEの選択はまた異なったものになるという点である．たとえば図26.1aは，3T装置のGREで，TR＝250 msで撮像した画像である．以下の説明はすべてSE, FSEについて述べたものである．

　前述の通り，TEはT2強調度をコントロールする．T1強調像を撮像するときは，TEは短めに設定する(short TR, short TE)．可能な範囲で最短のTEを選択し，SEでは25 ms以下が普通である．T2強調像を撮像するときは，まずT1強調度を弱くするためにTRを大きくし(通常2500 ms以上)，TEも長く設定する(long TR, long TE)．SEの場合，80〜120 msである．図26.1bは，TR, TEともに長く設定したT2強調像の例である．

　プロトン密度(PD)強調像の場合は，T1強調度を弱くするためにTRを長くし(2500 ms以上)，T2強調度を弱くするためにTEを短くする(25 ms以下)(long TR, short TE)(図26.1c)．しかし臨床では，脳のプロトン密度強調像はT2強調FLAIRで置きかえられているのが現状である．実際のところ，骨軟部領域のMRI以外ではプロトン密度強調

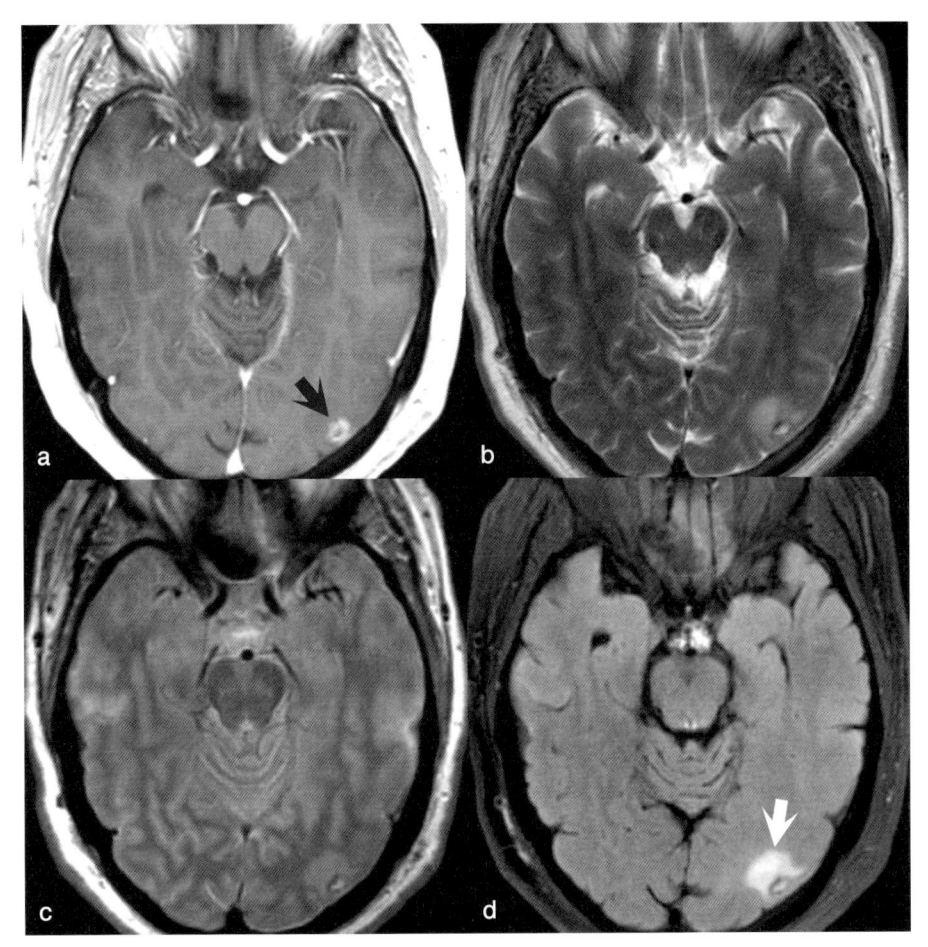

図 26.1 いろいろな強調画像の特徴 転移性脳腫瘍．a：造影 T1 強調像（黒矢印：転移巣），b：T2 強調像，c：プロトン密度強調像，d：FLAIR 像（白矢印：浮腫）．

像はほとんど撮像されていない．

　図 26.1 は，各画像の応用例である．T1 強調像（a）は解剖学的構造の観察，ガドリニウム造影剤による増強効果の検出に有用である．脂肪は高信号，脳脊髄液は低信号，白質は灰白質よりやや高信号である．造影効果を示す肺癌の転移巣が明瞭に描出されている（黒矢印）．T2 強調像（b）は，液体，浮腫の評価に有用である．設定によっては解剖学的構造の描出にも優れている．T2 強調像では脳脊髄液は高信号となり，白質と灰白質の関係は T1 強調像と逆転している．プロトン密度強調像（c）は，コントラストに乏しいため脳の MRI ではもはや用いられていない．代わって脳脊髄液を抑制した T2 強調像である FLAIR（d）で，脳浮腫が明瞭に描出されている（白矢印）．

27 T1・T2 緩和時定数の計算（計算画像）

Calculating T1 and T2 Relaxation Times (Calculated Images)

　見かけの高信号，低信号による病変の評価は，静磁場強度や撮像パラメータの影響を受ける．これに代わる（しかし現在ではほとんど使われていない）方法のひとつに，病変の緩和時定数を計算し，定量的にその性質を評価するアプローチがある．

　T1値の計算には，反転回復法（IR）が最も正確である．異なる反転時間（TI）で2枚の画像を撮像すれば，簡単にT1値を求めることができる．たとえば図27.1では，350 ms, 550 msで撮像している．縦緩和曲線上の2点から，T1値を計算できる．こうして得られたT1計算画像（T1マップ）では，各ピクセル値は（相対的な）信号強度ではなく，（定量的な）T1値を表している．

　T1値を求めるもう一つの方法は，SEの画像を異なるTRで2回撮像することである．たとえば，図27.2の例では550 ms, 950 msで撮像している．この場合も，それぞれの信号強度の差からT1値を求めることができる．しかし，信号強度の差をノイズレベルよりも充分大きくとらないと，この例のようにノイズの多い計算画像になってしまう．

　T2値は，1回のマルチエコーSEを撮像すれば，エコー時間による信号減衰はT2緩和に従うので，これを求めることができる．図27.3は，1回のマルチエコーSEで得られた，TEの異なる3枚の画像を示す．この信号強度の変化から，T2計算画像（T2マップ）が得られる．

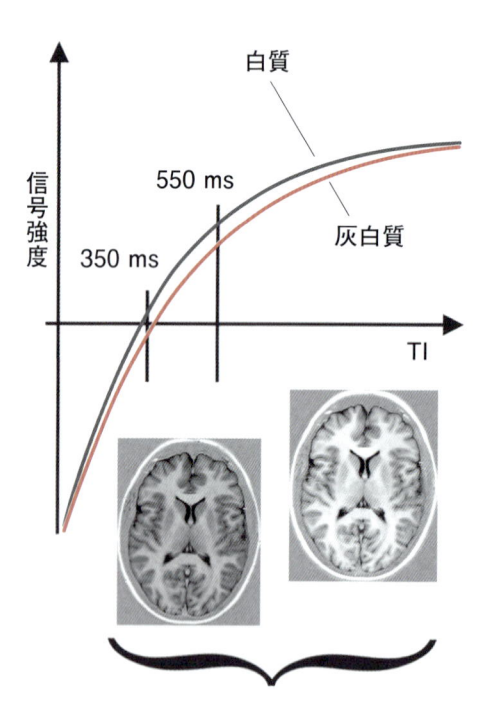

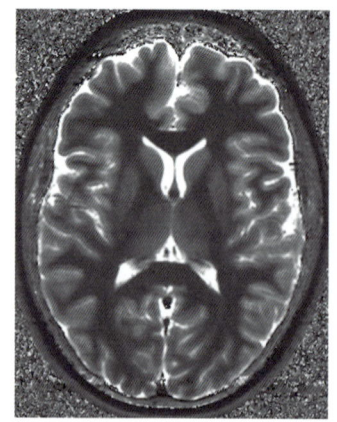

図27.1　T1値の計算（IRによる）　異なるTI（反転時間）で撮像した2枚の画像から，T1値の計算画像（下段）が得られる．

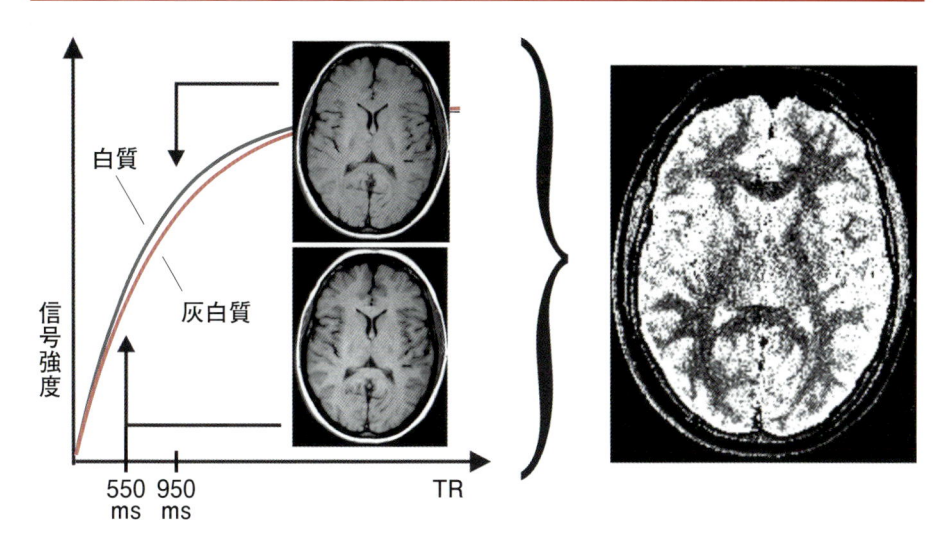

図27.2 **T1値の計算（SEによる）** 異なるTRで撮像した2枚の画像から，T1値の計算画像（右側）が得られるが，信号強度の差が小さいとノイズの多い画像になる．

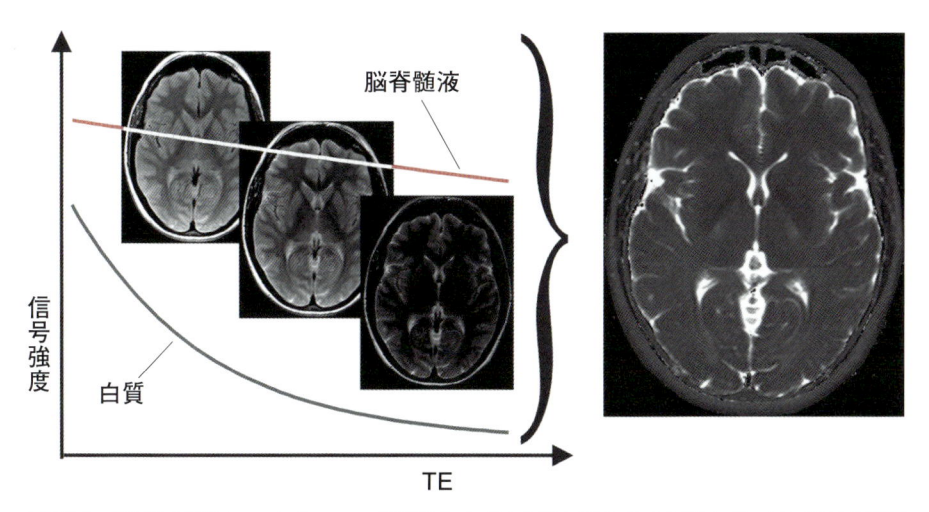

図27.3 **T2値の計算** マルチエコーで撮像したTEの異なる3枚の画像から，T2値の計算画像（右側）が得られる．

28 スピンエコー（SE）法
Spin Echo Imaging

　図28.1は，1.5Tで撮像された造影前（a, b）および造影後（c）のT1強調スピンエコー（SE）法の画像である．不均一な造影効果を示す視床下部の腫瘍は，生検にて星細胞腫（Grade II）と診断された．

　MRIのパルス系列では，傾斜磁場あるいはRFパルスのいずれかを用いて，信号（エコー）を得る（＝再収束する）．エコーを得るために傾斜磁場を使うのが**グラジエントエコー（GRE）法**（→35），RFパルス（通常は180°パルス）によってエコーを得るのが**スピンエコー（SE）法**である．歴史的には，SEが広く使われてきたが，最近は**高速スピンエコー（FSE）法**の出現により，その用途は限られたものとなっている（→29）．しかし，1.5T装置の脳のT1強調像には，現在もSEが広く使われている（図28.1）．

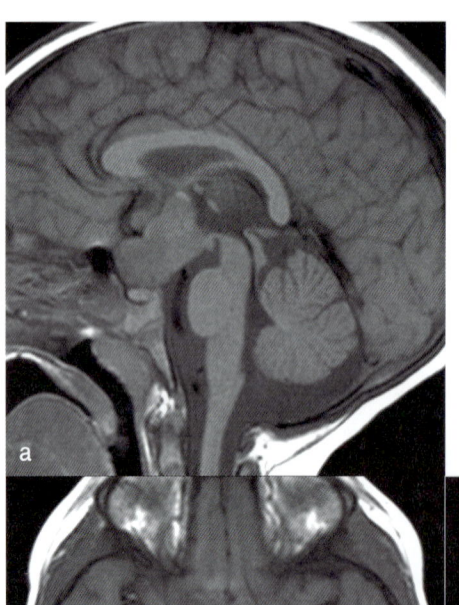

　SEでは，最初の90°パルスで，静磁場に平行な磁化が水平面に倒れる．これにより，受信コイルには自由誘導減衰とよ

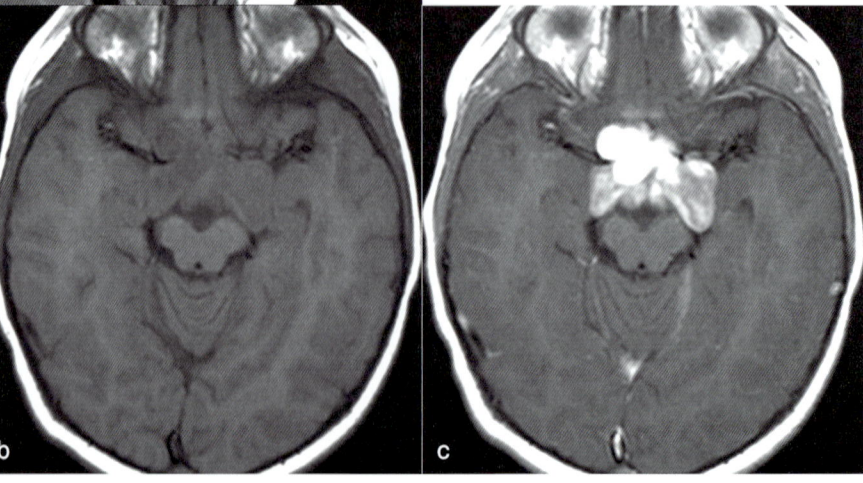

図28.1　SE法T1強調像　視床下部星細胞腫．a：造影前T1強調像（矢状断，TR/TE 435/14 ms），b：造影前T1強調像（横断，TR/TE 500/12 ms），c：造影後T1強調像（同）．

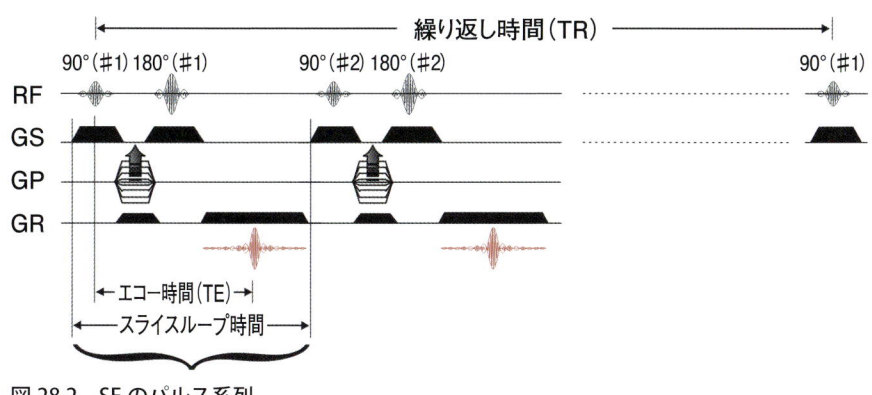

図 28.2　SE のパルス系列

ばれる信号が得られる（→35）．次に 180° パルスが加わり，TE の時点で信号の位相が再収束してエコーが形成される．このとき，90° パルスとエコーの間隔が TE である．180° パルスは，静磁場および局所磁場の不均一（T2*効果）による位相の乱れ（ディフェージング）を補正するとともに，脂肪と水が同一のボクセルに共存することによる位相差も補正する．

　SE には，画像コントラストを左右する 2 つのパラメータがある（図 28.2）．**TR**（繰り返し時間）と **TE**（エコー時間）である．一般に，TR は T1 強調度を，TE は T2 強調度を決定する．すでに見た通り（→26），比較的短い TR（500 ms 以下），短い TE（25 ms 以下）では T1 値の差を反映する画像（T1 強調像）が得られる．たとえば，図 28.1 の矢状断は TR/TE 435/14 ms，横断（軸位断）は TR/TE 500/12 ms である．T1 強調像では，T1 値が短い組織は高信号となる．造影剤に使われるガドリニウム（Gd）は常磁性の金属で，水分子に接近するとその常磁性効果により水のプロトンの T1 値を短縮するため，T1 強調像で高信号となる（図 28.1c）．

　TE を短くしたまま TR を延長すると，プロトン密度強調像となる．長い TR（2000 ms 以上），長い TE（80 ms 以上）では T2 強調像となる．TR を長くすると撮像時間も延長するので，プロトン密度強調像，T2 強調像には，現在では古典的な SE ではなく FSE を使うのが普通である（→29）．

　SE では TR が TE に比べてずっと長いので，この時間を利用してマルチスライス撮像を行う（→20）．すなわち，1 枚のスライスのエコーを得た後，別のスライスを励起する．図 28.2 にはこのタイミングを示した（#1，#2，…）．このとき何枚のマルチスライスが得られるかは，TR/TE の比によって決まる．TR が短いほど，TE が長いほど，マルチスライスの枚数は減少する．

29 | 高速スピンエコー（FSE）法
Fast Spin Echo Imaging

図 29.1 は，通常のスピンエコー（SE）法（**a**），高速スピンエコー（FSE）法（**b**）の比較である．現在の臨床 MRI では，高速スピンエコー法〔あるいはターボスピンエコー法（→訳注1）〕が広く使用されている．SE は，典型的には 180°パルスを使ってエコーを生成すると同時に，局所磁場不均一や化学シフトによる位相の乱れ（ディフェージング）を補正する働きがある．通常の SE では，位相エンコード用傾斜磁場がエコーのリードアウトの前に印加されるが，この傾斜磁場の大きさが k 空間のラインの位置を決め，この位置を変えながら k 空間を埋めていく．SE では 1 回の TR のなかで 1 本のラインを埋める．一方 FSE では，1 回の TR のなかで複数のエコーを生成し，複数のラインを埋めていく（図 29.2）．この一連の複数エコーをトレイン，その数を**エコートレイン数**（echo train length：**ETL**）という．

位相エンコード用傾斜磁場の大きさは，トレイン中の各エコー毎に変化し，k 空間を埋めていく．したがって，1 回の TR 時間中に埋めるラインの数は ETL に等しい．たと

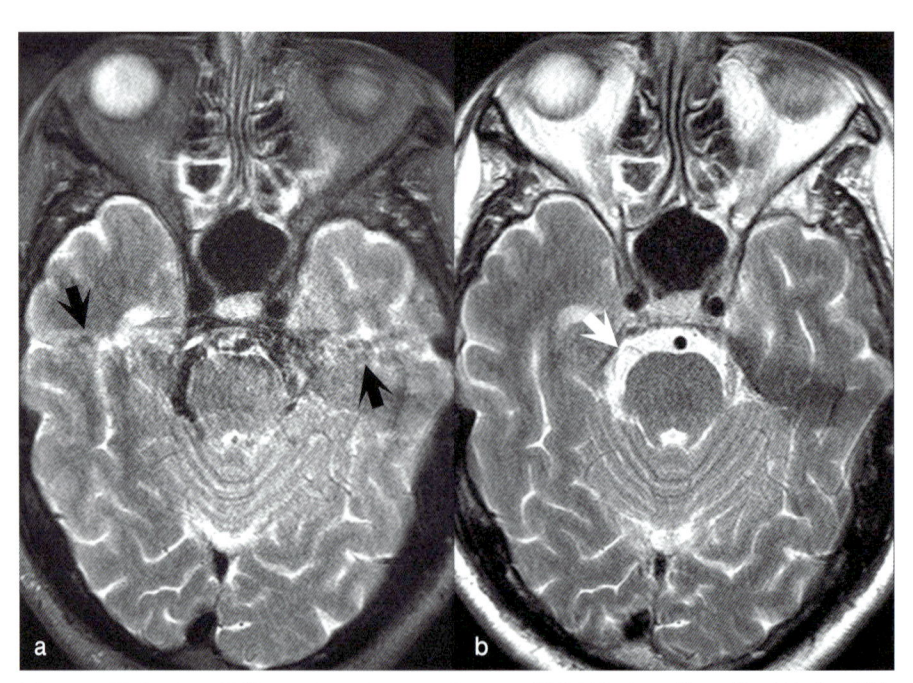

図 29.1　SE と FSE の比較　**a**：SE TR/TE 3500/85 ms，撮像時間は 10 分 51 秒．黒矢印：脳脊髄の拍動アーチファクト．**b**：FSE TR/TE は **a** に同じ，ETL 19，撮像時間 35 秒．白矢印：橋周囲の脳脊髄液腔．皮下脂肪組織，球後脂肪組織が高信号を示す．

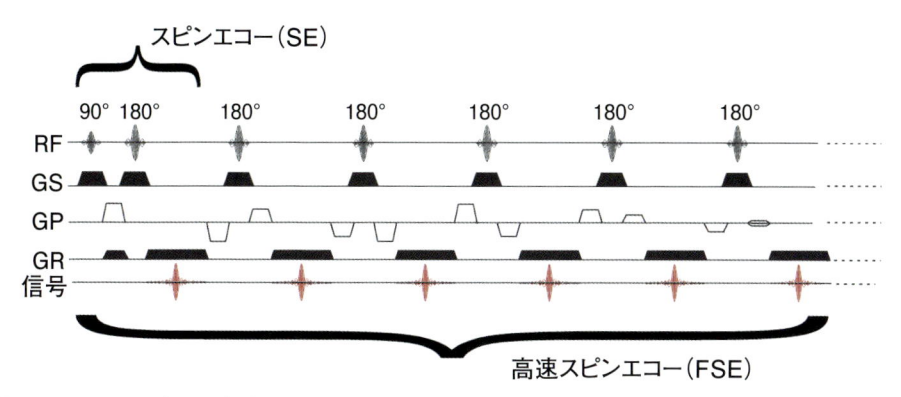

図29.2　FSEのパルス系列

えばETL 16の場合，1回のTR時間中に16本のラインが充填される．位相エンコード方向のマトリックス数が256ならば，(NSA＝1のとき)k空間をすべて充填するために，通常のSEでは256回の繰り返しが必要だが，この場合は16回(＝256/16)で済む．同様にETLを32にすれば，8回の繰り返しで256本のk空間を埋めることができる．このように，FSEは，TRの長い撮像法の場合に撮像時間を短縮すると同時に，より長いTR時間を使って画像コントラストを向上させる使い方もできる．

図29.1はFSEの利点を示している．aはTR/TE 3500/85 msのSEで，撮像時間は10分51秒である．一方，bはTR/TEは同一だがETL 19のFSEで，撮像時間はわずか35秒(＝10分51秒/19)である．180°パルスが多く，エコー間の時間が短いために，拍動やフローによるアーチファクトも低減する．橋周囲の脳脊髄液の輝度がbのほうが均一で(白矢印)，脳底動脈や内頸動脈のフローボイド(flow void)が明瞭にみえることがわかる．脳脊髄液，血管，眼球の動きによるゴースト(黒矢印)もbのほうが少ない．

前述の通り，ETLを大きくすると撮像時間は短縮するが，これには代償を伴う．すなわち，1回の撮像で得られるマルチスライス数が減少する．また長いトレインの間のT2緩和のために，実効TE(→32)が短い場合は輪郭のボケ(blurring)が大きくなり，実効TEが長い場合は逆に輪郭が強調されるようになる．この輪郭のボケ，強調は，受信周波数バンド幅を狭くしてリードアウト時間とエコー間隔を短縮することにより最小限に抑えることができる．

さらに180°パルスが多いため，TEが長いにもかかわらず脂肪が高信号となる．その理由の一部はスティミュレイテッドエコー(stimulated echo)により説明されている(→訳注2)．すなわち，脂肪組織は，SEのT2強調像では中等度～低信号であるが，同条件のFSEでは高信号である．図29.1では，頭皮下脂肪組織，球後脂肪組織がbで高信号を示している．このため，T2強調FSEによる体部軟部病変のMRIでは，しばしば脂肪抑制法を必要とする(→40)．

30 | 高速スピンエコー(FSE)法：180°以下の再収束パルス
Fast Spin Echo：Reduced Refocusing Angle

　FSEによる撮像時間の短縮は大きな利点であり，臨床MRIでは広く用いられているが，多数の再収束パルス(180°パルス)を密に使用するため，RFエネルギーが蓄積してSAR(比吸収率)が上昇するのが欠点である．したがって，FSEでは患者の安全のためにSAR上限値内におさめる工夫が必要とされる．一般的な解決法のひとつが，180°以下の再収束パルスを使用することである(Reduced Refocusing Angle，→訳注3)．図30.1には120°の例を示す．SARはフリップ角の2乗に比例するので，SAR低減効果は非常に大きいが，SN比が犠牲になる．180°以下の再収束パルスは横磁化を反転させるには不充分であり，生成されるMR信号の大きさは横磁化に比例するので，この方法ではMR信号は小さくなる．180°パルスの場合は，横磁化がすべて反転するが，小さなフリップ角で横磁化を倒し続けるといわゆる疑似定常状態(pseudo-steady state)に陥る．現在の3T装置にSAR対策として実装されている可変フリップ角の技術は，単純にフリップ角を小さくするといった単純なものではない(→56)．

　図30.1は，3T装置によるFSE T2強調像(大きな陳旧性中大脳動脈領域梗塞)であるが，再収束パルスのフリップ角は180°(a)，120°(b)としている．bのSN比は20%減であるが，この差は通常の放射線科医にはほとんどわからない程度である．SAR値の規制のため，aのマルチスライス数はbの半分以下に制限される．このため，180°パルスを使うと全脳をカバーすることができず，再収束パルスのフリップ角低減が臨床的に有用であることがわかる．

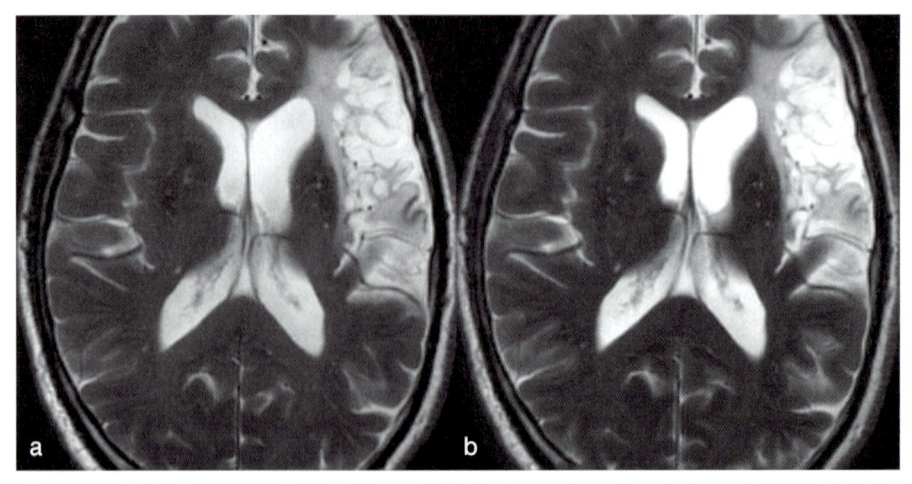

図30.1　**再収束パルスのフリップ角の比較**　左中大脳動脈領域の陳旧性脳梗塞．a：再収束パルスのフリップ角180°，b：同120°．SN比は20%減だが，見た目にはほとんどわからない．

31 | DEFT（強制磁化回復法）
Driven-Equilibrium Fourier Transformation

　Driven-Equilibrium Fourie Transformation(**DEFT**)は，エコートレインの終わりで，残存横磁化がT1緩和によって自然に減衰するのを待つことなく，RFパルスを1つ加えて横磁化を強制的に縦磁化に戻す方法である．これは，必要なマルチスライス数よりも長いTRが，緩和を待つために必要とされる場合に有用である．

　通常のFSEでは，まず90°パルス，180°パルスが印加され，続いてTR中に複数のk空間ラインを収集するために複数の180°パルスが印加される．しかし，エコートレインが終わったところで，脳脊髄液，関節液など緩和時間の長い組織の縦磁化の回復を待つための時間がしばしば必要とされ，このためTR，撮像時間が延長することになる．たとえば，腰椎のMRIでは，TRが2000 ms以下になると，次の励起時点で脳脊髄液の縦緩和が不充分になる．これは部分飽和効果となり，脳脊髄液の信号強度が低下する原因となる．TRを4000 msに延長すると，飽和効果が軽減するので脳脊髄液のSN比は上昇するが，脳脊髄液以外の組織については撮像時間を2倍にすることにあまりメリットがない．

　そこで，DEFTは180°パルスを1つ加えて横磁化の位相を再収束させてから，90°パルスでこれを縦磁化に戻す．その利点は，T1緩和を待つことなく（TRを延長することなく），撮像時間を短縮できることである．

　図31.1は，T2強調FSEによる腰椎矢状断像で，DEFTなし(a)，DEFTあり(b)を比較したものである．bでは脳脊髄液の輝度が高い（矢印）．またL4/5にGrade Iのすべりがあり，軽度の脊柱管狭窄となっている．DEFTは，MRI装置メーカーによっては，RESTORE（Siemens社），DRIVE（Philips社），FR-FSE（GE社）などとよばれている．2Dあるいは3DのSE，FSEにも適用可能で，頭部，整形領域，腹部などで利用されている．欠点は，髄内病変，特に多発性硬化症の病変のコントラストが低下することである．

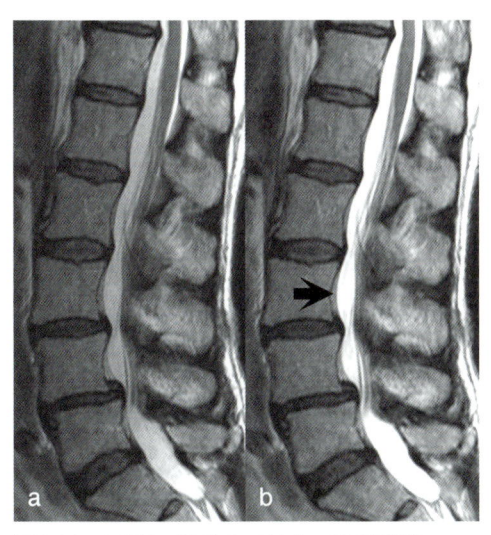

図31.1　DEFT　腰椎すべり症．T2強調像．a：DEFTなし．b：DEFTあり，脳脊髄液の輝度が高い（矢印）．

32 位相エンコードのリオーダリング

Reordering：Phase Encoding

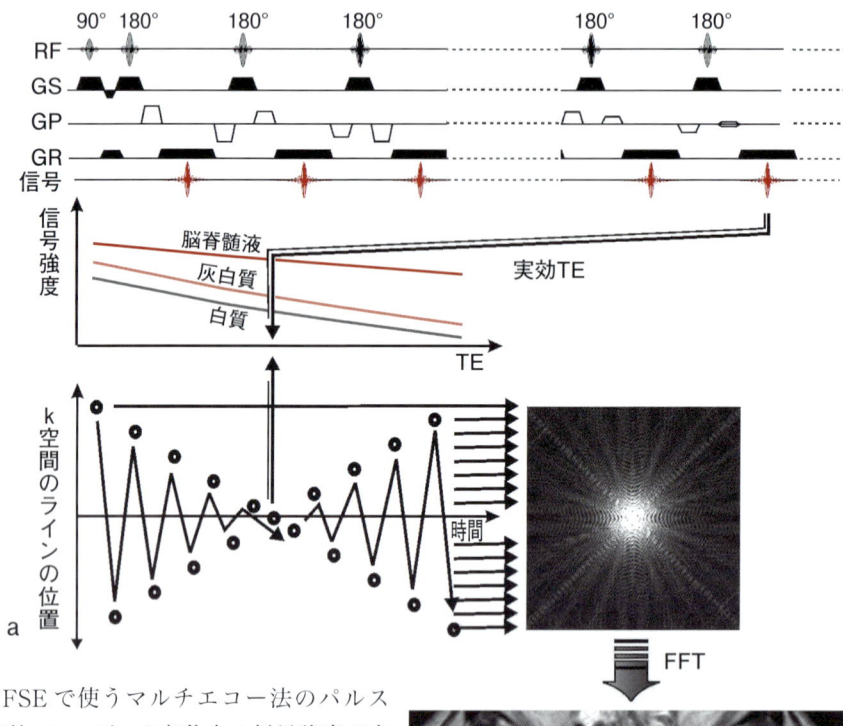

FSEで使うマルチエコー法のパルス系列では，データ収集中の信号強度が変化するので，これをk空間上に配置する順番が画像コントラストを左右する重要な因子となる．これが位相エンコードのリオーダリング(reordering)である．k空間の中央部に近いラインは粗大な構造，つまりコントラストを決定する情報を含むので，中央部のラインを収集するタイミングを実効TE(effective TE)という．

図32.1は，実効TEを長く設定してT2強調度を特に高くした画像で，脳脊髄液が高信号に描出されている．ここでは，全19個のエコーからなるエコートレ

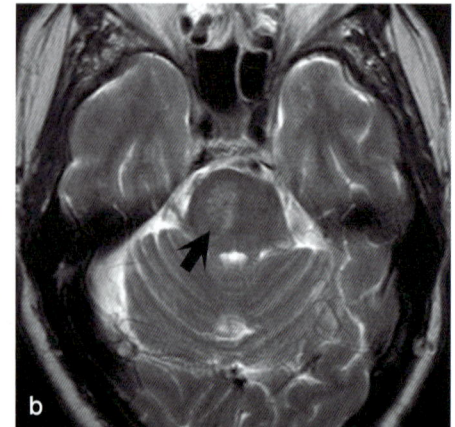

図32.1 位相エンコードリオーダリング　橋梗塞(矢印)．FSE, T2強調像(実効TE＝96 ms)．全19個のうち10番目のエコーをk空間の中央のラインに割り当てている．

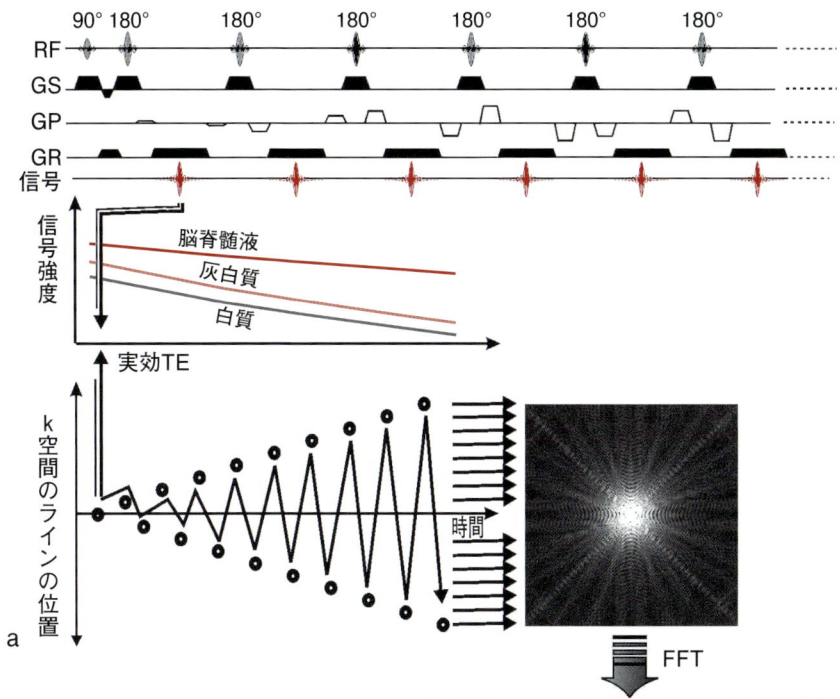

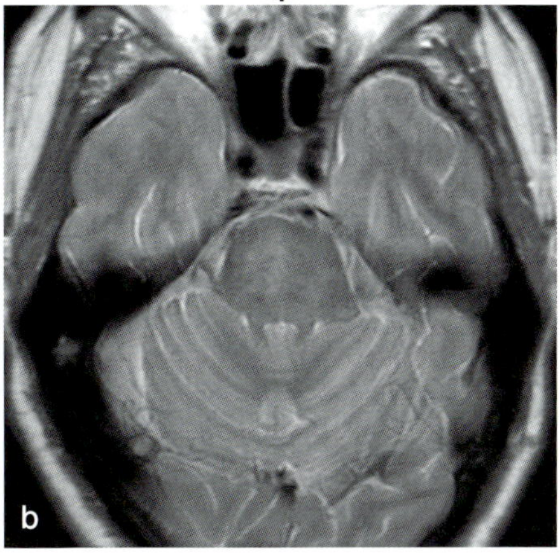

インのうち10番目のエコーを中央の
ラインに割り当てており，実効TE＝
96 ms である（エコー間隔16 ms）．エ
コートレインの最初のエコーを中央部
のラインに割り当てれば，プロトン密
度強調像となる（図32.2）．パルス系列
そのものは図32.1と同じだが，中央の
ラインが1番目のエコーに割り当てら
れ，実効TE＝16 ms で，脳脊髄液は脳
と比べて軽度の高信号を示している．

症例は亜急性期橋梗塞（黒矢印）で，
図32.1のほうがT2強調が強いのでよ
り明瞭にみえる．追加の拡散強調画像
（図32.3）では，病変は拡散低下による
強い高信号を示している（白矢印）．

図32.2　位相エンコードリオーダリング　FSE，プロトン密度強調像（実効TE＝16 ms）．図32.1と同じ画像，同じパルス系列だが，1番目のエコーをk空間の中央のラインに割り当てている．

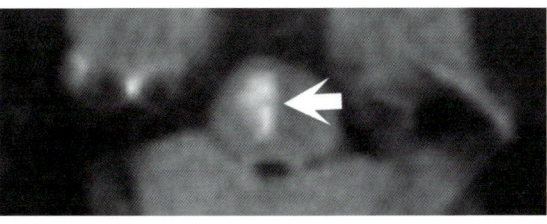

図32.3　拡散強調画像　亜急性期橋梗塞が高信号を示している（矢印）（図32.1，図32.2と同じ症例）．

33 磁化移動
Magnetization Transfer

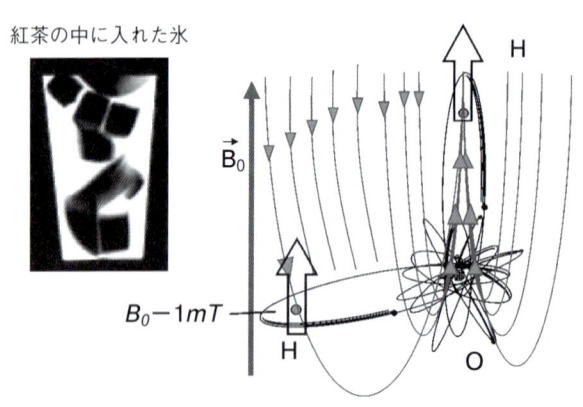

紅茶の中に入れた氷

図 33.1 水分子のプロトンの局所磁場が隣接するプロトンに及ぼす影響 右上のプロトンが作る局所磁場の影響で，左下のプロトンの磁場は静磁場 B_0 より 1 mT 程度小さくなる．

　図 33.1 に示すように，水分子の水素原子核(プロトン)が静磁場に平行に配列するとき，プロトン自らが作る局所磁場は，隣接するプロトンの局所磁場に影響を及ぼす．静磁場中の水分子の向きによって，各プロトンが感ずる局所磁場は強くなったり弱くなったりするが，水分子のとる向きはいろいろなので，局所磁場の強さ，ひいては共鳴周波数にも一定の幅を生ずることになる．この結果，総和としての横磁化は急速にディフェーズし，T2 値は 10 μs 程度の短いものとなる．振動が制限されて方向が変化しにくい水分子の T2 値は非常に短いため，MRI では"みえない"．たとえば，紅茶に入れた氷は無信号となる(図 33.1)．

　一方，水分子が自由に振動している**自由水プール**の水素原子は，高速に振動しているために隣接する水素原子の磁場が平均化されてディフェーズせず，MRI で"みえる"水である．共鳴周波数の分布は狭い範囲にとどまり，長い T2 値をもつ．水素原子が大分子に結合しているために振動が制限される**結合水プール**は，T2 値が非常に短いため"みえない"水である．

　自由水の共鳴周波数よりも低い周波数をもつ選択的飽和パルス(MT 飽和パルス)を印加すると，結合水プールが飽和される(図 33.2)．すべての MR 信号は，自由水，結合水双方の磁化の状態を反映しているが，結合水プールは振動が制限されているために T1 値が短く，かつ T2 値も非常に短いので，この結合水の存在，短い T1 値が，自由水の見かけの T1 値に間接的に影響を及ぼしている．これを**磁化移動**(magnetization transfer：**MT**)という(→訳注 4)．この結合水から自由水への磁化移動は，磁化が減少するだけではなく，見かけの緩和時間も短縮する．

　したがって MT は，プロトン密度，T1，T2 などに加わる新たな画像コントラストを提供することができる．臨床的には，MT は MR 血管撮像(MRA)，造影 T1 強調像などに応用されている．3D TOF による MRA では，MT を併用するとバックグラウンド信号を抑制することによって，血管の描出能が向上する．ただし，この場合は眼窩など脂

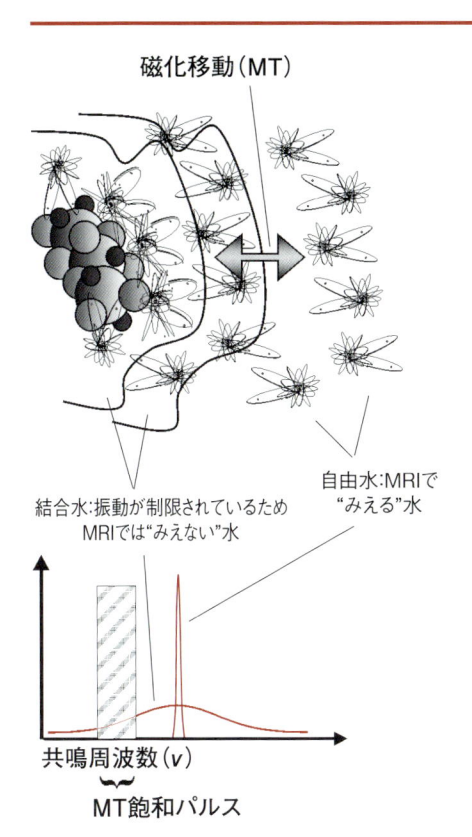

肪組織の信号が上昇するため，適切な後処理を行わないとかえって画質が低下することがある(→訳注5)．造影T1強調像にMTを併用すると，脳実質の信号強度が抑制されるため，増強効果を示す病変がより明瞭になる．図33.3は肺癌の脳転移の症例で，MTを併用しない場合(a)，併用する場合(b)を比較している．大きな転移巣が認められるが(黒矢印)，MTを使用することにより正常脳実質の信号強度が低下し，MTの影響を受けにくい造影効果がより際立ってみえる(b)．MTによって皮髄コントラストは低下しているが，血管はより明瞭にみえる(白矢印)．しかし，全般的なSN比が低下することから，造影MRIにはあまりMTが好まれないのが最近の傾向である．

図33.2　**自由水と結合水**　大分子と結合している結合水は振動が制限され，T2値が著しく短いためMRIでは"みえない"水で，幅広い共鳴周波数をもつ．自由水は"みえる"水であるが，共鳴周波数の範囲は狭い．MT飽和パルスにより結合水の周波数を飽和すると，磁化移動のため自由水のコントラストも変化する．

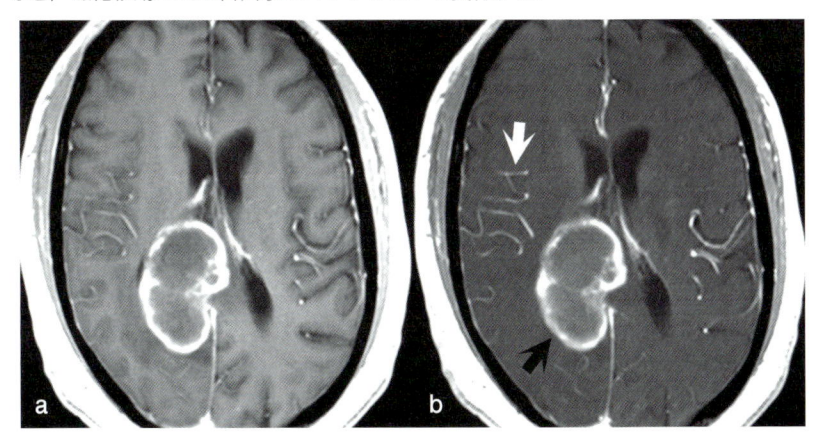

図33.3　**MTパルスの効果**　転移性脳腫瘍．造影T1強調像．a：MTパルスなし，b：MTパルスあり．黒矢印：転移巣，白矢印：血管．

34 HASTE
Half Acquisition Single-Shot Turbo Spin Echo

　傾斜磁場，RF システムの技術的発達により，最新の MRI 装置は撮像時間を短縮し，体動の影響を最小限に抑えるパルス系列を利用できるようになった．そのひとつが HASTE で，ハーフフーリエ法と FSE を組み合わせた方法である．

　HASTE は，各スライスのデータ収集が終わると，次のデータ収集の前に画像の再構成を開始する，シングルショット/スライスシーケンシャルな撮像法である．1 枚の画像を再構成するために必要なすべての位相エンコードステップを，1 つのエコートレインで収集することでこれを可能としている．通常の FSE では，位相エンコードを複数のグループに分け，マルチスライスで撮像するマルチショット/マルチスライス撮像法である．さらに HASTE では，ハーフフーリエ法という技術も使われる(→116)．これは，k 空間の共役対称の性質を利用して，各スライスについて位相エンコードステップ数を 50％だけ収集し，残りの 50％はこれから合成する方法である(→訳注 6)．k 空間の半分しかデータを収集しないので，SN 比が低下するが空間分解能は影響されない．HASTE では，1 スライスあたり 2 秒以下で撮像可能で，体動のある患者にはとても有用である．

　図 34.1 は，3T 装置における息止め HASTE(a)，およびナビゲータエコーによる体動補正併用自由呼吸下 FSE(b)を比較したものである．肝右葉に大きな血管腫がある．撮像時間は，2 秒/スライス(a)，58 秒(10 スライス)(b)である．HASTE は，1.5T，3T 装置いずれにおいても，肝 MRI に広く利用されている．

　HASTE の画質には，エコー間隔を左右する受信周波数バンド幅が大きく関与する．受信周波数バンド幅が狭すぎると，エコー間隔が長くなって画像のボケ(blurring)の原因となる(図 34.2a)．受信周波数バンド幅を広く，エコー間隔を短くすると，ボケはなくなるが SN 比はやや低下するので(→100)，何らかの方法で補償する必要がある．この例では平均加算回数を 2 倍にして，ボケのない高画質の画像が得られている．ボケの影響は，ここでは上咽頭後壁に最も顕著に認められる(白矢印，図 34.2a)．この症例は，

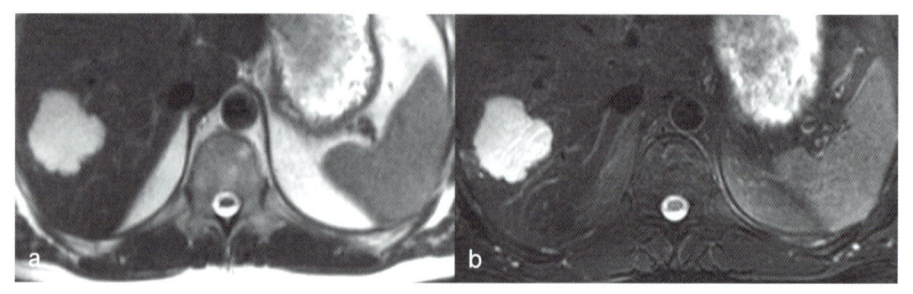

図 34.1　**HASTE と FSE の比較**　肝血管腫．T2 強調像．a：HASTE，撮像時間 2 秒/スライス．b：FSE，撮像時間 58 秒(10 スライス)．

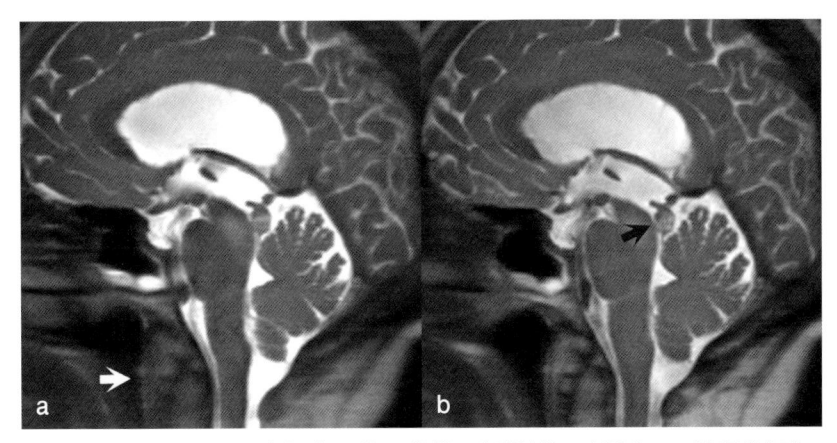

図 34.2　HASTE：受信周波数バンド幅の比較　中脳被蓋の小腫瘤．T2 強調像（3T）．a：受信周波数バンド幅を狭く設定．NSA1，撮像時間 7 秒．白矢印：画像のぼけ．b：受信周波数バンド幅を広く設定．NSA2，撮像時間 14 秒．黒矢印：中脳被蓋の腫瘤．

中脳水道を閉塞する中脳被蓋の小腫瘤（黒矢印）の例である．詳細な解剖学的構造を観察するためにスライス厚 2 mm としているにもかかわらず，1 スライスあたりの撮像時間はそれぞれわずか 7 秒（a），14 秒（b）である．

HASTE は，図 34.3 に示すように，非協力的な患者の頭部 MRI にも有用である．症例は，急性期脳梗塞の HASTE による T2 強調像（a），拡散強調画像（b）である．いずれも 1.5T 装置で，HASTE の撮像時間は 1 スライスあたり 1.2 秒，全 22 スライスで 26 秒である．通常の FSE T2 強調像では 1 分 30 秒を要するところである．HASTE における体動の影響は，時間的には撮像時間（1.2 秒）内，そのスライスだけにとどまるが，FSE の場合は 1 分 30 秒にわたる撮像時間中のどんな動きも，すべてのスライスに影響を及ぼす．

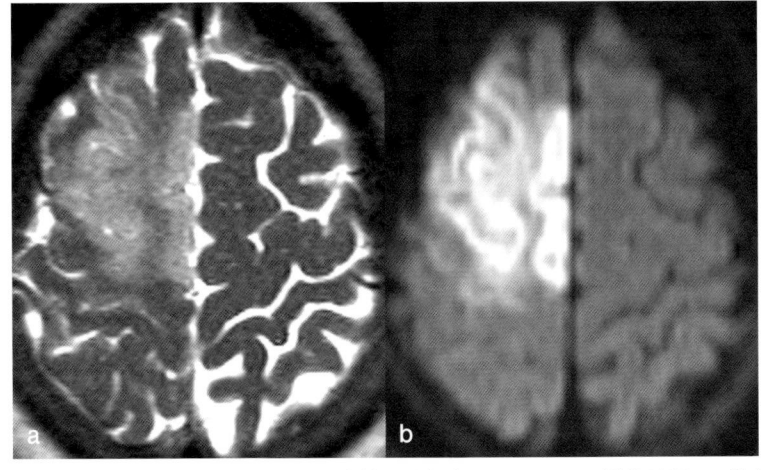

図 34.3　HASTE による頭部 MRI　急性期脳梗塞．a：HASTE，撮像時間 1.2 秒／スライス．b：拡散強調画像．

35 | スポイルド・グラジエントエコー
Spoiled Gradient Echo

　本章，および 36, 49, 50 章では，日常臨床で使われる 4 つの異なるタイプのグラジエントエコー(GRE)法について解説する．この 4 章を通じて，自由誘導減衰(FID)(→28)を収集する基本的な GRE から始めて，GRE と SE を組み合わせた複雑なパルス系列まで紹介する．

　図 35.1 は，最も簡単な GRE のパルス系列で，**FID** だけを使って画像データを収集する方法である．通常は 90°以下の 1 つの RF パルス(励起パルス)の後，縦磁化の一部が水平面に倒れて横磁化となり(①)，これを双極性リードアウト傾斜磁場を使ってグラジエントエコーを収集する．SE と異なり，180°パルスを使用しないので，アーチファクト，静磁場強度の不均一には敏感である．TR を短く設定できるのがメリットであるが，その一方で縦磁化の回復は不充分である．このため，これを数回繰り返すと，縦磁化が平衡状態(定常状態 steady-state)になる．この状態になると毎回の信号強度が一定になるので，ここでデータ収集を開始する．定常状態になる前に撮像すると，縦磁化が変動するので信号強度が一定せず，アーチファクトの原因となる．画像データとしては，まずマイナス方向のリードアウト傾斜磁場によってディフェーズし，次いで極性を反転したプラス方向のリードアウト傾斜磁場でリフェーズして得られるグラジエントエコーを収集する(②)．

　TR の短い GRE では，横磁化の位相が一致した状態，すなわち**コヒーレント**な状態となり，これに T2 の長い成分からの信号が重なってくる．したがって，T1 強調像を得るためにはこの状態を破壊する(＝スポイルする)必要がある．そこで，データ収集と次の励起の間に，**スポイラー**(spoiler)という傾斜磁場を印加することにより，残存横磁化を

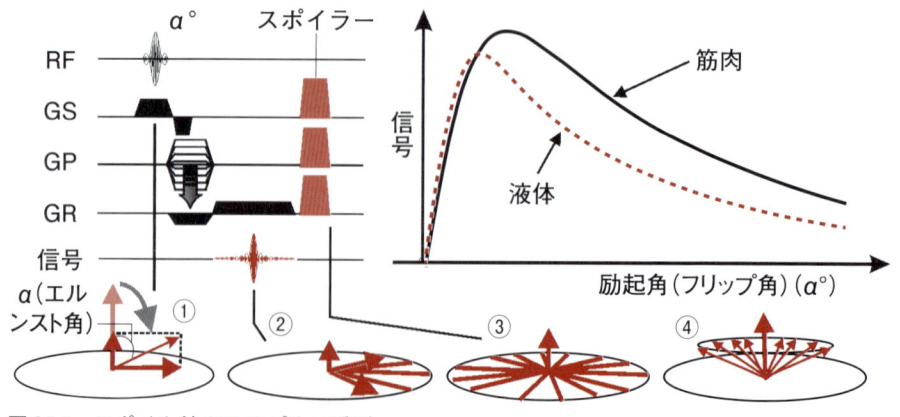

図 35.1　スポイルド GRE のパルス系列

破壊する(③).これをより効率的に行う **RF スポイリング**という方法もあり,これは傾斜磁場に代えて位相をランダムに変化させた RF パルスを印加することにより,残存横磁化を破壊する方法である.スポイリング後,縦磁化は次の励起パルスまでの間に回復する(④).この方法を一般に**スポイルド GRE** というが,Siemens 社は **FLASH**(Fast Low-Angle SHot),GE 社は **SPGR**(Spoiled Gradient-Recalled Acquisition),Philips 社は **T1-FFE**(T1 Fast Field Echo)とよんでいる.

図 35.1 には,励起パルスのフリップ角による信号強度の違いを示した.信号強度が最大となるフリップ角を**エルンスト角**(Ernst angle)というが,これは T1 強調像としては必ずしも最適ではない.図 35.2 に示すように,パラメータの選択により,T1 強調像(TR 短,TE 短,α 大),T2*強調像(TR 長,TE 長,α 小)が得られる.プロトン密度強調像を得るには,エルンスト角よりも小さなフリップ角が望ましい.エルンスト角よりも大きなフリップ角,短い TR を設定すると良好なコントラストの T1 強調像が得られるが,全体の信号は低下する.しかし,診断には SN 比よりも CN 比が重要である(→17).

GRE は,磁場不均一に敏感であるが,SAR 値は小さく,2D 撮像,3D 撮像いずれにも使用できる.特に TR が短いことは 3D 撮像に有利である.3T 装置では,高画質の 2D T1 強調像の撮像に用いられる(図 35.2a).スポイルド GRE は,VIBE(Volume Interpolated Breathhold Examination,→59)でも利用されている.図 35.2 は健常者の頭部 GRE 画像である.フリップ角は 70°(**a**),20°(**b**),その他のパラメータは共通である.**a** はフリップ角が大きいので,T1 強調が良好で,皮髄コントラストも明瞭である.

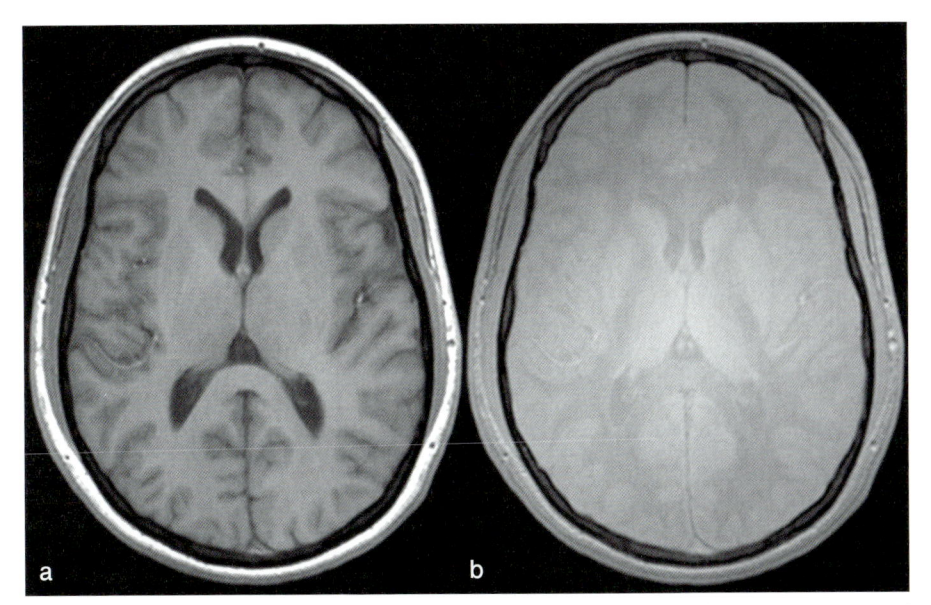

図 35.2 **GRE.フリップ角の比較** 健常者頭部 MRI,GRE.**a**:フリップ角 70°,**b**:フリップ角 20°.

36 リフォーカスド・グラジエントエコー

Refocused (Steady State) Gradient Echo

　前章ではスポイルド GRE を紹介したが，もう一つのタイプの GRE を図 36.1 に示す．一般に**リフォーカスド GRE**(refocused GRE)，あるいは rewound GRE，coherent GRE などさまざまによばれるこの方法は，FID に加えてスピンエコーも合わせて利用する方法である．励起，位相エンコード，リードアウトについては，前述のスポイルド GRE とまったく同じである(→35)．違うところは，横磁化を破壊するのではなく，TR 間隔の間，横磁化が水平面に残存するように，かつ少なくとも部分的に**コヒーレントな状態を維持する**ことにより，2 つの連続する励起パルスからスピンエコー(SE)を生成し，これを収集，画像化する点である．これを実現するため，極性が反対の位相エンコード傾斜磁場をリードアウトの後に追加する(図 36.1)．SE 信号の大部分は T2 値の長い組織に由来するので，SE の信号を利用しないスポイルド GRE とは異なるコントラストが得られる．すなわち，スポイルド GRE は基本的に T1 強調であるが，リフォーカスド GRE では，T1 強調，T2 強調が混在した画像となる．

　リフォーカスド GRE の利点を活かすためには，TR を短く，フリップ角を大きく設定して，充分な大きさの横磁化が生成されるようにする必要がある．Siemens 社の **FISP**(Fast Imaging with Steady Precession)，GE 社の **GRASS**(Gradient-Recalled Acquisition in the Steady State)，Philips 社の **FFE**(Fast Field Echo)がこれに相当する．

　図 36.1 に示す通り，関節液，脳脊髄液など T2*緩和の長い組織は，筋肉よりも高信号になり，この点でスポイルド GRE とは異なっている(→図 35.1)．

　この方法は，高速撮像における液体と実質臓器のコントラストに優れており，MR ミ

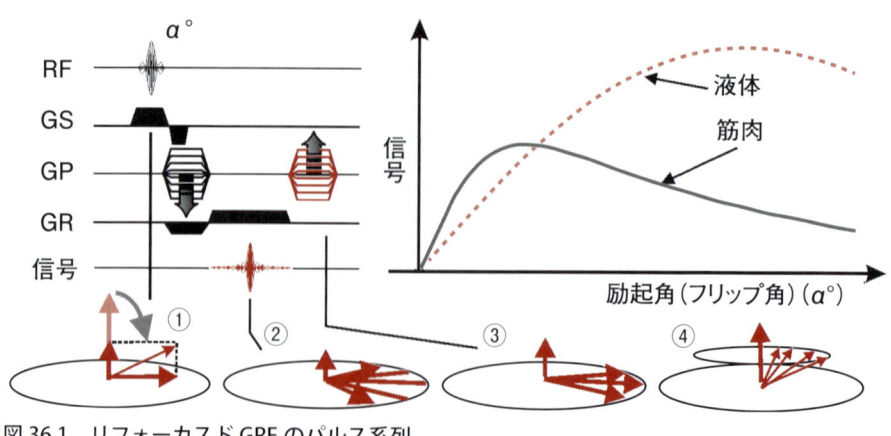

図 36.1　リフォーカスド GRE のパルス系列

エログラフィ(MR myelography),MR 関節撮像(MR arthrography)などに応用される(→49).しかし動きや流れに敏感で,SE の信号と FID の信号の間の位相のずれをきたしやすく,FID だけを使うスポイルド GRE に比べてアーチファクトを生じやすい.このため,MRA にも利用できるが,スポイルド GRE のほうが好まれている.リフォーカスド GRE は,超急性期から亜急性期の血腫,T2 値の長い液体などが高信号となり,フローとの鑑別が問題になる.スポイルド GRE でも亜急性期の血腫のメトヘモグロビンは高信号だが,これは T1 値短縮を反映するものである.

図 36.2 は,前章の**図 35.2** と同じ症例のリフォーカスド GRE である.**a** は TR 10 ms,フリップ角 80°,**b** は TR 20 ms,フリップ角 60° である.脳脊髄液は,**a** では高信号,**b** では低信号である.このように TR,フリップ角のわずかな違いで画像コントラストが大きく変化するのがこの方法の特徴のひとつである.動きの影響もこの画像によく現れている.側脳室前角の信号消失(**a**,矢印)は,Monro 孔からの脳脊髄液のジェット流によるものである.

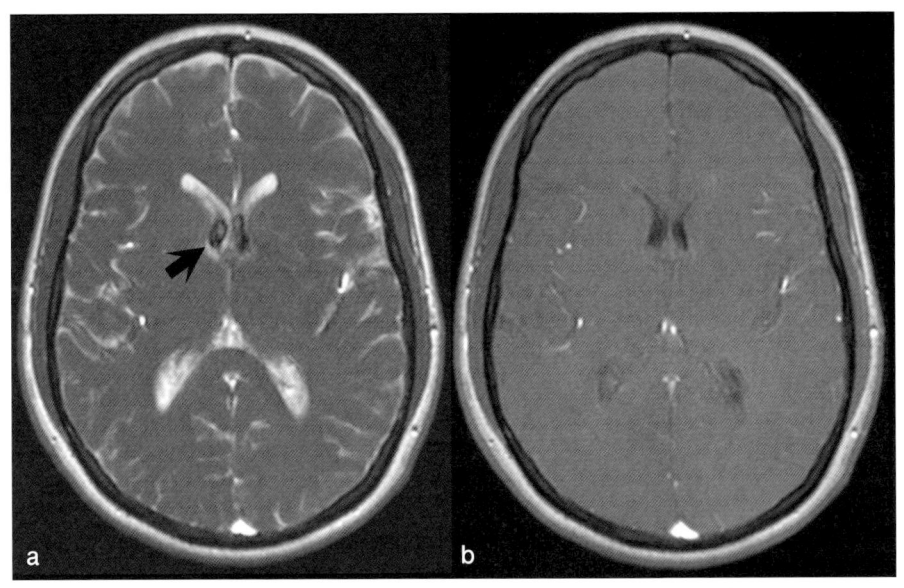

図 36.2 リフォーカスド GRE 図 35.2 と同じ症例.**a**:TR 10 ms,フリップ角 80°.矢印:脳脊髄液のジェット流による信号消失(フローアーチファクト).**b**:TR 20 ms,フリップ角 60°.

37 反転回復法（1）
Inversion Recovery : Part 1

　脂肪組織のT1値は非常に短い（1.5Tでは260 ms以下）．これを利用するとSTIR〔short tau(TI) inversion recovery〕法によって，脂肪の信号を抑制することができる．図37.1にパルス系列を示す．冒頭に反転パルス(inversion pulse)が置かれている．比較的短い反転時間(TI, 1.5Tの場合150 ms)とすることにより，90°パルスの時点で脂肪組織の縦磁化がゼロとなるため(null point)，脂肪組織については横磁化が形成されず，信号が発生しない．グラフの点線部分は，反転パルス後の理論的な縦磁化の経時変化を示す．縦磁化の符号を考慮した線と，絶対値を示す線が書かれているが，前者はマイナスからプ

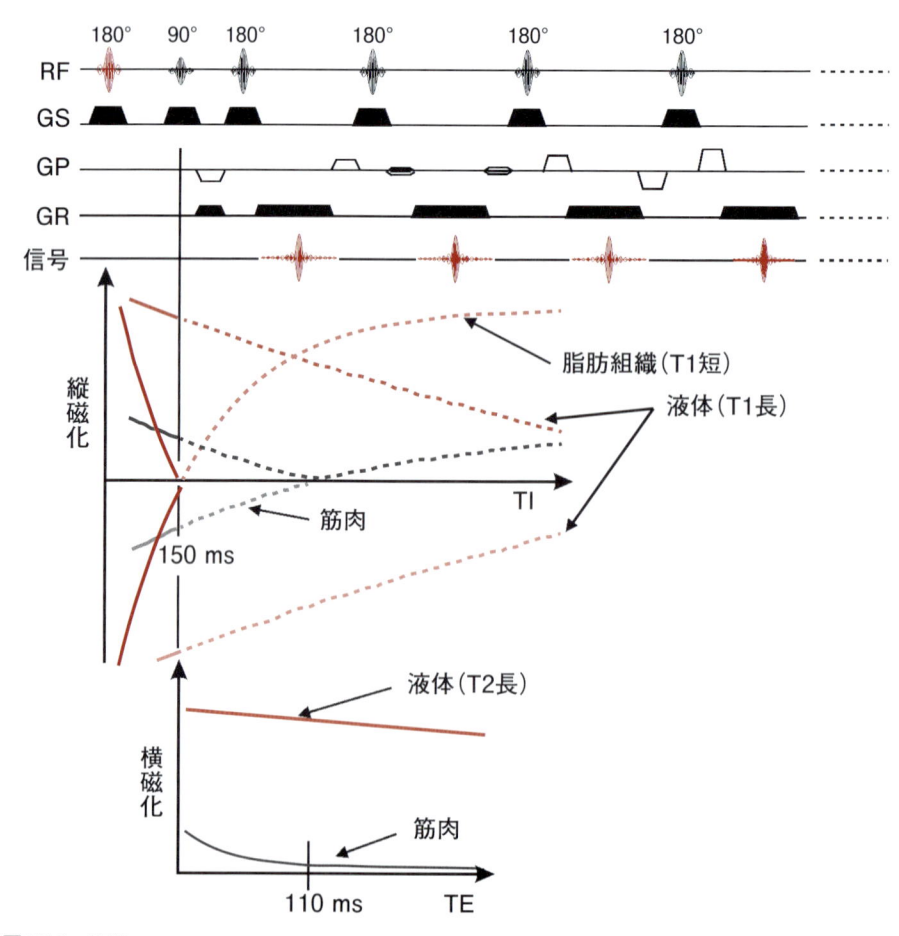

図37.1　STIR

ラスに変化し，後者はマイナスの部分は x 軸で反転してプラス側に表示されている．

1.5T の場合，TI を 150 ms とすると脂肪組織の信号は抑制されるが，符号を考慮した画像再構成を行う場合，筋肉など T1 値の短い組織はすべて低信号となる(→訳注 7)．また，下のグラフに示すように，比較的長い T2 値をもつその他の組織は，TE を長く設定することにより高信号となる．SE の場合，T1 値 250～260 ms の脂肪組織については，TI を 170～180 ms に設定する．FSE ではもう少し短い TI(～150 ms)を使用する．

図 37.2 は，卵巣類皮嚢胞の症例で，SE T1 強調横断像(a)，STIR 併用 FSE 横断像(b)(TE＝90 ms)，同冠状断像(c)を示す．STIR 像では，水は強い高信号，脂肪は顕著な低信号となり，通常の SE のコントラストとは大きく異なっている．嚢胞内の液面形成(矢印)，嚢胞の内側壁に突出する充実性結節構造，嚢胞内の脂肪成分の信号抑制などが認められる．

最近の新しい高磁場オープン MRI 装置で，特にボア長が短い装置では，磁場均一性の制約により T2 強調 FSE に従来の周波数選択的脂肪抑制を併用しにくい．このため，STIR が再び返り咲いている．

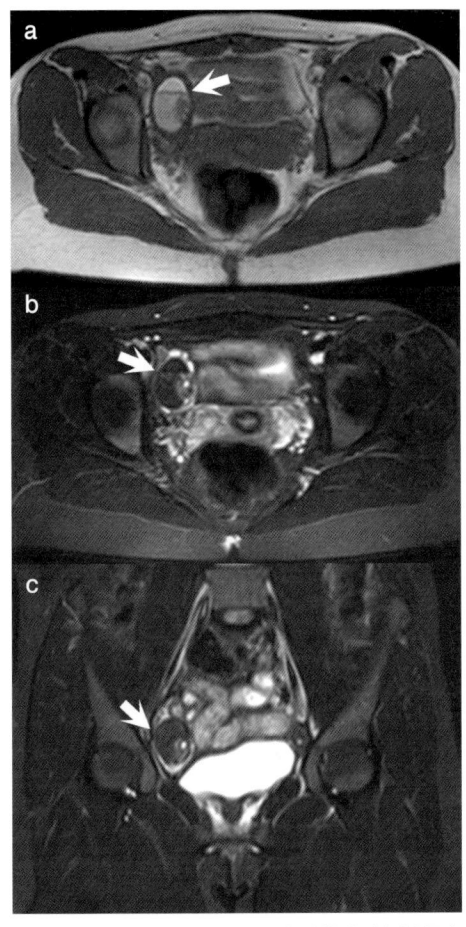

図 37.2 反転回復法による脂肪抑制(卵巣類皮嚢胞) a：SE T1 強調横断像，b：STIR 併用 FSE 横断像(TE 90 ms)，c：同冠状断像．矢印：嚢胞内の液面形成．

38 反転回復法（2）
Inversion Recovery：Part 2

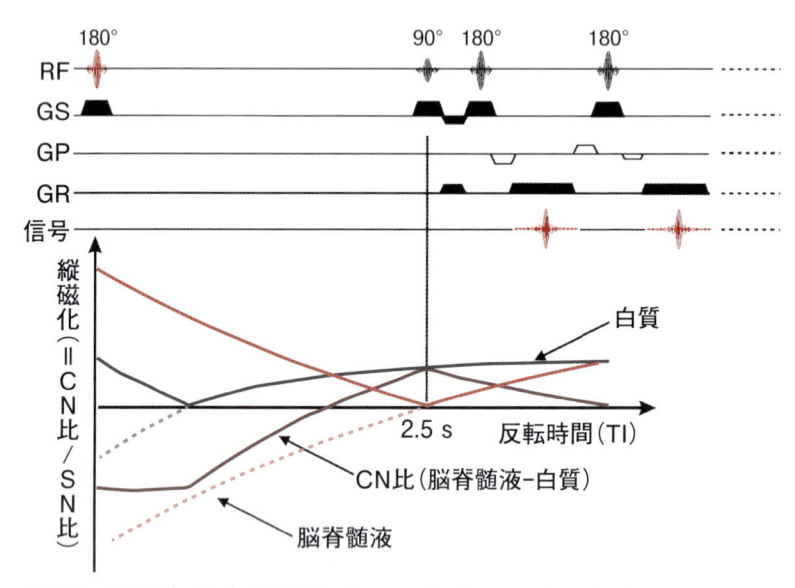

図 38.1　FLAIR（絶対値による再構成 magnitude reconstruction）

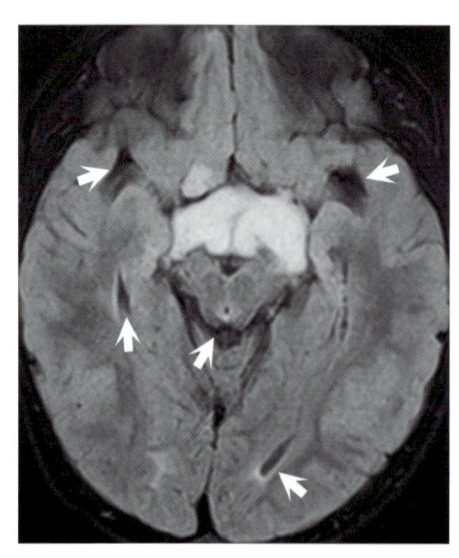

図 38.2　FLAIR（絶対値による再構成 magnitude reconstruction）　星細胞腫（Grade II）．FLAIR（TR/TI/TE＝8440/2500/136 ms）．矢印：脳脊髄液．

　FSE の登場により撮像時間が短縮した結果，TI 2.5 s，TR 10 s といった長いオーダーの撮像で脳脊髄液の信号を選択的に抑制することが可能となった．図 38.1 に示すように，反転パルス後，脳脊髄液の縦磁化がゼロとなったところで撮像を開始し，通常は絶対値表示で再構成を行う．こうして得られる画像では，脳脊髄液はほとんど無信号で，真っ黒になる（図 38.2，矢印）．明瞭な高信号として認められる脳幹腹側の腫瘍は，星細胞腫（Grade II）である．これが **FLAIR**（fluid-attenuated inversion recovery）といわれる方法で，FSE に長い TI を設定した反転回復法を併用し，絶対値再構成を行う方法である（TR/TI/TE＝8440/2500/136 ms）．

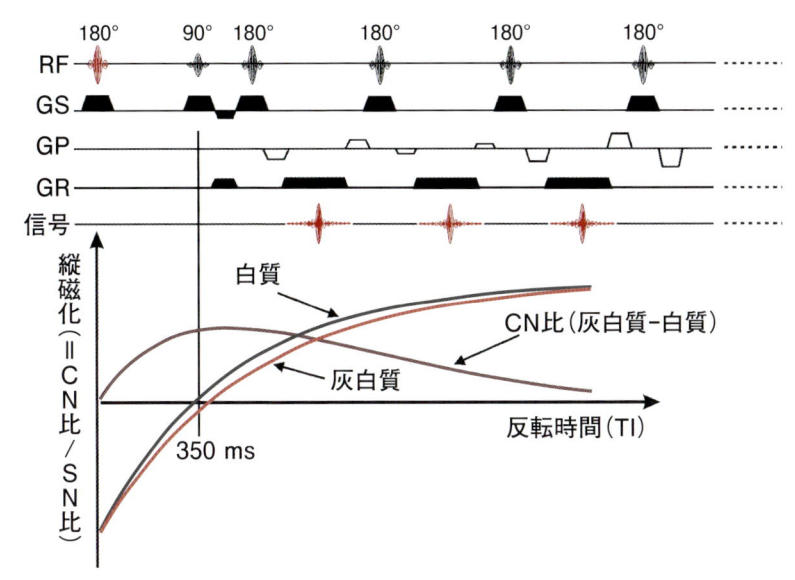

図38.3 "真の"反転回復法（符号を考慮した再構成 phase-sensitive reconstruction）

このように符号を考慮せず絶対値を用いる方法（magnitude reconstruction）に対して，"真の"反転回復法（"true" inversion recovery）は，縦磁化の符号を考慮して画像を再構成する（phase-sensitive reconstruction, 図38.3）．符号を考慮する場合は，信号がゼロの部分は灰色，マイナスの部分が低信号，プラスの部分は高信号となる．この方法は，灰白質，白質のコントラストが良好なので，脳の発達の評価に有用である．脳腫瘍の多くはT1, T2ともに長いので，この"真の"反転回復法では，腫瘍は明瞭な低信号となる（図38.4，黒矢印）．また符号を考慮する場合のピクセル値は，（装置メーカーによっても異なるが）たとえば－4096～＋4096のような値をとる．しかし現在，多くのMRI装置は絶対値による画像再構成を採用しており，ピクセル値は0～正値である．

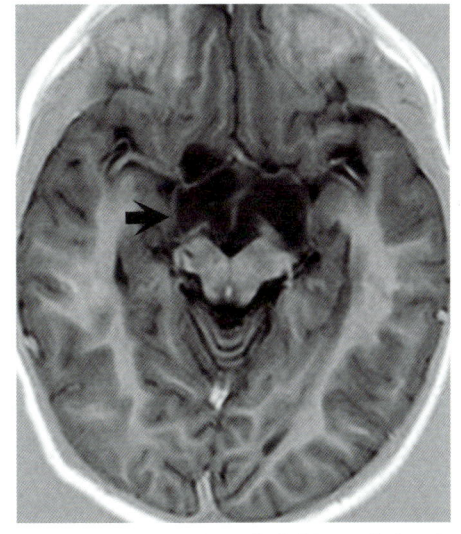

図38.4 "真の"反転回復法（符号を考慮した再構成 phase-sensitive reconstruction） 図38.2と同じスライス．TR/TI/TE＝4770/400/63 ms．矢印：腫瘍．

39 脂肪抑制併用 FLAIR
Fluid-Attenuated IR with Fat Saturation (FLAIR FS)

　脂肪抑制併用 FLAIR（FLAIR FS）は，脳脊髄液のような水の長い縦緩和時間と，脂肪の共鳴周波数のずれを利用する方法である．図39.1 にパルス系列を示す．グラフは脂肪，脳，脳脊髄液の縦磁化の経時的変化を示している．励起パルス（90°パルス）の時点で，液体の縦磁化がちょうどゼロになるように TI を設定するのが，FLAIR の基本である．この結果，**脳脊髄液**は無信号となる．

　励起パルスの前に，もう1つ周波数選択的飽和パルスを加えて，**脂肪**の縦磁化を飽和する．脂肪の共鳴周波数は自由水よりも約 3.5 ppm 低く，これは 1.5T の場合約 220 Hz に相当する．図39.1 のグラフは，炭素に結合したプロトン（C-H, 脂肪）と酸素に結合したプロトン（O-H, 水）の振動周波数の範囲と，周波数選択的パルスの効果を示している．

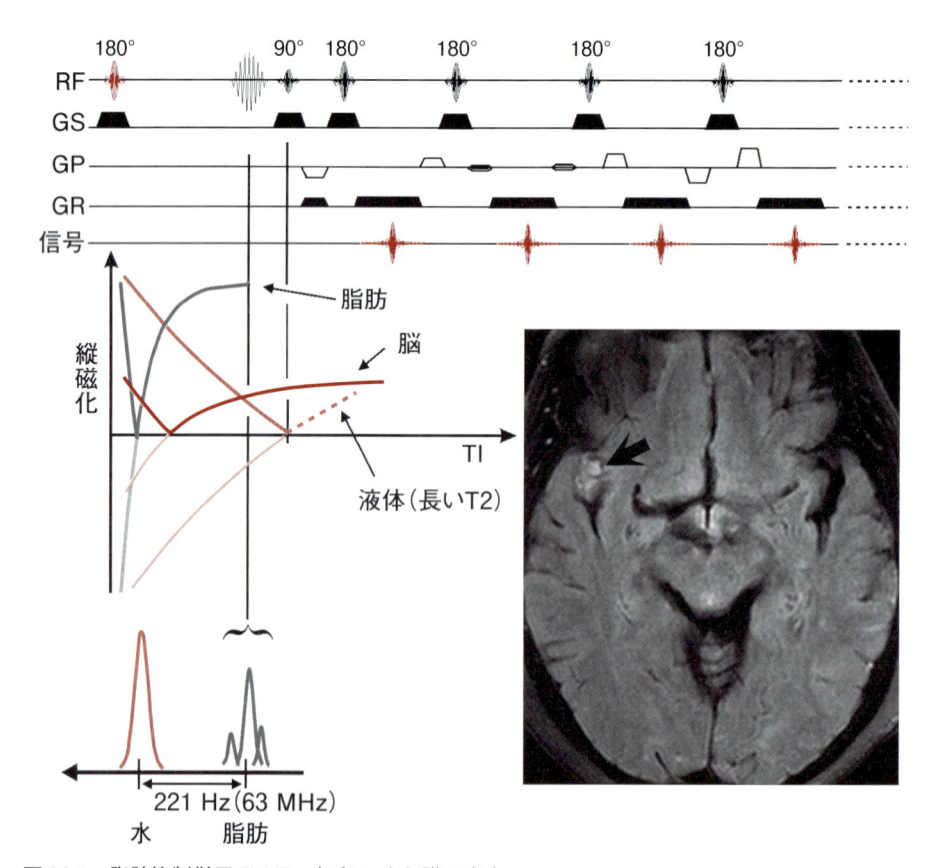

図 39.1　脂肪抑制併用 FLAIR　矢印：くも膜下出血．

FLAIR FS による画像では，右 Sylvius 裂内にくも膜下出血が認められる(矢印)．FLAIR は脳実質，脳脊髄液の病変の検出率が特に高く，頭部ルーチン MRI のなかでも最も重要な撮像法のひとつである．

図 39.2 は，多発性硬化症の FLAIR の画像である．横断(軸位断)(a, b)では，脳室周囲白質に高信号病変が多発している．矢状断(c, d)でも，特徴的な長円形病変(黒矢印)，脳梁病変(白矢印)が認められる．FLAIR は，脳脊髄液が低信号となるため，脳室に接する病変の描出能が著しく向上する．脂肪組織の飽和のため，頭皮の脂肪組織は低信号である．

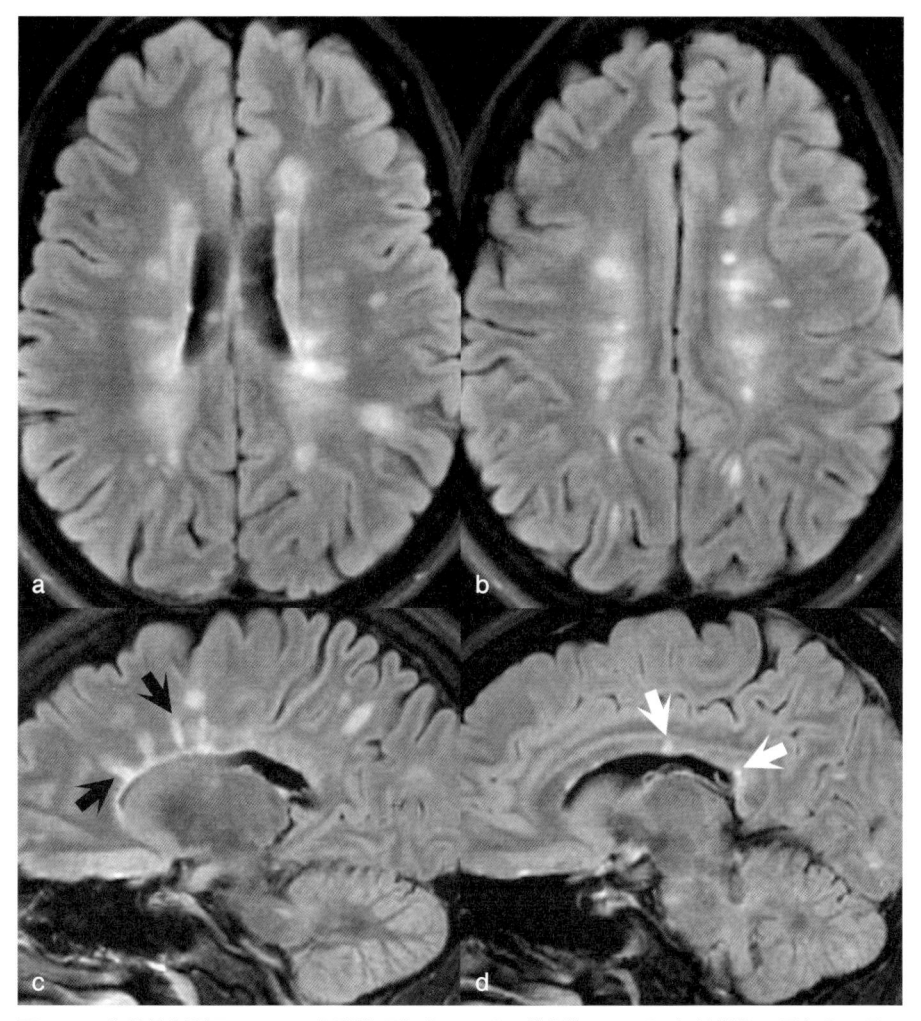

図 39.2 **脂肪抑制併用 FLAIR** 多発性硬化症．a, b：横断像．c, d：矢状断像．黒矢印：長円形病変．白矢印：脳梁病変．

40 脂肪抑制法：周波数選択的脂肪抑制
Fat Suppression：Spectral Saturation

　脂肪組織の信号の抑制は，組織の質的診断のみならず，多くの病変の検出能向上に非常に有用である．最も一般的な方法は，**周波数選択的脂肪抑制法**(spectral fat saturation)である．図40.1は，1.5T装置で撮像した腰椎のT1強調像で，脂肪抑制なし(a)，脂肪抑制あり(b)，を比較したものである．第5腰椎後部要素の骨芽腫の症例であるが，脂肪抑制によって造影効果を示す病変の傍脊柱軟部組織への進展がより明瞭になっている．このように脂肪抑制は，頭頸部，脊椎，腹部，骨盤領域の造影MRIと併用されることが多い．脂肪抑制は非造影MRIにおいても多用され，特に乳腺，脊椎のT2強調像(特に椎体病変，椎間板変性の評価)，膝のT1強調像などに有用である．

　水のプロトンと脂肪のプロトンは，共鳴周波数がわずかに異なっている．この差は静磁場強度に比例し，1.5Tでは約220 Hzである(図40.1c)．励起パルスの前に，この脂肪の共鳴周波数に合わせたパルス(周波数選択的飽和パルス，→106)を印加することにより，脂肪の縦磁化を飽和することができる．このパルスを受けた脂肪組織は，励起パルスの時点でも飽和された状態にあるためMR信号に寄与せず，したがって無信号となる．この方法のデメリットは，脂肪以外の組織のSN比も低下することであるが，その程度は水と脂肪の共鳴周波数のピークがどの程度近接しているか，脂肪抑制パルスがどの程度選択的かによって変化する．また，脂肪抑制パルスを使用すると，マルチスライ

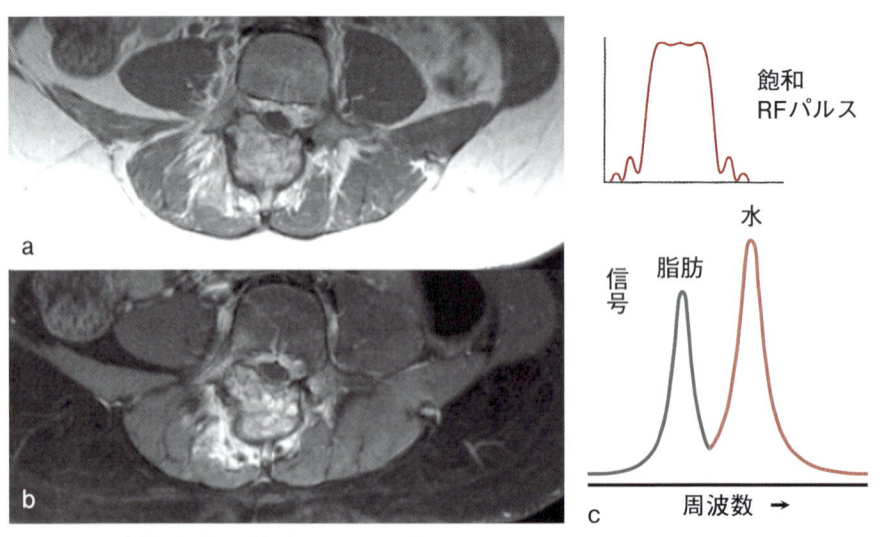

図40.1　**周波数選択的脂肪抑制法**　第5腰椎の骨芽腫．1.5T，造影T1強調像．a：脂肪抑制なし，b：脂肪抑制あり，c：水とプロトンの共鳴周波数．

ス数が減少する．

　磁性異物，磁化率の不均一，解剖学的な構造の不均一（頸部，胸部など）は，いずれも局所磁場の不均一の原因となり，局所的に共鳴周波数を変化させて脂肪抑制を難しくする場合がある．最新のMRI装置は，磁場を微調整して撮像範囲内の空間的な磁場均一性を最適化する自動電子シミングの機能を備えている（→10，13）．このため，高度の磁場均一性が保たれ，脂肪抑制が不完全になることは少ないが，それでも撮像の前には必ず，ボタン，宝石など，磁性異物を取り除くように注意する必要がある．

　選択的脂肪抑制法は，病変内の脂肪の存在を確認する目的にも利用される．たとえば，いずれもT1強調像で高信号を示す血腫（血球外メトヘモグロビン）と脂肪の鑑別，頭蓋内あるいは脊髄の脂肪腫の診断などに有用である．図40.2は，3T装置による側脳室レベルのT1強調像で，脂肪抑制なし（a），脂肪抑制あり（b），を比較したものである．脳室内に2つの小さな高信号病変があり（a），脂肪抑制によって抑制されていることから（b），脂肪を含む病変であることがわかる．破裂類皮嚢胞の症例で，脳脊髄液内に特徴的な油滴が認められた症例である．

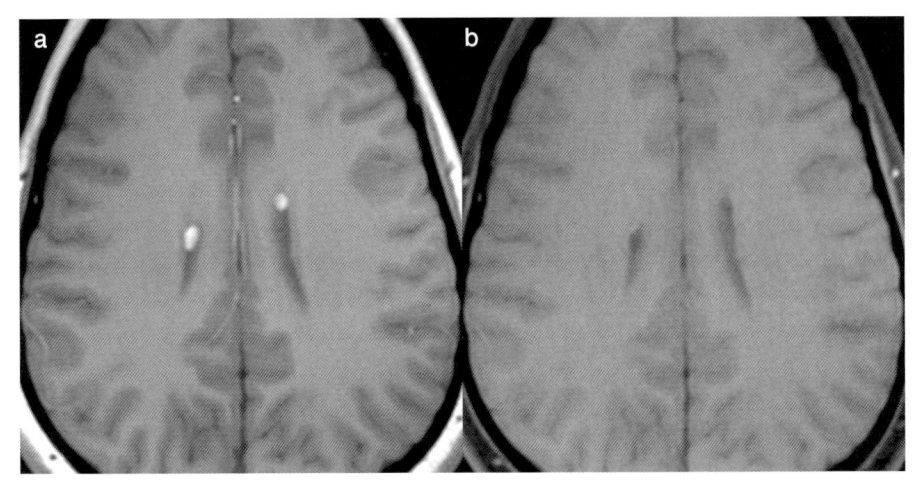

図40.2　**周波数選択的脂肪抑制法**　破裂類皮嚢胞．3T．T1強調像．a：脂肪抑制なし，b：脂肪抑制あり．

41 水励起・脂肪励起
Water Excitation, Fat Excitation

　前述のように，水のプロトンと脂肪のプロトンは，電子的な環境が異なるために共鳴周波数がわずかに異なる．脂肪のプロトンの共鳴周波数は，水のプロトンに比べて約3.5 ppm低く，1.5Tでは220 Hz，3Tでは440 Hzに相当する．したがって，周波数選択的飽和パルスによって，脂肪の信号を抑制することができる．信号抑制の程度は，撮像領域内の静磁場の均一性に依存する．また脂肪と水の共鳴周波数は非常に近いので，特に1T装置のような低磁場装置では両者の差が小さく，全体的なSN比の低下につながる．

　脂肪抑制に代わるものとして，水あるいは脂肪だけを選択的に励起することも理論的に可能である．しかし実際には，この方法は高度の磁場均一性を必要とするので，アーチファクトの多い画像になってしまう．水励起法を脂肪抑制法と比較すると，その利点としてRF強度(B_1磁場)の不均一(→8)の影響を受けないことがあげられる．このことは，RF強度の不均一が特に大きい3T装置では非常に重要な点である．

　水励起(あるいは脂肪励起)には通常，1-1，1-2-1，1-3-3-1などの**二項パルス**(binomial pulse)を使用する．**図41.1**には，1-2-1パルスの例を示した．水を90°励起するためには，まず22.5°パルスを印加する(①)．脂肪の横磁化は水に比べて遅いので位相のずれが生じる．このずれが180°になったところで45°パルスを印加する(②)．これによって水の縦磁化は67.5°，脂肪の縦磁化は22.5°傾く．さらに両者の位相が180°ずれたところで，再び22.5°パルスを印加する(③)．これによって水の縦磁化は90°傾くが，脂肪の縦磁化は0°方向に戻る．この結果，水だけが励起されたことになる．

　同じような方法で，**脂肪励起**も可能である．脂肪あるいは水だけを励起することにより，最終的な画像には励起された組織だけが描出される．撮像範囲が充分小さい場合，あるいは送信コイルの範囲

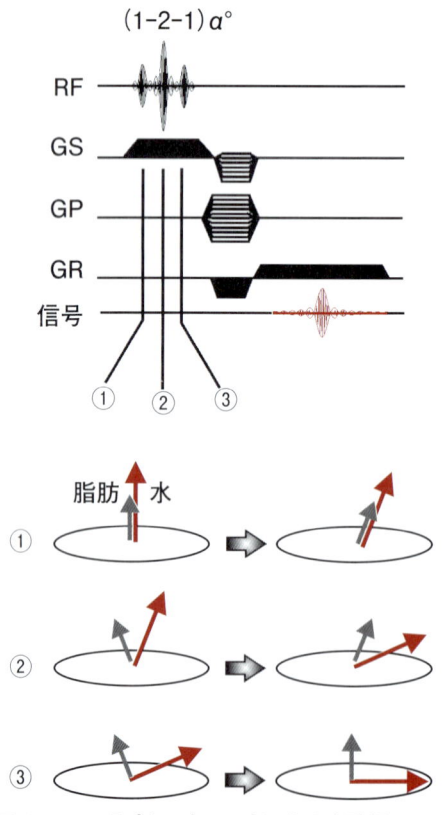

図41.1　二項パルス(1-2-1)による水励起

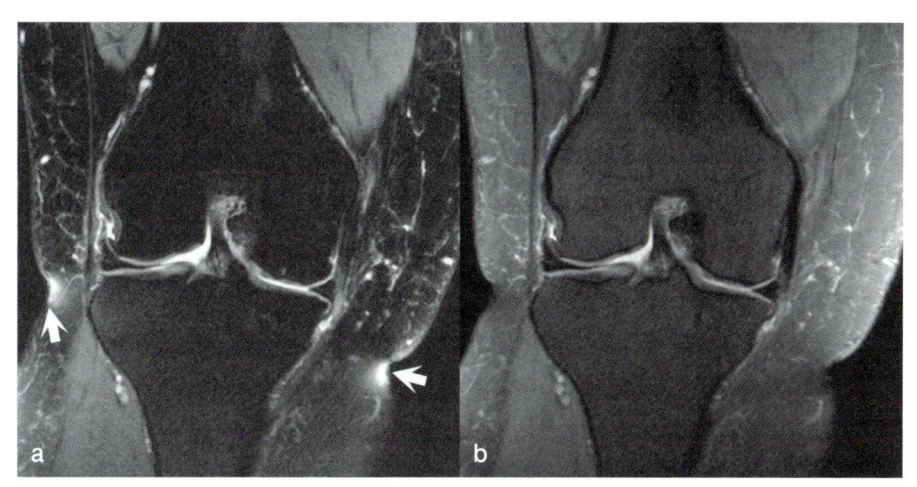

図 41.2 水励起画像 変形性膝関節症．3T．a：脂肪抑制併用，FSE T2 強調像．矢印：磁化率アーチファクト．b：水励起法．

が狭い場合は，非選択的な RF パルスを用いて直交する 2 方向に位相エンコードを行う 3D 撮像を，実用的な時間内に撮像することも可能である．このようなスライス(あるいはスラブ)選択的二項パルスを，spectral spatial pulse という．

図 41.2 は，3T 装置による膝関節の冠状断像で，内側に軟骨の菲薄化を伴う変性が認められる．a は脂肪抑制併用，FSE T2 強調像，b は基本的に同じパルス系列だが脂肪抑制の代わりに水励起パルスを加えたもので，撮像時間は同一である．b のほうが RF 強度の不均一の影響を受けにくいため，脂肪抑制が均一であることがわかる．a では頭尾方向に脂肪抑制の不均一があり，下腿は大腿に比べて抑制が不充分である．さらに，a では脂肪/空気の境界に磁化率アーチファクトが認められる(矢印)．水励起法は，特に 3T 装置では，T1 強調，T2 強調いずれについても FSE における有用性が高い．

42 脂肪抑制：STIR
Fat Suppression：Short Tau Inversion Recovery (STIR)

反転回復法では，脂肪のT1が短いことを利用して脂肪抑制を行うことができる（→37）．反転回復法は，まず反転パルス（180°パルス）によって，縦磁化を静磁場に反平行に反転する．その直後より縦磁化は平衡状態を回復すべく元の方向に戻って行く．反転パルスと励起パルスの間隔が反転時間（TI）である．脂肪組織の縦磁化は，180°パルス後，マイナスからプラスに転ずるが，このときにゼロを横切る（null point，→37）．ちょうどこの時点で励起パルスを加えれば，横磁化がほとんどないので脂肪の信号は生成されない（図42.1）．

STIRは通常，撮像時間が短いFSEの利点と組み合わせて用いられる．長いTR，大きなマトリックス数で使用することにより，SEに比べて画質，空間分解能の高い画像を

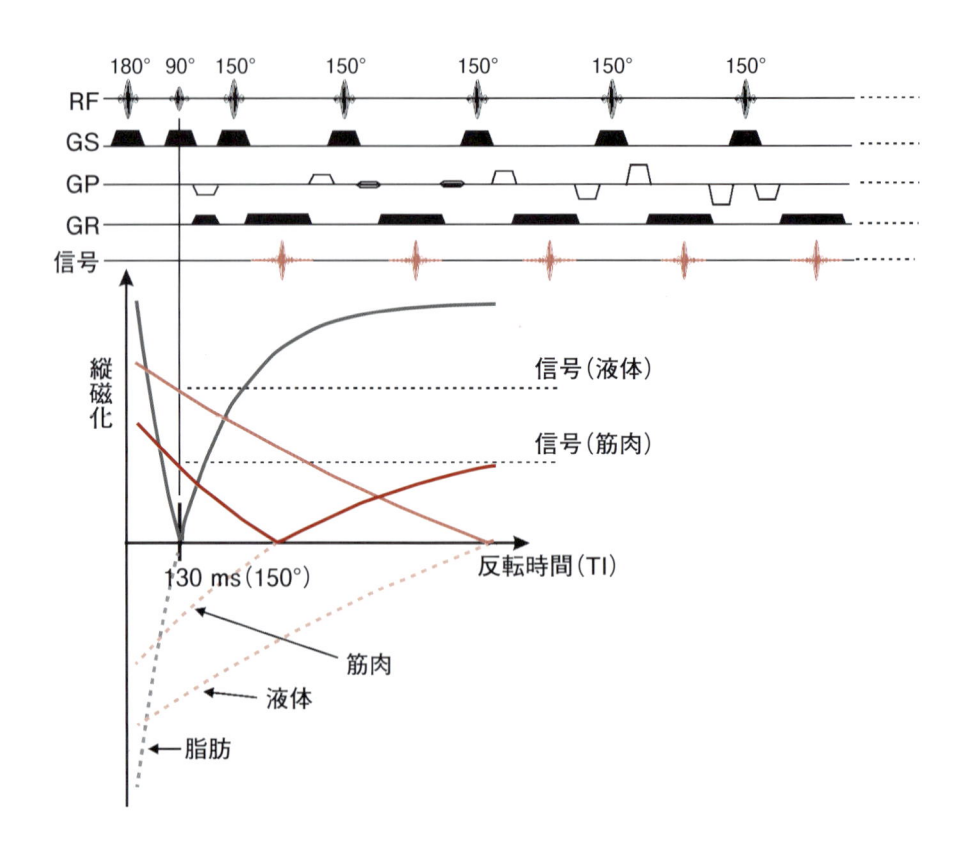

図 42.1　STIRによる脂肪抑制

得ることができる．STIR は，符号を考慮しない絶対値としてデータを扱うのが普通である(magnitude reconstruction)(→38)．この結果，緩和時間が長い組織，短い組織ともに高信号となる．図 42.1 に示すように，液体の信号は縦磁化に比例するので，筋肉に比べて明らかに高い．脂肪は，反転パルスのタイミングと大きさが適切であれば，無信号となる．STIR では，リードアウトの時点で多くの縦磁化がまだ反転して反平行状態にあるので，全体としての SN 比が低いという不利がある．また，T2 強調 FSE に比較すると動きのアーチファクトの影響も受けやすい．

STIR でガドリニウム造影剤を用いる場合は注意が必要である．造影剤の集積する組織の輝度が上昇せず，逆に低下することがあるためである．また，信号強度が T1，T2 両者に依存することも理解しておく必要がある．

STIR は，軟部，骨，関節，腱などの液体の存在，特に軟部の浮腫，骨髄の浮腫に鋭敏である．図 42.2 は，急性多発圧迫骨折の高齢女性の症例であるが，第 1，第 3，第 5 腰椎の浮腫は，STIR では明瞭だが(b，矢印)，脂肪抑制を使用していない通常の T2 強調 FSE では診断できない(a)．STIR の脂肪抑制は局所磁場不均一の影響を受けないので，磁場が不均一な領域(眼窩など)や，撮像範囲の辺縁部などでは，周波数選択的脂肪抑制(→40)の代用として利用できる．

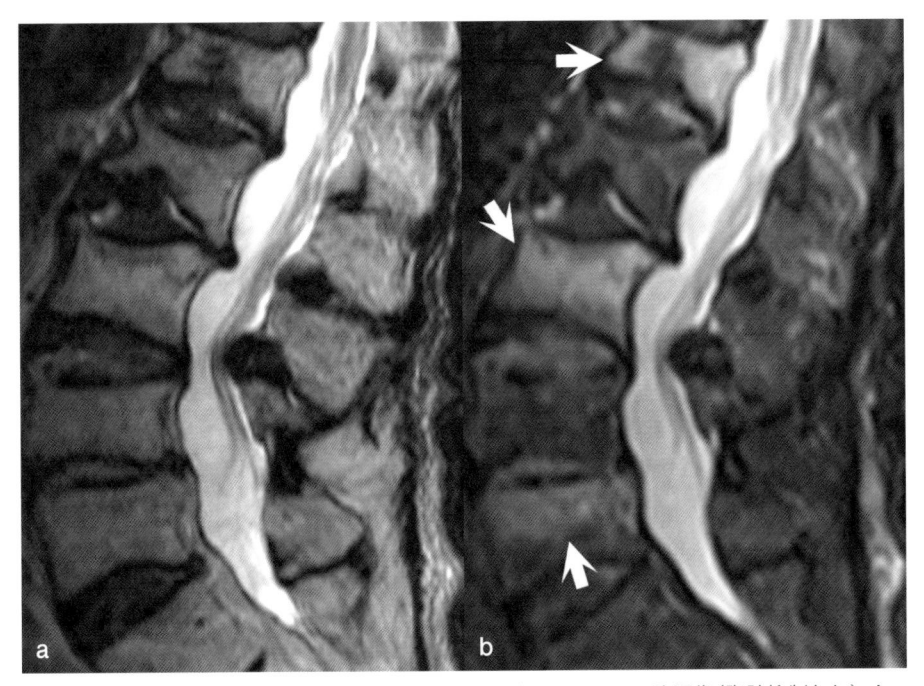

図 42.2 STIR と FSE の比較 腰椎の急性多発圧迫骨折．a：FSE T2 強調像(脂肪抑制なし)，b：STIR 像．矢印：椎体骨折による浮腫．

43 脂肪抑制：Dixon法（位相差法）
Fat Suppression：Phase Cycling

　MRIに利用するプロトン（水素原子）は，脂肪分子および水分子のプロトンである．前述のように，脂肪のプロトンは電子的環境が異なるため水のプロトンよりも共鳴周波数が約3.5 ppm，1.5Tでは約220 Hz低い．このため励起パルスの後，脂肪のプロトンの横磁化は水のプロトンに比べて位相が遅れていく．リードアウト傾斜磁場を，この水と脂肪の横磁化が反対向き（逆位相opposed-phase），あるいは同じ向き（同位相in-phase）になるタイミングに合わせることにより，脂肪抑制あるいは水抑制が可能である．これがDixon法（位相差法）といわれるもので，静磁場の不均一の影響を受けない利点がある．

　リードアウト時間は，受信バンド幅に反比例するので，バンド幅が充分広ければデータ収集時間は非常に短く，opposed-phaseとin-phaseを，連続する2つの傾斜磁場で同時に撮像することができる（図43.1）．この方法は通常，T1強調像で用いられるので，脂肪を含むボクセルは高信号，水を含むボクセルは低信号となる．しかし，1つのボクセル内に脂肪と水が混在する場合は，opposed-phaseで両者が相殺して信号が低下する．このため，脂肪を含む組織と水を含む組織の境界では無信号となる．たとえば図43.1aでは，肝，脾とその周囲の腹腔内脂肪組織の境界が無信号となっている．Dixon法は，他の脂肪抑制とは異なり，脂肪そのものは抑制されず，脂肪が水と共存する場合のみ抑制されることが重要である．図43.1でも，皮下脂肪，腹腔内脂肪は抑制されず高信号であることがわかる．

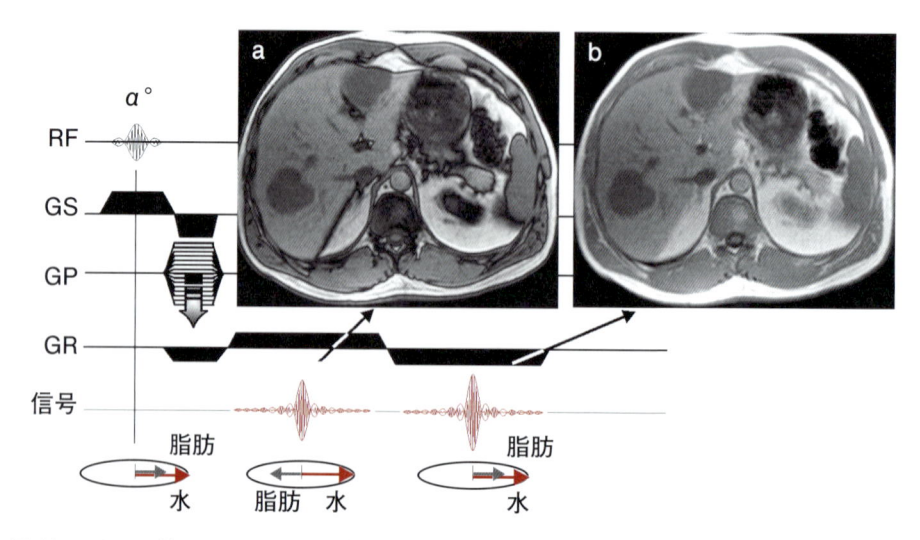

図43.1　Dixon法　a：in-phase画像，b：opposed-phase画像．

図43.2は，非機能性副腎腺腫の例で，aはin-phase，bはopposed-phaseである．左副腎の輪郭明瞭な丸い病変（矢印）は，in-phase画像では肝実質とほぼ等信号であるが(a)，opposed-phaseでは著しく低信号である(b)．これはDixon法の重要な臨床応用のひとつで，副腎腺腫の80%は脂肪を含むためopposed-phaseで信号が低下する．一方，転移性腫瘍，褐色細胞腫，副腎癌など他の疾患ではDixon法による信号低下は認められず，副腎腺腫と鑑別することができる．

肝細胞に脂肪が沈着する病態はいろいろあるが，肝の脂肪沈着を評価する非常に簡便かつ効率的な方法は，GREでin-phase画像とopposed-phase画像を比較することである．脂肪肝では，opposed-phase画像がin-phase画像に比較して著しく低信号となる．このとき，脾の輝度はほとんど変化しないので，これを基準とすることができる．びまん性脂肪沈着の場合も，in-phase画像とopposed-phase画像を比べると，後者の信号強度が著しく低下する(図43.3)．現在では，このような質的診断のみならず，肝の脂肪定量も可能となっている(→60)．

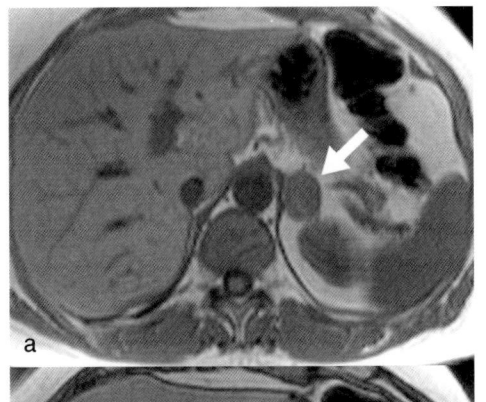

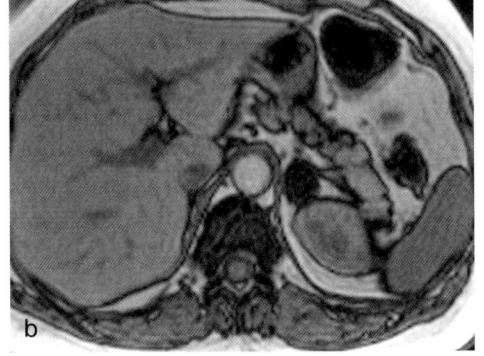

図43.2　Dixon法の臨床応用　非機能性副腎腺腫（矢印）．a：in-phase画像，b：opposed-phase画像．

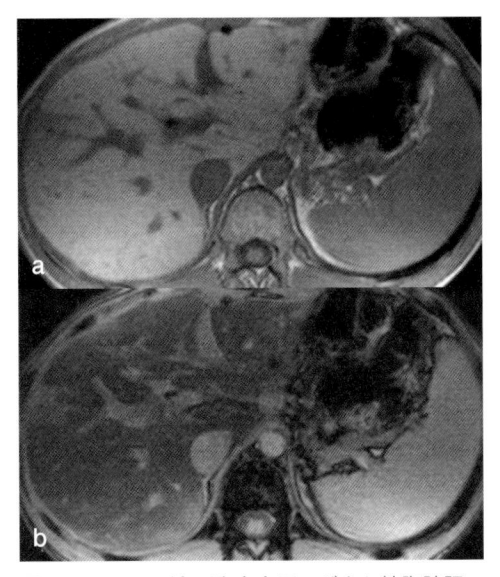

図43.3　Dixon法の臨床応用　びまん性脂肪肝．a：in-phase画像，b：opposed-phase画像．

44 エコープラナー(EPI)法
Echo Planar Imaging

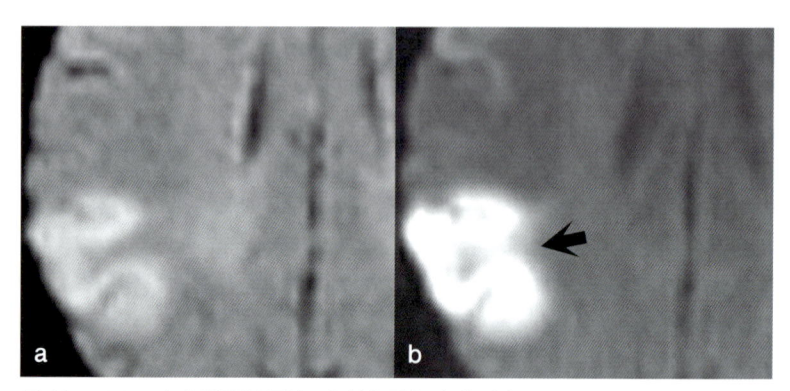

図44.1 EPI 中大脳動脈領域の急性期脳梗塞(矢印). a：EPIによるFLAIR，b：EPIによる拡散強調画像.

エコープラナー法(echo planar imaging：EPI)は，最も高速なMRI撮像法のひとつである．この方法では，1回の励起後，リードアウト傾斜磁場の極性と強度を素早く切替えることにより，1枚の画像を再構成するのに必要なデータをすべて収集する．したがって，1スライスあたりの撮像時間はTRに等しく，わずか40 msの撮像も可能である．これをスライス毎に繰り返して，必要な枚数を撮像する．

EPIは，スピンのプレパレーション法によって分類される．**GRE型(GRE-EPI)**は，1回の励起パルスの後に続く自由誘導減衰(FID)を利用する．2つのRFパルスに続くエコーを使うのが**SE型(SE-EPI)**である．反転パルスを使うことによって，FLAIR類似のEPIも可能である(IR-EPI)．図44.1は，中大脳動脈領域の急性期脳梗塞(矢印)の症例で，FLAIR(a)，拡散強調画像(b)をEPIで撮像したものである．

1スライスすべてのデータを1回で収集するためには，傾斜磁場がゼロから最大強度に立ち上がるまでの時間(立ち上がり時間 rise time)(→108)が短い高性能ハードウェアが必要である．(傾斜磁場の最大強度)/(立ち上がり時間)を**スルーレート**(slew rate)といい(→1, 3)，これが大きいほど短時間でデータ収集が可能で，エコー間隔が短く歪みの少ない，高画質の画像が得られる．

EPIは共鳴周波数の差に極めて鋭敏で，**化学シフトアーチファクト**が大きいので，必ず周波数選択的脂肪抑制を併用する．さらに，奇数エコーと偶数エコーの差異による大きなゴーストを低減するため，事前のリファレンススキャンも必要である．このアーチファクトは，N/2アーチファクトあるいはナイキストアーチファクトなどといわれるもので(→92)，何らかの対策を施す必要がある．

図44.2は，退形成性星細胞腫の症例で，1.5T装置における通常の撮像法とEPIを比

エコープラナー(EPI)法 95

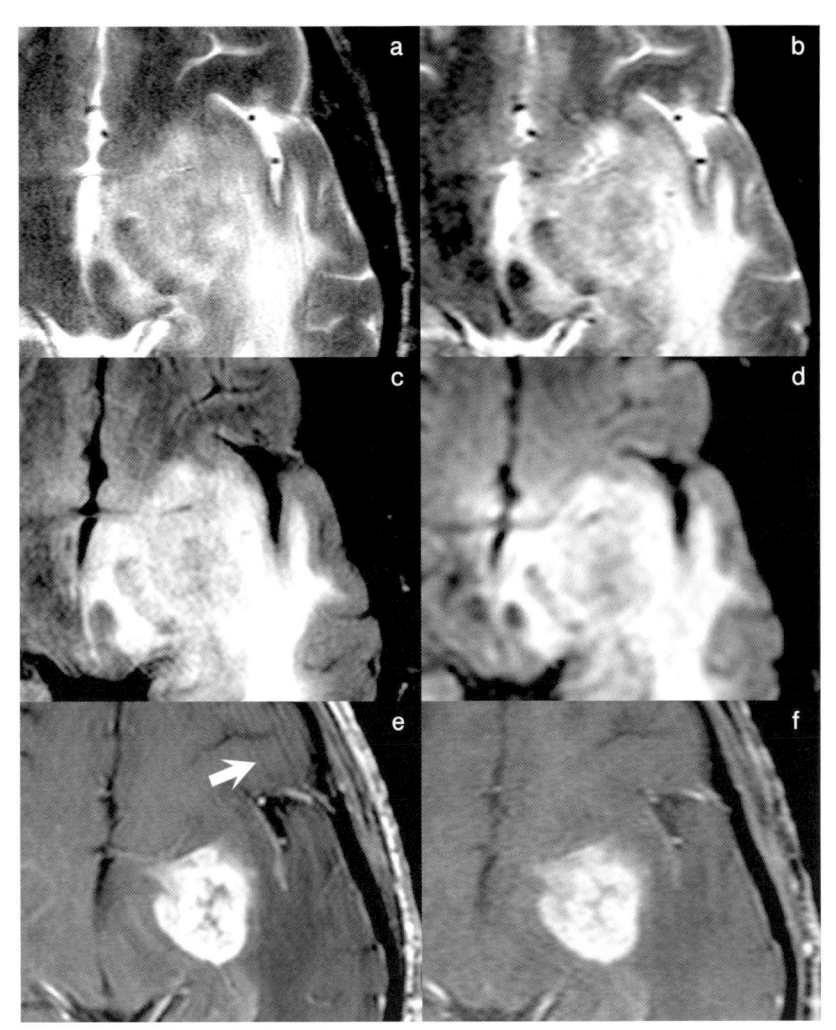

図 44.2 退形成性星細胞腫．a：T2 強調像（FSE），b：T2 強調像（EPI），c：FLAIR（FSE），d：FLAIR（EPI），e：造影 T1 強調像（SE），矢印：体動によるアーチファクト，f：造影 T1 強調像（EPI）．

較したものである．大きな腫瘍，浮腫の影響で，脳幹の変形が認められる．同じスライスで，通常の FSE T2 強調像，FLAIR，SE 造影 T1 強調像を(a, c, e)，それぞれ EPI で撮像したもの(b, d, f)と対比した．いずれも同等の画質を維持しながら，EPI の撮像時間は 50% 以下である．もう一つの大きな違いは，SE はマルチスライス撮像なので，撮像中どの時点の動きもすべてのスライスに影響するが，EPI は 1 スライスずつ撮像するので，動きの影響を受けにくいことである．たとえば，造影 T1 強調像(e)には体動によるアーチファクト（矢印）があるが，EPI にはこれがない(f)．EPI は，このように体動によるアーチファクトの軽減目的のほかにも，拡散強調画像，灌流画像，ファンクショナル MRI などに応用されている．

45 3D 撮像の基本
3D Imaging：Basic Principles

　図 45.1a では，3T 装置による 2D GRE T1 強調矢状断像（撮像時間 1 分 52 秒，スライス厚 4 mm）で，側脳室体部に小さな高信号病変が認められる（矢印）．破裂類皮嚢胞（dermoid）の症例で，脳室，くも膜下腔に小さな油滴が多発する特異的な画像所見を示す．図 45.1b は，3D 撮像による矢状断像（撮像時間 4 分 21 秒，スライス厚 1 mm）であるが，同様に小さな油滴が認められる．

　MRI の撮像法には，2D 法，3D 法，2 つの方法がある．**2D 法**はスライス選択傾斜磁場によって薄いスライスを選択的に励起し，位相エンコード傾斜磁場，リードアウト傾斜磁場によって 2 次元的にエンコードする．**3D 法**は，スライスではなく厚い**スラブ**（slab あるいはボリューム）として励起し，スライス方向にもう 1 つの位相エンコード傾斜磁場をかけて，スラブからスライスを切り出す．図 45.1b は，3T 装置による SAR 値の低い FSE の一種である SPACE（→56）とよばれる 3D 法で撮像したものである．3D 法も，2D 法と同じように，T1 強調，T2 強調，プロトン密度強調など，任意のパラメータ強調画像を撮像することができる．

　3D 撮像におけるスライス数（パーティション数）は，スラブのスライス選択方向の位相エンコードステップ数で決まる．たとえば，20 スライス（パーティション）が必要なら，スライス方向に 20 ステップの位相エンコードを行う．スラブ厚が 100 mm ならば，1 スライスは 5 mm 厚となる．スラブ厚を一定にしてスライス数を 40 に増やせば，スライス厚は 2.5 mm となる．通常の定常状態を利用する（プレパレーションパルスを使用しない）3D 撮像法では，スライスエンコードステップ数と撮像時間は直接比例する．したがって，スライス数が 40 枚の場合は 20 枚の場合に比べて位相エンコード数が 2 倍，撮

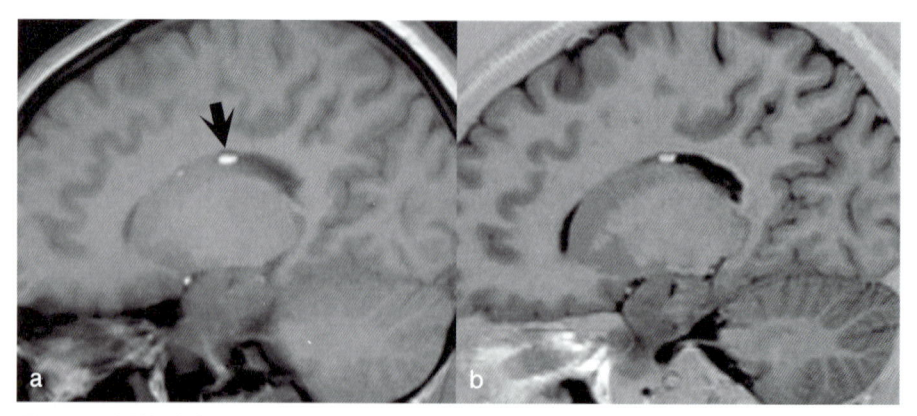

図 45.1　破裂類皮嚢胞．a：3T，2D 法 GRE T1 強調矢状断像，撮像時間 1 分 52 秒，スライス厚 4 mm．矢印：油滴．b：同 3D 法，撮像時間 4 分 21 秒，スライス厚 1 mm．

像時間も2倍となる．

3D法には多くの利点がある．まず，**スライス間隔をゼロ**にできる．各スライスは励起されるのではなく，エンコードされるので，2D法のように隣接スライスのSN比を低下させるスライス間のクロストーク(→114)がないためである．次に，3D法は第3の方向にも位相エンコードを行ってデータを収集するため，本質的に**SN比が高い**．そして，等方向性ボクセル（立方体ボクセル）あるいはそれに近い条件で撮像すれば，得られたデータセットから**任意の断面**の高分解能画像を再構成することができる．

図45.2は，2D法横断（軸位断）のFLAIR(a)と，1回の3D法SPACEで得られたデータセットから再構成した3方向の画像(b～d)を比較したものである．なお，b～dで認められる油滴の高信号がaでみえないのは，脂肪抑制を併用しているためである．2D法は撮像時間4分32秒，スライス厚4mm，3D法は撮像時間6分32秒，ボクセルサイズ$1\times1\times0.9$ mm^{3}である．

小さな等方向性ボクセルが必要とされる造影MRAは，すべて3D法で撮像する．3D法の欠点は，特にMRA以外のアプリケーションにおいては，同等の2D法に比べて撮像時間が長く，このため体動の影響を受けやすいことである．また体動のアーチファクトは，2D法では1方向だけであるが，3D法では2つの位相エンコード方向に影響する．

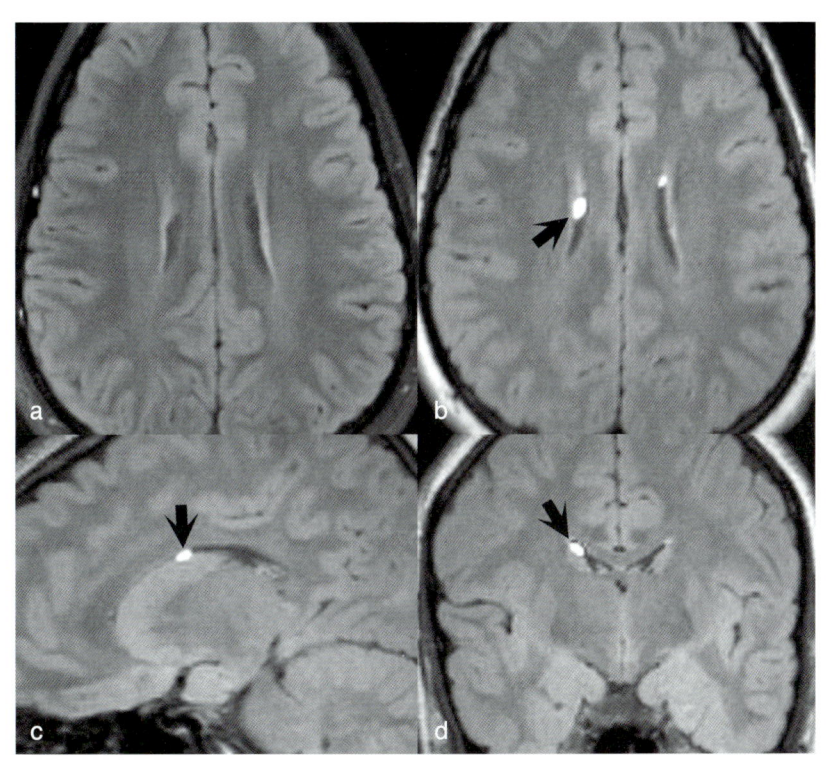

図45.2　破裂類皮嚢胞．a：2D法FLAIR像，撮像時間4分32秒，スライス厚4mm．b～d：1つの3D法SPACEデータセットから再構成した横断，冠状断，矢状断像，撮像時間6分32秒，ボクセルサイズ$1\times1\times0.9$ mm^3．矢印：油滴．

46 造影剤：細胞外液分布ガドリニウム製剤

Contrast Media：Gadolinium Chelates with Extra-cellular Distribution

　ガドリニウム(Gd)製剤は，最も多用されるMRI造影剤である．無色透明，抗菌物質を含まない液体で，静注して用いる．標準的投与量は0.1 mmol/kgで，大部分の製剤は0.5 mol/Lなので，体重75 kgの場合15 mLとなる．ただし，MRAではこれより多く使用することがある．

　病変の造影増強効果には，2つの要因がある．血液脳関門(BBB)の破壊(脳実質病変の場合)，および血管増生である．ガドリニウムイオン(Gd^{3+})は強い**常磁性**をもち，T1，T2ともに短縮する．T1強調像では高信号に認められる．**図46.1**は内耳道レベルのT1強調像で，小脳橋角部の小さな軟部腫瘤(神経鞘腫)が(a)，造影後は強い増強効果を示している(b)．造影効果を示す正常構造には，鼻粘膜(b，黒矢印)や脈絡叢があり，これらの構造はMRIが造影されているかどうかを判断する目印として役立つことがある．臨床的には，病変の検出率向上，ならびに質的診断を目的として，腫瘍，炎症，血管障害など幅広い分野で造影剤が使用される．さらに最近は，造影MRAも造影剤の重要な用途のひとつとなっている．

　ガドリニウム造影剤は**キレート製剤**である．キレート(chelate)は，ギリシア語で爪(ツメ)を表すchelosに由来する．ガドリニウム造影剤の安全性の基本は，ガドリニウムイオンを，周囲のキレート構造が爪のようにしっかり取り囲んで100％体外に排泄されるように設計されていることにある．ガドリニウム(Gd)は，原子番号64，遷移重金属元

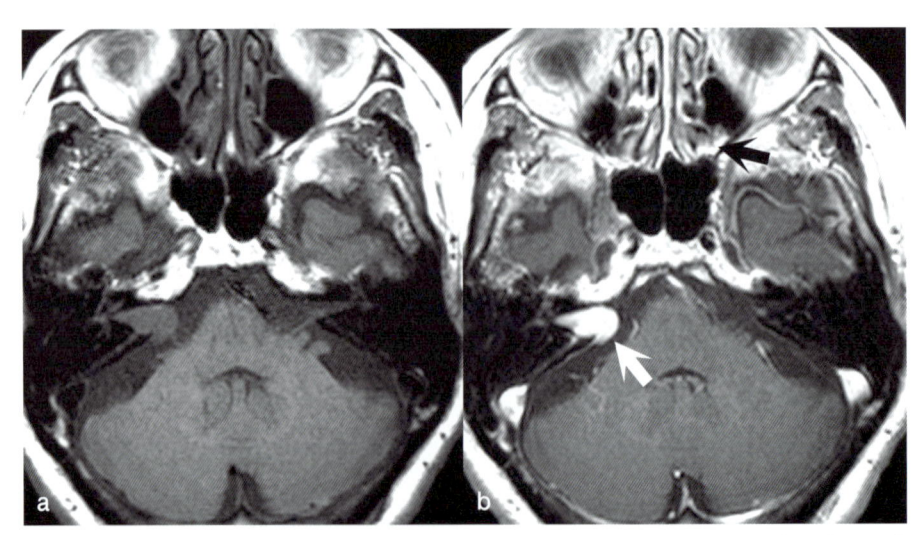

図46.1　ガドリニウム造影剤による造影増強効果　小脳橋角部の神経鞘腫．**a**：造影前，**b**：造影後．白矢印：神経鞘腫，黒矢印：鼻粘膜．

素で，そのイオン(Gd^{3+})は猛毒である．しかしキレート物質は安全で，原則として100％が尿から排泄される．例外として，MultiHance と Eovist は，尿だけでなく胆汁にも排泄される(→訳注 8)．

いろいろなガドリニウムキレート製剤が臨床に供されているが，電荷(イオン性/非イオン性)，化学構造(直鎖状/環状)，安定性の面から分類できる(**表 46.1，図 46.2**)．ガドリニウムイオンは 3＋の電荷をもつが，たとえば HP-DO3A(ProHance)のリガンドは 3－の電荷をもつため，キレート全体としての電荷は 0 となり，非イオン性造影剤である．米国で販売されているガドリニウム製剤で，腎排泄 100％の製剤としては，4 種類の非イオン性製剤(Gadovist, ProHance, Omniscan, OptiMARK)，2 種類のイオン性製剤(Magnevist, Dotarem)がある(→訳注 8)．

構造的には，直鎖状構造と環状構造(マクロ環構造)に分類され，マクロ環構造のほうが安定性，安全性が高い．米国および世界市場にあるマクロ環構造の造影剤としては，Gadovist(非イオン性)，ProHance(非イオン性)，Dotarem(イオン性)の 3 つがある(→訳注 8)．

1997 年，**腎性全身性線維症**(nephrogenic systemic fibrosis：**NSF**)の存在が認識され，その後かなりの期間を経てガドリニウム造影剤との因果関係が判明した(→訳注 9)．NSF はまれだが重篤な症状を呈する疾患で，高度腎不全のある症例に発生し，ガドリニウム造影剤が原因とされる．おもな症状は四肢の拘縮，疼痛で，少数とはいえ致死的な場合もある．ガドリニウムのキレート構造が解離して，遊離した金属原子が組織に沈着することが原因で，キレートの安定性，1 回投与量，生涯積算投与量に依存する．Omniscan の報告が最も多いが，OptiMARK，Magnevist でも相当数の発症が知られている．2007 年，ヨーロッパでは eGFR が 30 mL/分/1.73 m^2 以下の症例では，Omniscan(その後 OptiMARK，Magnevist)の使用が禁じられ，やや遅れて米国 FDA も追随した(→訳注 10)．

マクロ環構造をもつ安定性の高い薬剤を慎重に使う場合は，慢性腎疾患(CKD)ステージ 4〜5 でも投与可能とされる．Omniscan の場合，CKD ステージ 5(透析患者)における発症率は 18％との報告もある．

巷間に諸説あるものの，おもな副作用の発現率についてガドリニウム製剤の間で大きな違いはなく，嘔気 1.5％，蕁麻疹 0.5％程度である．しかし，まれとはいえヨード造影剤と同様の重篤なアナフィラキシー反応の可能性があることに充分留意する必要がある．喘息，重いアレルギー症状，薬剤過敏性(ヨード製剤を含む)の既往をもつ症例では，アナフィラキシー反応のリスクが上昇することが知られている．

表 46.1 ガドリニウム造影剤の特性

略称	Gd-DTPA	Gd-DOTA	Gd-HP-DO3A	Gd-DTPA-BMA	Gd-DO3A-Butrol	Gd-DTPA-BMEA	Gd-BOPTA	Gd-EOB-DTPA	MS-325
商品名	Magnevist	Dotarem	ProHance	Omniscan	Gadovist/Gadavist	OptiMARK	MultiHance	Primovist/Eovist	Vasovist/Ablavar
一般名	gadopentetate dimeglumine	gadoterate meglumine	gadoteridol	gadodiamide	gadobutrol	gadoversetamide	gadobenate dimeglumine	gadoxetic acid disodium	gadofosveset trisodium
製造会社	Bayer	Guerbet	Bracco	GE-Healthcare	Bayer	Covidien	Bracco	Bayer	Lantheus
初認可[†1]	1986, EU	1989, EU	1992, USA	1993, USA	1998, EU	1999, USA	1997, EU	2004, EU	2005, EU
投与量 (mmol/kg)[†2]	0.1	0.1～0.2	0.1～0.3	0.1	0.1	0.1	0.05～0.1	0.025	0.03
濃度 (M)	0.5	0.5	0.5	0.5	1.0	0.5	0.5	0.25	0.25
余剰キレート (mg/mL)	0.4	0	0.2	12	0.5	28.4	0	1.0	
構造	連鎖状	マクロ環	マクロ環	連鎖状	マクロ環	連鎖状	連鎖状	連鎖状	連鎖状
イオン性	イオン性	イオン性	非イオン性	非イオン性	非イオン性	非イオン性	イオン性	イオン性	イオン性
浸透圧 (mOsm/kgH$_2$O, 37℃)	1960	1350	630	789	1603	1110	1970	688	825
粘度 (mPa・s, 37℃)	2.9	2.0	1.3	1.4	5.0	2.0	5.3	1.2	2.1
Log K_{therm}[†3]	22.1	25.6	23.8	16.9	21.8	16.6	22.6	23.5	22.1
Log K_{cond}[†4]	17.7	19.3	17.1	14.9	14.7	15.0	18.4	18.7	18.9
$T_{1/2}$[†5]	<5 s	338 h	3.9 h	<5 s	43 h	<5 s	<5 s	<5 s	<5 s
緩和度 (r1/r2, 1.5T)[†6]	3.9～4.1/4.6～5.3	3.6/4.3	4.1/5.0	4.3/5.2	4.7～5.2/6.1～7.5	4.7/5.2	6.3～7.9/8.7～18.9	6.9/8.7	19.0/34.0
緩和度 (r1/r2, 3T)[†6]	3.7～3.9/5.2	3.5/4.9	3.7/5.7	4.0/5.6	4.5～5.0/6.3～7.1	4.5/5.9	5.5～5.9/11.0～17.5	6.2/11.0	9.9/60.0
排泄経路	腎	腎	腎	腎	腎	腎	96%腎 4%肝	50%腎 50%肝	79%～94% (平均84%)腎 ～5%肝

†1：認可の詳細は国によって異なる
†2：最大投与量の認可は国によって異なる
†3：K_{therm}：熱力学的安定度定数 (thermodynamic stability constant)
†4：K_{cond}：条件安定度定数 (conditional stability constant)
†5：$T_{1/2}$：解離半減期 (dissociation half-life) (pH1.0, 25℃)
†6：単位：L/mmol・s(血漿, 37℃)
EU：欧州　　USA：米国

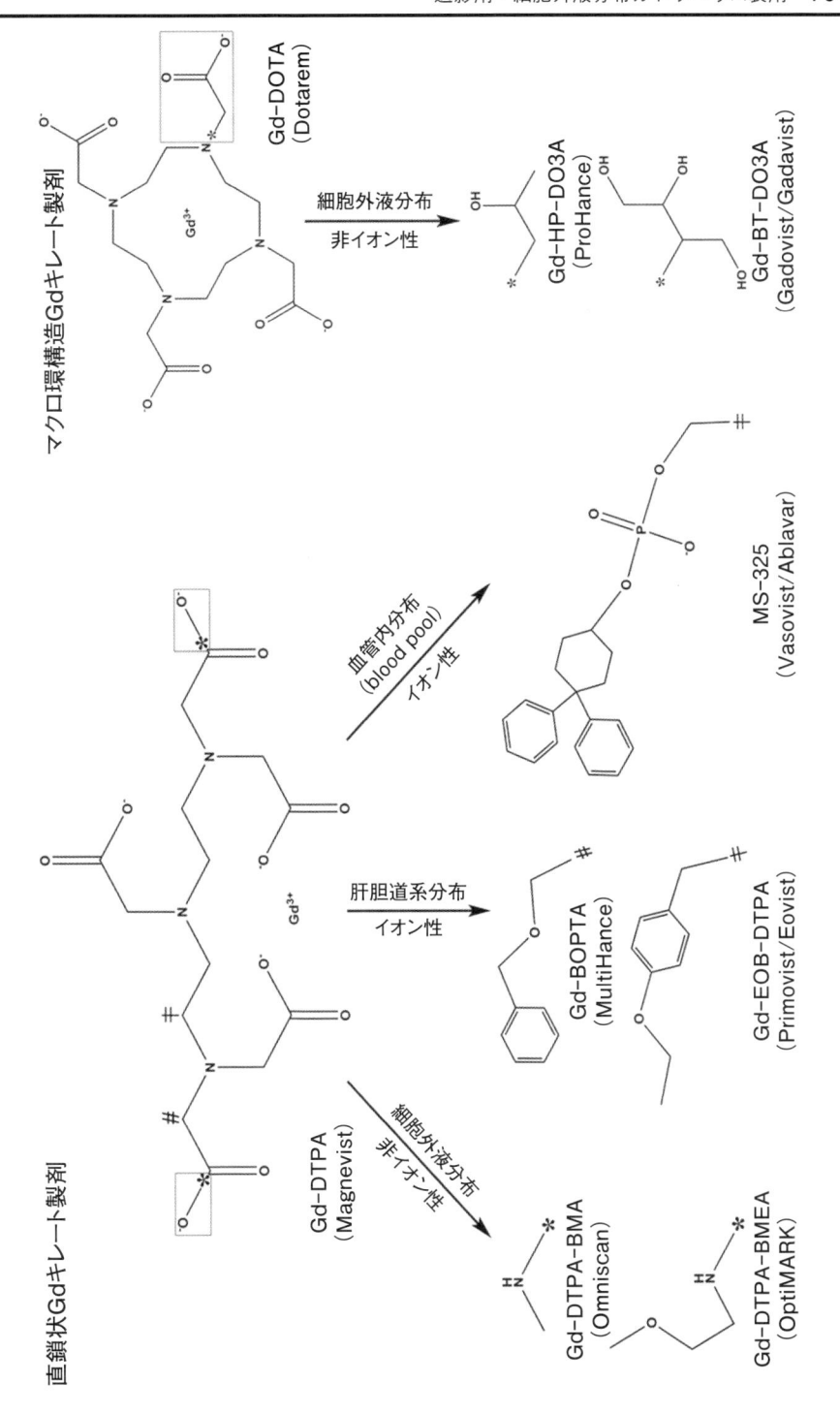

図 46.2 ガドリニウム造影剤の化学構造

47 造影剤：蛋白結合型ガドリニウム製剤

Contrast Media：Gadolinium Chelates with Protein Binding

　既存の造影剤の化学構造を少しずつ変化させることにより，緩和度(relaxivity)の向上，体内分布の変化を図った新たな MR 造影剤が開発されており，今後さらなる発展が期待できる．たとえば Gadavist(米国外では Gadovist)(→46)は，他の細胞外分布ガドリニウム製剤よりも緩和度が高い．MultiHance(→46)はフェニル基をもつため，一過性に蛋白質に結合し，高い緩和度(1.5T で 40％，従来品の最も高緩和率の造影剤の倍量投与に匹敵)を示すと同時に，胆汁に一部排泄される特徴をもつ．

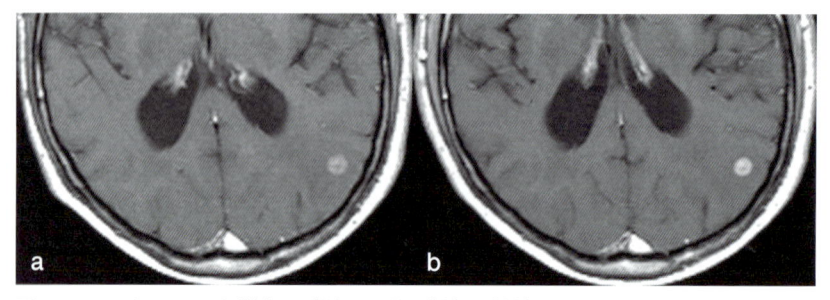

図 47.1　MultiHance と従来のガドリニウム製剤の比較　転移性脳腫瘍．造影 T1 強調像．a：従来のガドリニウム造影剤，b：MultiHance.

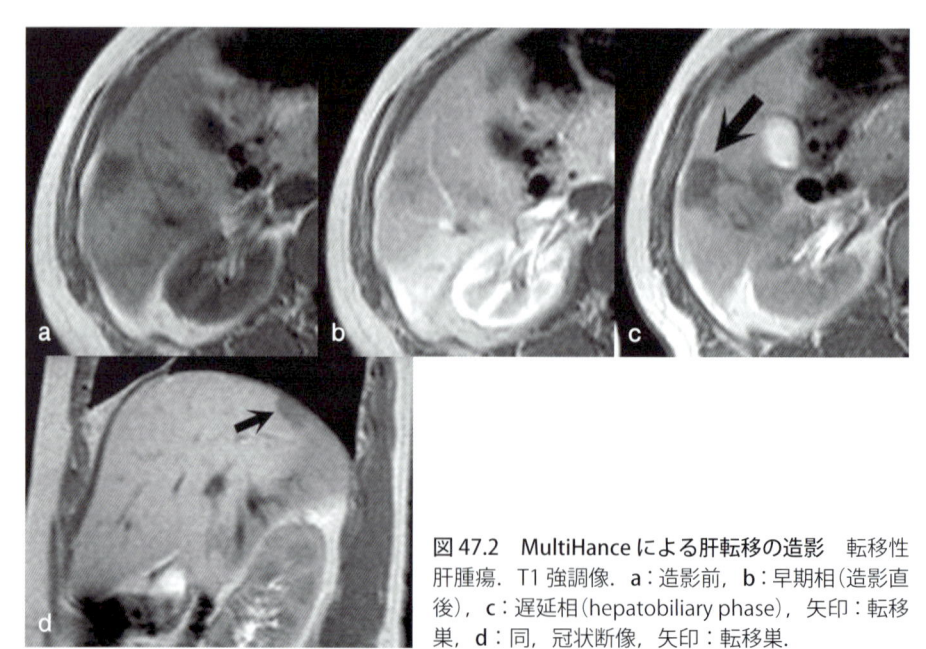

図 47.2　MultiHance による肝転移の造影　転移性肝腫瘍．T1 強調像．a：造影前，b：早期相(造影直後)，c：遅延相(hepatobiliary phase)，矢印：転移巣，d：同，冠状断像，矢印：転移巣．

図47.1は，転移性脳腫瘍の症例で，1.5T装置において従来の造影剤(a)とMultiHance(b)を比較したもので，bでは造影増強効果がより明瞭である．図47.2は転移性肝腫瘍の症例に，MultiHanceを使用した例で，造影前(a)，早期相(造影直後)(b)，遅延相(hepatobiliary phase)(c)を示す．肝実質の造影効果，胆汁排泄による胆嚢内腔の造影効果が認められ，転移巣の描出能が向上している(矢印)．遅延相では，任意の方向の息止め下の高分解能撮像が可能なので，横隔膜直下の病変も明瞭に認められる(d，矢印)．

　プリモビスト(Gd EOB-DTPA)は，約50％が胆汁に排泄され(MultiHanceは4～6％)，アルブミンに結合するために血中の半減期が長い(16時間)のが特徴で(→表46.1)，世界中で認可されている．

　新しいガドリニウム造影剤は，造影MRAにも有用な場合がある．Gadavist，MultiHanceいずれも血管内腔の造影効果に優れている．これはGadavistの場合，高濃度(1 mol/L)であること，MultiHanceではアルブミン結合力が強いことに起因すると考えられる．さらに撮像法の進歩とも相まって，現在では高分解能の3D MRAが可能となっている(→72, 110)．たとえば図47.3は，1回の造影剤静注後，少しずつオーバーラップさせた5つの3Dデータセットを収集して撮像したものである．図47.4には，このうち3つの撮像位置を図示した．

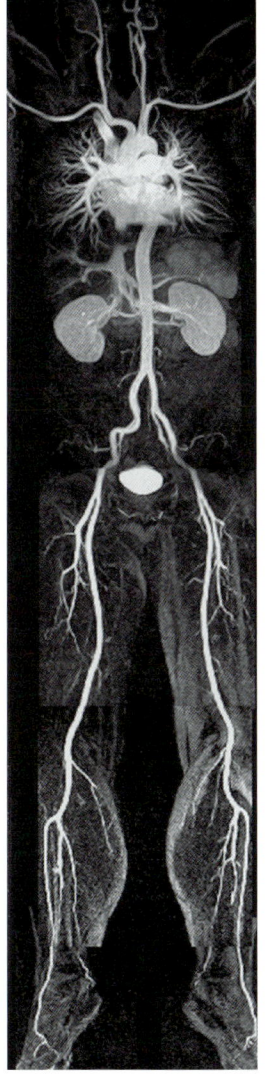

図47.3　新しい造影剤による造影MRA

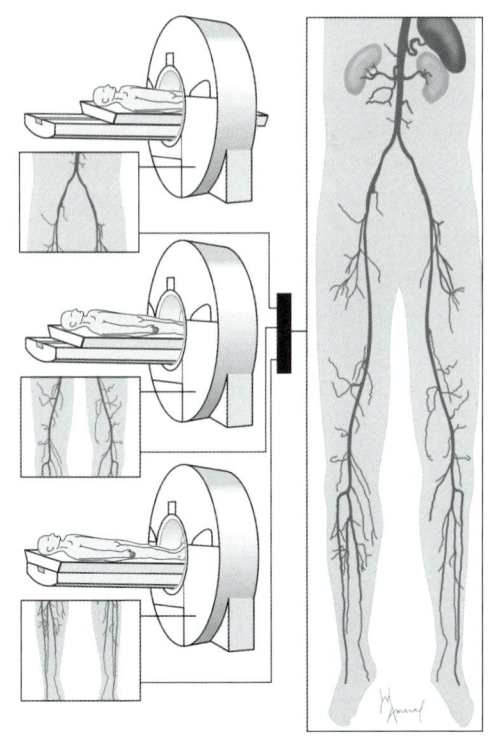

図47.4　造影MRAの撮像法

48 造影剤：ガドリニウム以外の造影剤
Contrast Media：Other Agents(Non-Gadolinium)

　ガドリニウム製剤以外のMRI造影剤も開発されているが，現在はあまり使われていない．**超常磁性鉄微粒子製剤**(superparamagnetic iron particles)は，静注後にKupffer細胞に選択的に取り込まれる．この種の造影剤としては過去に，**フェリデックス**®(粒子径50〜180 nm)，**リゾビスト**®(粒子径〜60 nm)の2つが使われていた．これらの鉄粒子は，投与後に肝集積を待って撮像すると，磁化率効果によってT2を短縮し，造影剤集積は低信号(陰性造影効果)として認められる．リゾビストはダイナミック造影も可能で，早期相ではT1強調像による陽性造影効果も利用できる．フェリデックスは，ガドリニウム製剤に比して有害作用が多く安全性が低かったが，リゾビストはフェリデックスよりは優れていた．

　図48.1は，小さな富血性肝腺腫にリゾビストを投与した症例で，病変はダイナミック造影早期相(a)では高信号(陽性造影効果)，遅延相(b)では低信号(陰性造影効果)として認められる．図48.2は肝細胞癌にリゾビストを使用した例で，造影前T1強調像(a)では結節状の硬変肝が認められ，遅延相(b)では被膜下に肝細胞癌が認められ(白矢印)，肝内には再生結節が多発している(黒矢印)．図48.3は，肝転移の症例で，通常のガドリニウム造影剤による検査では病変が不明瞭であった例であるが，リゾビスト造影では鉄粒子が集積する正常肝と集積しない腫瘍が，明瞭なコントラストを示している(白矢印)．

　マンガン製剤であるTeslascan(Mn-DPDP)は，1990年後半に肝造影剤として認可された(訳注：日本では未承認)．ガドリニウム製剤と異なり，静注後にマンガン原子(Mn)が遊離し，安全性の問題から結局は使用中止に至った．フェリデックス同様，ガドリニウ

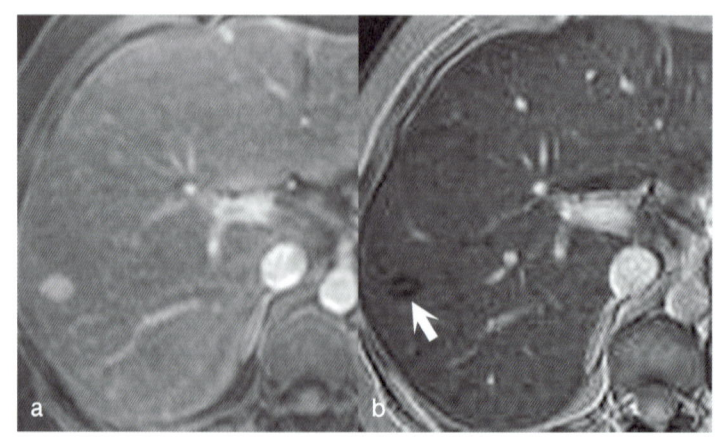

図48.1　リゾビストによる造影MRI　肝腺腫．a：ダイナミック造影早期相，b：遅延相．

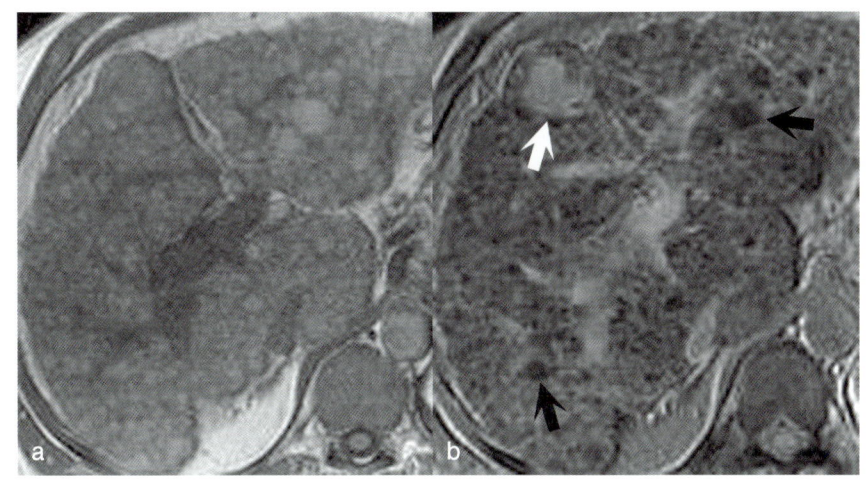

図 48.2　リゾビストによる造影 MRI　肝細胞癌．a：造影前，b：造影直後．白矢印：肝細胞癌，黒矢印：再生結節．

ム製剤に比較して有害作用が多かった．マンガンはガドリニウムほどではないが常磁性をもつため，T1強調像で造影効果が認められる．

経口 MRI 造影剤は，造影効果の種類によって（管腔が白くなる）陽性造影剤，（管腔が黒くなる）陰性造影剤に大別される．いくつかの製剤が米国外で市販されたが，あまり使われていない．陽性造影剤として最初に試みられたのは，ガドリニウムを希釈して経口用に調製したものであったが，現在は市販されていない．その後，鉄イオン，マンガンイオンの製剤も使用された．牛乳，植物油，緑茶，ブルーベリージュースなどの天然食材，あるいはアイスクリームなども，脂肪やマンガンを含有するため陽性造影効果がある．一般にマンガン製剤は，T1強調像で高信号，T2強調像で低信号を示す．陰性造影剤は，T1強調像，T2強調像いずれにおいても低信号となるもので，いくつかの鉄粒子製剤が知られている．水も造影剤として使えるが，消化管から吸収されてしまう問題がある．硫酸バリウムも，T1強調像で低信号，T2強調像で高信号を示す造影剤となるが，その造影効果は投与量，体内での希釈度に依存して異なる．

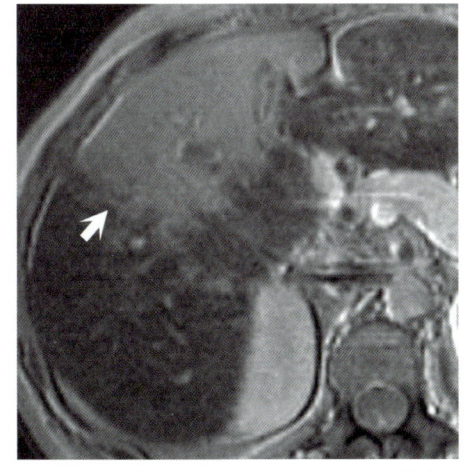

図48.3　リゾビストによる造影 MRI　転移性肝腫瘍．白矢印：転移巣．

Section 1 訳注

訳注1(p. 66)：ターボスピンエコー：Turbo Spin Echo(TSE)はSiemens社，Philips社のFSEに相当する商品名．他社は一般名FSEを使用している．

訳注2(p. 67)：FSEにおける脂肪の高信号は，180°パルスによるJ-カップリング(隣接する水素原子のスピン相互作用)の減弱がおもな原因と考えられている．このほか，MT効果が大きいため水の信号が低下し，MTを受けない脂肪の信号が相対的に高くなることも関与している(→33)．

訳注3(p. 68)：Philipsの商品名 Refocusing Control Angle.

訳注4(p. 72)：磁化移動(MT)：磁化移動には，分子や原子が物理的に移動する場合(化学交換)と，磁化だけが移動する場合(双極子カップリング)がある．自由水-結合水間の磁化移動は，おもに化学交換によると考えられている．

訳注5(p. 73)：脳脊髄液，脂肪組織など結合水プールが少ない組織にはMT効果がほとんど作用しない．このため，MT飽和パルスによって周囲の組織の輝度が低下すると，脳脊髄液，脂肪が相対的に高信号となる．

訳注6(p. 74)：ハーフフーリエ法：k空間は原点を中心とする点対称(共役対称 conjugate symmetryという)なので，データの50%を収集すれば残りを推測できる．ただし実際には，画像コントラストに大きな影響を与える低周波成分はすべて収集し，高周波成分のみ推測する方法がとられるので，撮像時間は50%よりやや長くなる．

訳注7(p. 81)：STIRでは脂肪よりT1値の長い大部分の組織は null point で負値なので，そのまま扱うと背景よりも低信号となるためこれを絶対値として扱う．この結果，T1が長い組織ほど高信号となる．加えてT2も長いほど高信号になる．多くの病変はT1，T2ともに延長するので，STIRでは両者の相乗効果で強い高信号を示すことになる(→42)．

訳注8(p. 99)：本章で触れられている造影剤のうち，2014年12月現在，日本で使用できるの下記の5種類：
イオン性/直鎖状：マグネビスト Magnevist®(Gd-DTPA)
イオン性/直鎖状：プリモビスト Primovist®(Gd-EOB-DTPA)(米国では Eovist®)
イオン性/環状：マグネスコープ Magnescope®(Gd-DOTA)(米国では Dotarem®)
非イオン性/直鎖状：オムニスキャン Omniscan™(Gd-DTPA-BMA)
非イオン性/環状：プロハンス ProHance®(Gd-HP-DO3A)
その他は日本では未承認：
MultiHance®：Gd-BOPTA(gadobenate dimeglumine)
OptiMARK™：Gd-DTPA-BMEA(gadoversetamide)
Gadovist®：Gd-BT-DO3A(gadobutrol)1104)．

訳注9(p. 99)：NSFが初めて論文として報告されたのは2000年で(Lancet 2000；356：1000)，そのなかで最初の症例は1997年発症とされている．ガドリニウム造影剤との関連を指摘する論文は2006年に発表された(Nephrol Dial Transplant 2006；21：1104)．

訳注10(p. 99)：国内のガイドラインでは，高度～末期腎障害患者(eGFR<30，CKDステージ4～5)には原則としてガドリニウム造影剤を使用せず，止むをえない場合は発症報告の多い製剤を避けることが望ましいとしている．(日本医学放射線学会，日本腎臓学会合同委員会・編：腎障害患者におけるガドリニウム造影剤使用に関するガイドライン第2版，2009年)

IV
より高度な撮像法

Advanced Image Acquisition Strategies

49 DESS
Dual-Echo Steady State

　DESSは，定常状態を利用するグラジエントエコー(GRE)法(→36)の発展型のひとつで，1つのTR時間内に2つの異なるエコーを収集する方法である．1番目のエコーは，**スポイルドグラジエントエコー**(→35)で利用したのと同じ，自由誘導減衰(FID)のグラジエントエコーを収集する．2番目のエコーは，PSIF(→52)で利用する**スピンエコー**である．この方法のパルス系列を**図49.1**に示す．前述の通り(→35)，励起後の信号減衰はFIDといわれ，どのようなGREでも収集することができる．また一般にRFパルスは信号を再収束(リフェーズ)してエコーを形成する効果があり，これによって形成されるエコーをスピンエコー(SE)という(→28)．DESSは，定常状態においてRF励起によるFIDとSEを利用する方法である．**図49.1**からわかるように，1番目のエコーについてはFIDをリフェーズ，SEはスポイルし，2番目のエコーにはこの逆，すなわちFIDをスポイル，SEをリフェーズして使用している．

　DESSではまず，スライス選択のために小フリップ角の励起パルスを加え(①)，前述のようなGREによってFID信号を収集する(②)．空間情報を得るために位相エンコード傾斜磁場によってディフェーズされていた残存横磁化を再収束し，この横磁化が次の励起パルスの中心で再収束してスピンエコーを形成するようにスライス選択方向に準備する(③)．この時点で，スライス選択方向ではディフェージングが進んでいる．リードアウト傾斜磁場は，いずれのエコー収集中もON状態であるが(④)，帯状アーチファクトを回避するために不均衡な配置となっている．ここではSE信号の実効TEはTRよ

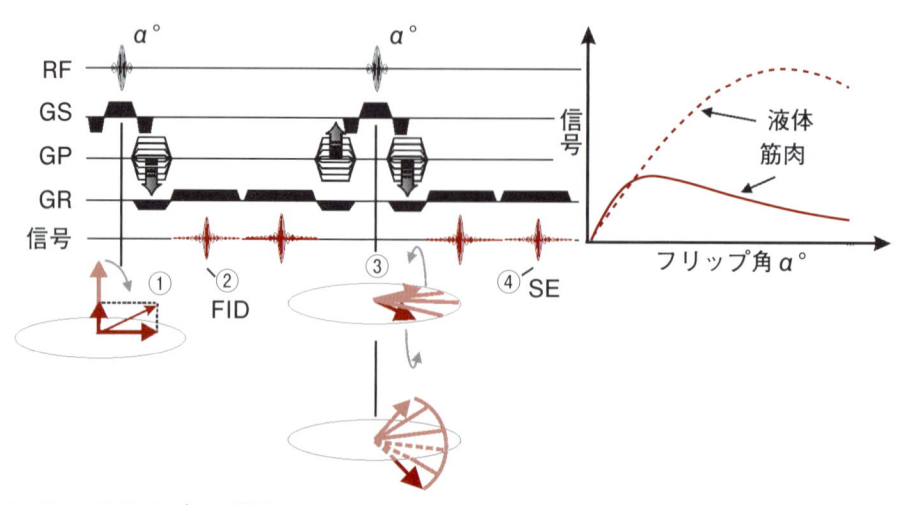

図49.1　DESSのパルス系列

りも長くなる．FID信号，SE信号はそれぞれ別に収集し，合成してから画像再構成を行う．

　この方法の利点は，SN比が高いこと，ならびにT1強調度の強いスポイルドGRE，T2強調度の強いSEを同時に収集するため，特徴的な画像コントラストが得られることにある．撮像時間は通常のリフォーカスドGREと同程度である．DESSはリフォーカスドGREと大きく異なるところはないが，2つのエコーを収集するためSN比は高い．また，DESS，FISPともにSE信号を利用しているために，T1強調，T2強調の画像コントラストを併せもつ特徴がある．DESSの応用例として，関節の高分解能3D画像を撮像すると，関節液が強い高信号となり，軟骨，骨の描出が良好で，高画質の多方向画像再構成も可能である．このため，整形外科領域やMR関節撮像(MR arthrography)に用いられる．しかし，T1強調，T2強調を併せもつため，骨髄浮腫，浸潤性腫瘍など，びまん性病変の検出には有用性が限られている点に注意する必要がある．

　図49.2は3T装置，8チャネルコイルで撮像した膝関節の3D DESS画像である．ボクセルサイズ$0.5\times0.5\times0.5\ mm^3$の高分解能画像が得られている．小さな等方向性ボクセルなので，任意の方向の再構成が可能で，微細な構造の描出に優れている．

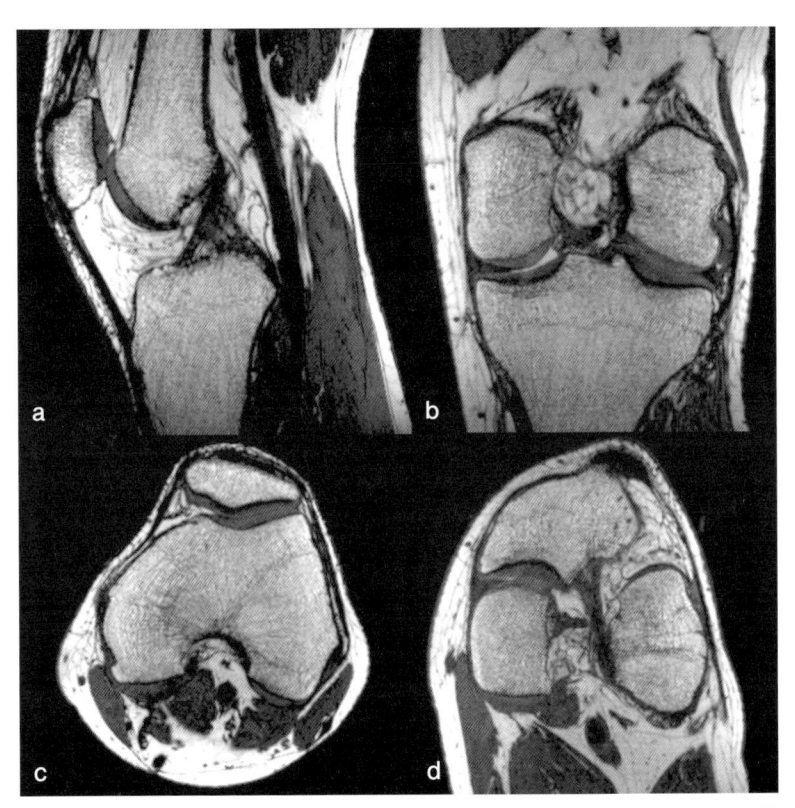

図49.2　3D DESS　膝関節．2 mm厚再構成．a：矢状断像，b：冠状断像，c：横断像，d：前十字靱帯に平行な斜位断面像．

50 | バランスド・グラジエントエコー法（1）
Balanced Gradient Echo：Part 1

　グラジエントエコー（GRE）法の発展型のひとつで，FID 要素と SE 要素を一致させる方法である．これを**バランスド・グラジエントエコー**（balanced GRE）法と総称し，装置メーカーによって TrueFISP（Siemens 社），FIESTA（GE 社），bFFE（Philips 社）などとよばれている．**図 50.1** に示すように，まず 90°以下の励起パルスの後，定常状態でデータを収集する．① 励起パルスによって横磁化が FID を発生し，② 次のパルス（およびこれに引き続く各パルス）は FID を生成するとともに，先行 RF による残存横磁化を再収束（リフェーズ）して SE を生成する．一連の励起パルスによって発生する SE が GRE に重なって定常状態となる．③ リードアウト傾斜磁場は，この GRE と SE を同時に収集するように設定する．次の励起パルスの前に，スライス選択方向，位相方向，リードアウト方向のすべての傾斜磁場は，極性を反転させてバランス（相殺）することにより，正味ゼロとなる．その後，再び次の RF パルスにより新たな横磁化が生成され，これが残存横磁化に加わる．

　バランスド GRE は縦磁化，横磁化ともに定常状態にあるので，T1 強調，T2 強調を併せもつ画像コントラストとなる．脂肪，液体（胆汁，血液，脳脊髄液）は高信号となり，鑑別するには脂肪抑制が必要である．また，磁場が不均一に鋭敏なため，撮像前のシミングが重要である．

　体動の影響を受けにくく，SN 比が高く，撮像時間も短いことから，**超高速撮像**に向いており，位置決め撮像にしばしば用いられる．このほか心大血管のリアルタイム撮像

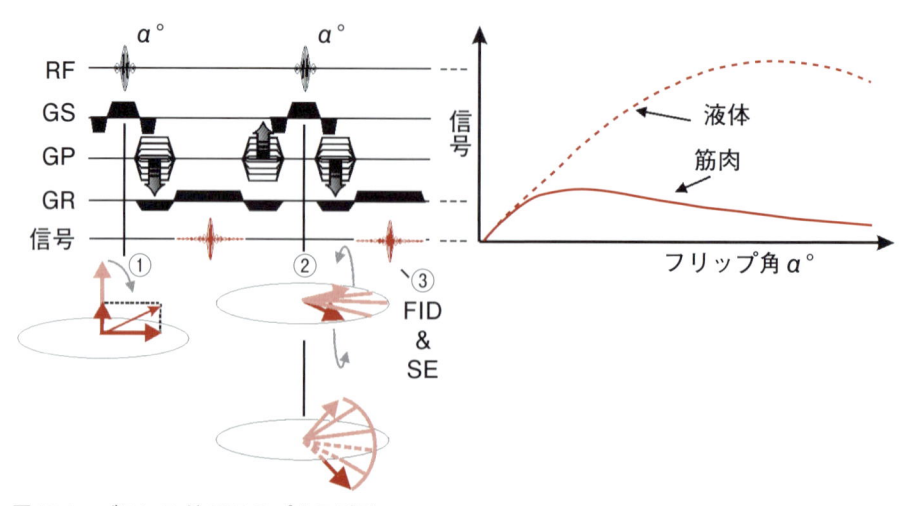

図 50.1　バランスド GRE のパルス系列

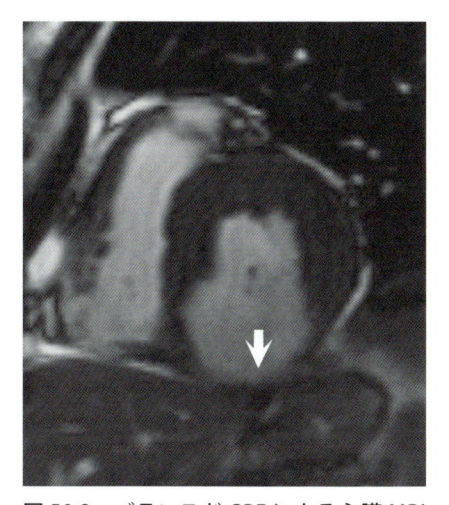

図 50.2 バランスド GRE による心臓 MRI
陳旧性心筋梗塞．ECG ゲート併用．心臓短軸像．矢印：左心室下壁の菲薄化．

にも有用である．TR は通常 3 ms 以下と短いために体動の影響を受けにくく，心筋と心腔の血液とのコントラストも良好であることから，**心臓 MRI** には最適である．息止め腹部 MRI にも用いられる．バランスド GRE が心臓 MRI に広く用いられている理由のひとつは，血液が極めて高信号となることである．組織コントラストは T1/T2 比に依存しており，比が 1 に近いほど高信号となる．このため，脳脊髄液と（飽和されていない）血液は，T1 値，T2 値は異なるがいずれも強い高信号となる．血液が高信号なので，心機能の評価に極めて有用であるが，T1 強調でも T2 強調でもないことから，心臓以外の領域では通常の撮像法を置き換えるには至っていない．

図 50.2 は，心臓の短軸像で，レトロスペクティブな ECG ゲート下にバランスド GRE で撮像したものである．左心室下壁に，陳旧性心筋梗塞による菲薄化（矢印），運動異常が認められる．バランスド GRE に ECG あるいは脈波ゲートを併用することにより，極めて良好な心筋-心腔コントラストが得られ，心機能，壁運動の評価も可能である．

図 50.3a は，T1 強調スポイルド GRE による上腹部の MRI で，肝右葉に不均一な低信号腫瘤が認められる．b は同じスライスのバランスド GRE で，血管が高信号にみえている．腫瘤の一部に高信号の部分がある（矢印）．破裂肝動静脈奇形（AVM）に伴う陳旧性血腫の例であるが，この高信号の部分は AVM 内の血流に対応する所見である．腹部領域におけるバランスド GRE は，このように血管や病変内の血流の有無に関して重要な情報を与えてくれる撮像法である．

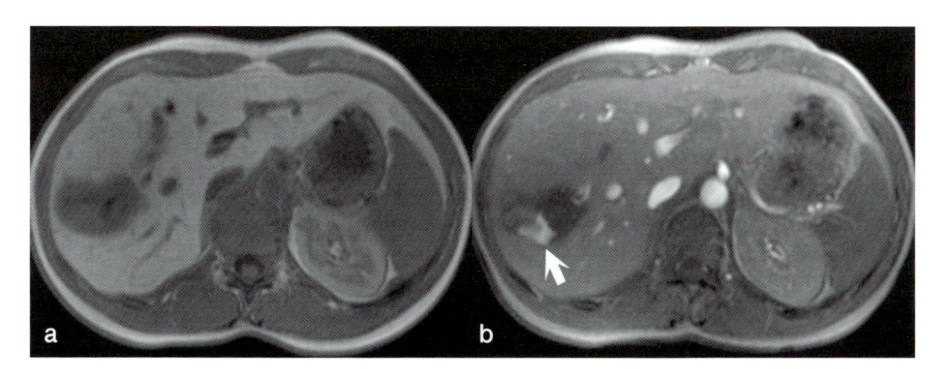

図 50.3 バランスド GRE による腹部 MRI 破裂肝動静脈奇形．a：T1 強調スポイルド GRE，b：バランスド GRE，矢印：AVM 内の血流．

51 バランスド・グラジエントエコー法(2)
Balanced Gradient Echo：Part 2

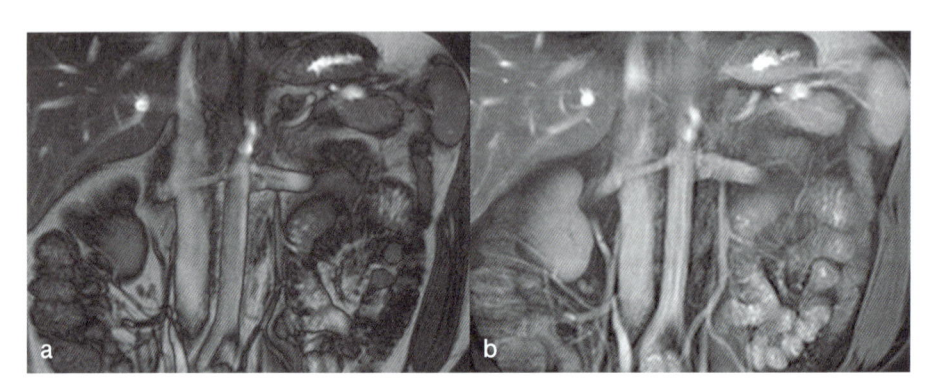

図 51.1　上腹部の b-SSFP(TrueFISP)　a：脂肪抑制なし，b：脂肪抑制あり．

バランスド GRE(→50)は，b-SSFP(balanced steady-state free precession)ともいわれ，多くのアプリケーションに利用されている．b-SSFP の特徴は，傾斜磁場によるディフェージングで失われた信号を，反対の極性の傾斜磁場によって補償し，T2/T1 コントラストをもつ画像が得られることである．この画像は，古典的な T1 強調 SE，T2 強調 SE と同等の診断情報を提供するものではないが，SN 比が非常に高く，組織コントラストが良好であることから，腹部，血管，心臓領域に利用される．図 51.1 は，上腹部の b-SSFP(TrueFISP)で，脂肪抑制なし(a)，脂肪抑制あり(b)で撮像したものである．撮像時間は 1 秒以下であるが，腹部の血管が良好に描出されている．図 51.2 は RF スポイルド GRE(a)と b-SSFP(b)の比較である．心筋，心機能の評価には心腔と心筋のコントラストが重要であるが(→82, 83)，この点については b のほうが良好であることがわかる．

この方法は，磁化率によるバンドアーチファクト(banding artifact)を避けるために静磁場に高い均一性が要求される．図 51.3a にみられるように，このアーチファクトは縞状，線状の構造として現れ，その間隔は静磁場強度と TR に反比例する．シミング技術の進歩により磁場均一性は向上し，このような

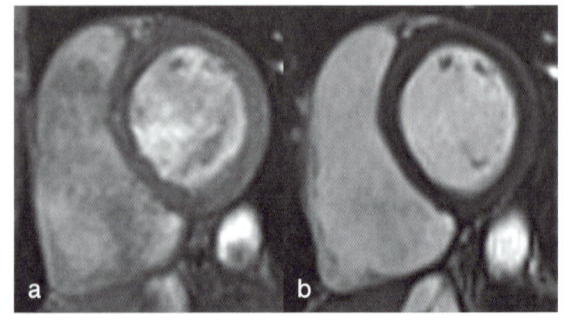

図 51.2　心臓の b-SSFP　a：RF スポイルド GRE，b：b-SSFP．

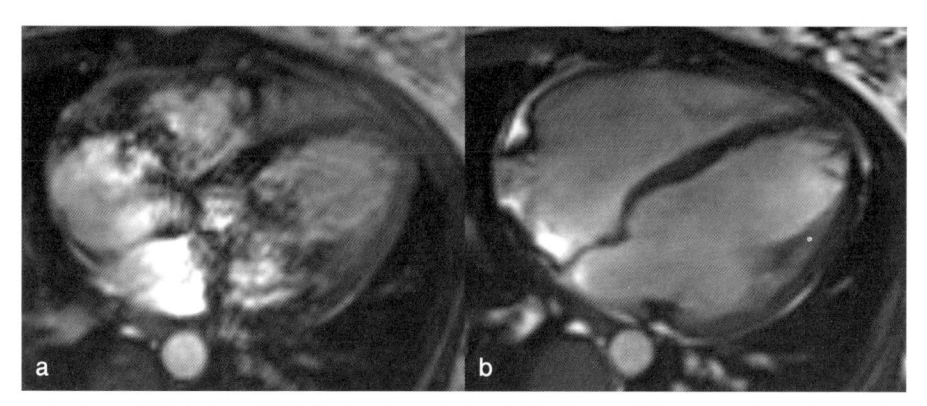

図 51.3　b-SSFP における磁化率アーチファクト　心臓 MRI．a：磁化率アーチファクトの重なり，b：Frequency Scout によりアーチファクトを関心領域からはずした画像．

アーチファクトは軽減されているが，それでも共鳴周波数を 50〜250 Hz ずらすことによって，アーチファクトを関心領域からはずすような対策が必要な場合もある．この方法は Frequency Scout（訳注：Siemens 社）といわれるもので，異なる周波数の画像がいくつか事前に提示され（図 51.4），最もアーチファクトの少ない画像を選んで b-SSFP を撮像することができる．図 51.3b はこうして得られた画像である．磁化率の影響をさらに低減するために，TE，TR は可能な限り小さく設定するとよい．

b-SSFP は，各社から異なる名称で提供されており，TrueFISP（Siemens 社），FIESTA（GE 社），bFFE（Philips 社）などとよばれている．それぞれ実装は異なるが，臨床上はパルス系列の違いよりも静磁場の均一性が重要で，撮像前にイヤリングなど磁性異物をすべて取り外すことが重要である．

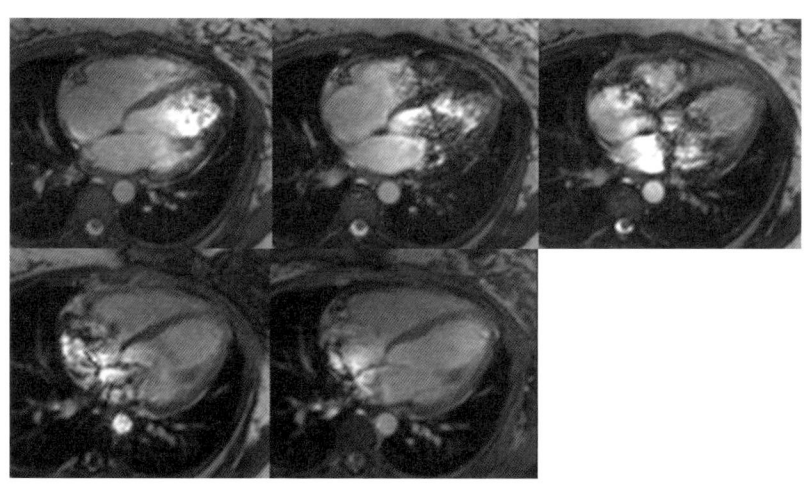

図 51.4　Frequency Scout

52 PSIF
PSIF：The Backward-Running FISP

前述のバランスドGRE(→50, 51)において、スピンエコー(SE)の信号のみを選択的に収集することもできる．興味深いことに、FISPを逆方向に走らせるとこれが可能となる．図52.1において、2本の破線の間が基本的なパルス系列である．①励起パルスが横磁化を生成し、傾斜磁場でディフェーズするが、②引き続く励起パルスにより再収束(リフェーズ)して、③SEの信号としてリードアウトする．基本的な構造はFISPを反転させたものに等しいので、名称も **PSIF** とされている．

最初の励起パルス後、横磁化は位相エンコード傾斜磁場、リードアウト傾斜磁場のためにディフェーズし、データ収集の時点で信号はない．しかし、次のサイクルでは、励起パルスがディフェーズした磁化を再収束するのでSE信号が得られる．PSIFでは、TEはTRより長い．FISPを反転したものであるが、実際にはSEである．PSIFは、バランスドGRE(TrueFISP, FIESTA, bFFE)のSE部分だけを取り出すもので、SSFPの一種とされることもあるが、SSFPという名称は、通常はTrueFISPを指す．

図52.2は、PSIF(a)とCISS(b)(→53)を比較したものである．CISSはバランスドGREのひとつで、励起パルスの位相を変化させ(phase cycling)、フローの影響を受けにくい撮像法である．PSIFはそのうちのSE部分を取り出しており、フローには非常に敏感である．橋前槽の脳脊髄液の信号が失われているのはこのためである(矢印)．したがって、PSIFは脳脊髄液内の脳神経の描出には不適であるが、脳脊髄液の流れによるフ

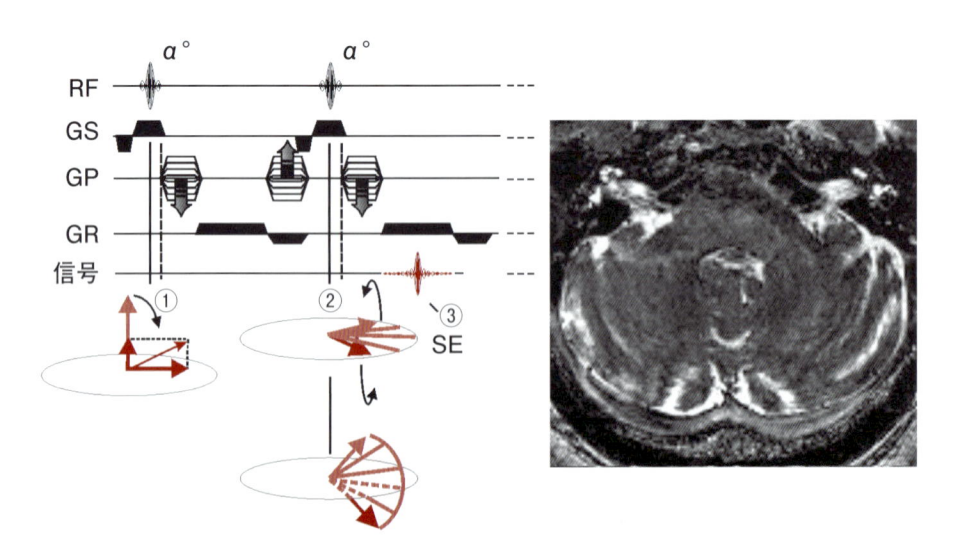

図52.1　PSIFのパルス系列

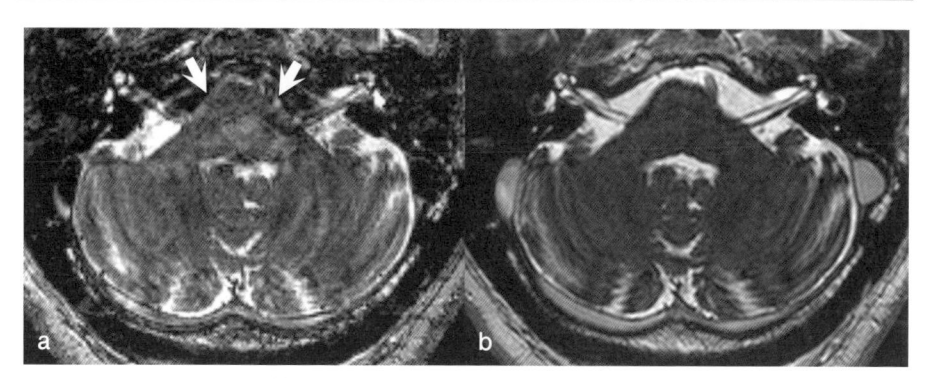

図 52.2　PSIF と CISS の比較　a：PSIF，b：CISS．矢印：橋前槽の信号消失．

ローボイドの診断には有用な場合がある．

　最近，PSIF は脊椎領域の拡散強調画像に応用されている．図 52.3 は，肺癌，第 4 腰椎圧迫骨折のある高齢者の脊椎矢状断像で，T1 強調 SE，STIR，PSIF による拡散強調画像を比較したものである．第 4 腰椎は T1 強調像で低信号，STIR で高信号を示しているが，急性期の良性圧迫骨折，転移による病的骨折の鑑別は難しい．脊椎転移は拡散強調画像で高信号を示すのが普通であるが，この症例では低信号なので(矢印)，急性期良性圧迫骨折が考えやすい．ただし注意すべきは前立腺癌などの造骨性転移で，この場合は拡散強調 PSIF でも高信号を示さないことがある．

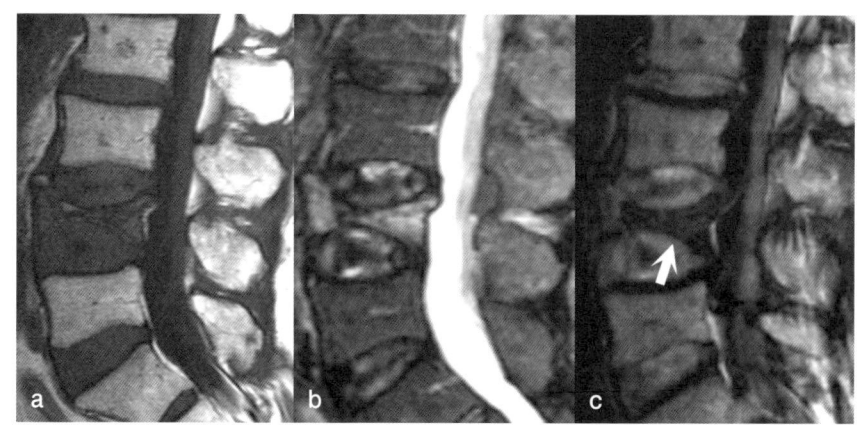

図 52.3　PSIF による拡散強調画像　第 4 腰椎圧迫骨折．a：T1 強調 SE，b：STIR，c：拡散強調 PSIF，矢印：圧迫骨折．

53 | CISS
Constructive Interference in a Steady State

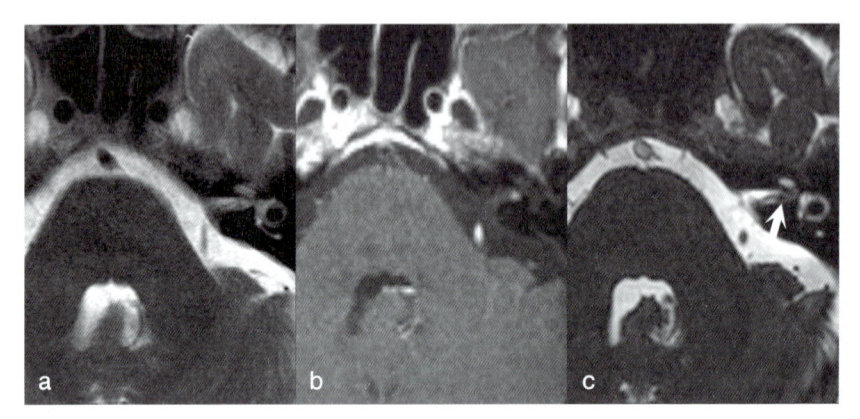

図 53.1 CISS による小さな前庭神経鞘腫の診断　a：T2 強調 FSE，b：造影 T1 強調 SE，c：CISS，矢印：前庭神経鞘腫．

　b-SSFP ではエコーの一部に位相の乱れが存在すると，顕著な干渉縞を生じる（banding artifact）（→51, 52）．特に磁化率の変化が大きい空気/軟部境界などに顕著で，局所磁場の均一性が損なわれてエコーが急速にディフェーズする結果である．内耳はそのよい例で，空気，骨，神経，血管など磁化率が異なる組織が互いに近接する複雑な構造である．このような磁化率の不均一な領域で，高分解能 b-SSFP を撮像するために開発されたのが **CISS**（Constructive Interference in a Steady State）である．

　CISS では，2 種類の 3D b-SSFP データを収集する．それぞれ，励起パルスの位相をわずかに変化させて撮像することにより，干渉縞の位置が少しずれた 2 つのデータセットが得られる．この 2 つを合成するには複雑なアルゴリズムが必要であるが，結果的には一方のデータで無信号となる部位を別のデータで補うことにより均一な画像となり，

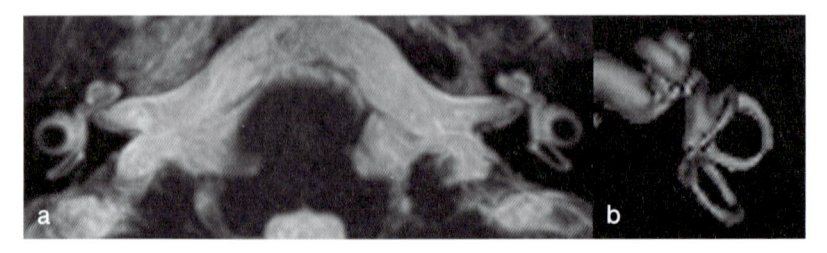

図 53.2　CISS による内耳 MRI　a：内耳道レベルの横断像，b：迷路の 3D 再構成像．

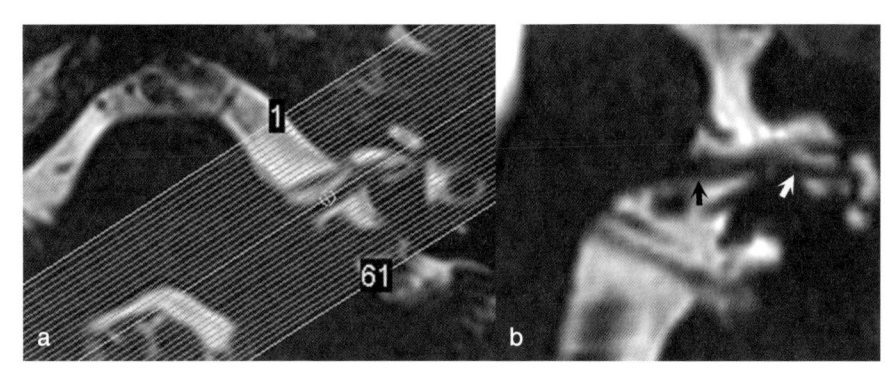

図 53.3 **CISS による内耳神経の描出**　a：内耳道レベルの横断像，再構成位置を示す．b：下前庭神経（矢印）に沿う再構成像．

SN 比も $\sqrt{2}$ 倍となる．

図 53.1 は小さな内耳道内前庭神経鞘腫の症例で，T2 強調 FSE(a)，造影 T1 強調 SE(b)，CISS(c) を比較したものである．T2 強調 FSE はスライス厚 3 mm で，病変を同定することが難しいが，CISS では容易に腫瘍を指摘できる（矢印）．CISS はスライス厚 1 mm なので，隣接するさらに 2 スライスでも腫瘍が描出されている．T1 強調像では造影効果を示す病変が明瞭に描出されている．

T2 強調度の強い 3D CISS は，1 mm 以下のスライス厚の高分解能で撮像し，内耳道，小脳橋角部の微細な構造の描出に用いられることが多い（**図 53.2a**）．また，等方向性ボクセルで撮像すれば，最大値投影法（MIP），サーフェス・レンダリング（SR）などによって，蝸牛，前庭，半規管などを 3D 再構成することもできる（**図 53.2b**）．さらに，内耳道の等方向性再構成では脳神経 VII と VIII を任意の方向に描出することもできる．たとえば，**図 53.3a** のように再構成することにより，b では脳槽内を走る下前庭神経の全長が表示されている（矢印）．

磁場均一性の向上に伴い，この方法を脊椎・脊髄領域に利用することも可能となった．**図 53.4** は 1.5T 装置における頸椎の横断（水平断）像であるが，脳脊髄液と軟部のコントラストが良好なので，硬膜嚢内の脊髄神経前枝，後枝が明瞭に描出されている．CT における MDCT の登場と同様，MRI でも最新のハードウェア，ソフトウェア技術の発展に伴い，近年 3D 撮像法が注目を浴び，2D 撮像から 3D 撮像へのパラダイムシフトが起こりつつある．CISS もこのような 3D 撮像法のひとつである．

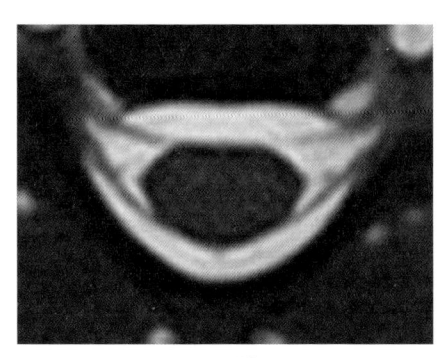

図 53.4　**CISS による頸髄 MRI**

54 TurboFLASH, FSPGR, TFE

TurboFLASH(→訳注1)は，特殊な超高速スポイルド・グラジエントエコー法(→35)で，非常に短い TR，TE，小さなフリップ角を使う方法である(TR の定義については章末の記述を参照)．TR，フリップ角が小さいため，本質的に SN 比が低く，T1 コントラストに乏しい点が問題である．しかし，プレパレーションパルスを使うことにより画質は大幅に改善する．冒頭に 180°パルス(反転パルス)を追加するのが一般的である(図 54.1)．TR 毎に追加する方法もあるが，撮像時間が延長するので普通は行わない．この他のプレパレーションパルスとしては，90°パルスによる飽和回復パルスによって，すべての組織を飽和する方法もある．プレパレーションパルスの使用，および非常に短い TR，TE 設定のため，それに続く超高速 GRE のデータ収集の中心を反転時間 TI に一致させることができ，特定の組織の信号を抑制できる．

臨床応用のひとつに，心筋灌流の評価がある．TurboFLASH は，心腔の造影剤のファーストパス，その後の正常心筋への集積を極めて明瞭に描出できる．同様に，肝，腎の灌流評価も可能である．灌流 MRI の TurboFLASH は，通常シングルショットで撮像する(図54.1)．マルチショット法を使うと，腹部 T1 強調像, in-phase/opposed-phase 画像，息止め造影 MRA などにも応用することができる．脳の T1 強調像にも有用で，2D 法では BLADE(→96)，3D 法では MP-RAGE(→55)などに応用され，高空間分解能，高コントラスト分解能の画像を撮像することができる．

図 54.2 は，TurboFLASH による左心室の造影剤ファーストパスの撮像で，1心拍あたり1枚撮像したものを4枚おきに示したものである．心尖部心筋梗塞の既往をもつ症例であるが，造影効果を示さない腫瘤病変(血栓)，隣接する心尖部心筋の菲薄化(矢頭)が認められる．図 54.3 は，大きな髄膜腫(矢印)の症例で，3T 装置における造影 T1 強調像を，TE の短い FLASH(a)，TurboFLASH による BLADE(b)(→96)を比較した

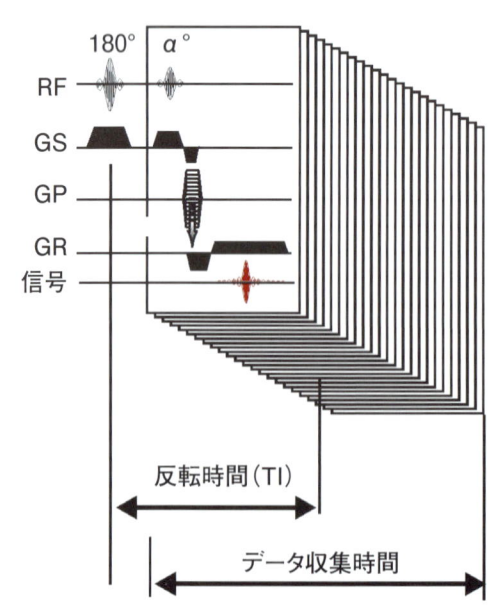

図 54.1　TurboFLASH のパルス系列

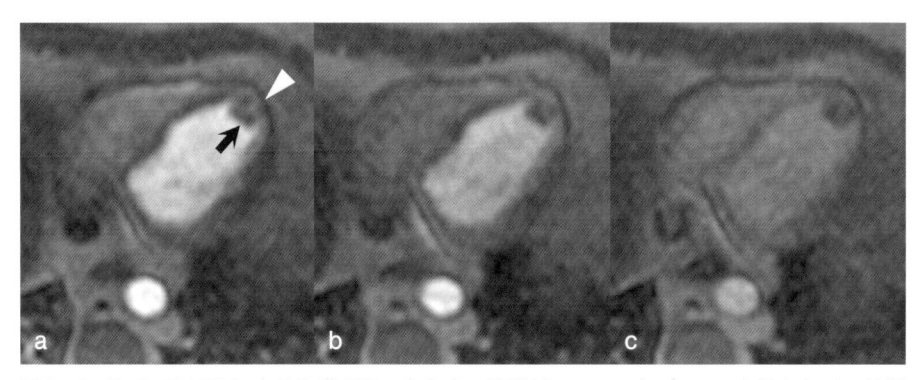

図 54.2　**TurboFLASH による心臓 MRI**　左心室の造影剤ファーストパス．1 心拍あたり 1 枚撮像したものを 4 枚おきに示した．矢印：血栓．心尖部心筋の菲薄化（矢頭）が認められる．

ものである．TurboFLASH では皮髄コントラストが良好で，BLADE を使用しているためゴーストアーチファクト（白矢印）もみられない．

　TurboFLASH に関してしばしば紛らわしいのは，TR の定義である．この種のパルス系列には，2 つの TR がある．ひとつは高速リードアウト傾斜磁場の TR で，通常 6〜12 ms である．もう一つはプレパレーションのパルスの TR で，通常 3 秒以上である．画像コントラストは後者で決まるため，一般にこれが"真の" TR とされている．マルチショット撮像，3D 撮像，BLADE，灌流画像など，いずれの場合も，こちらを実際的な TR とするのが普通である．

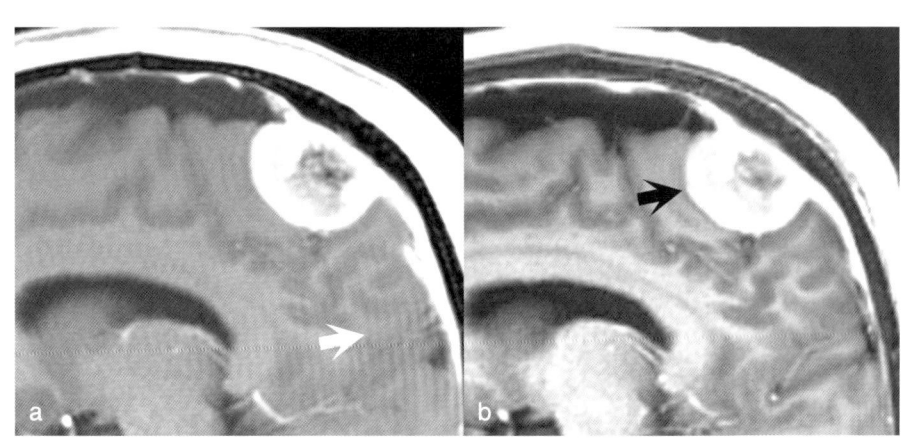

図 54.3　**TurboFLASH による 2D BLADE**　髄膜腫．造影 T1 強調像．a：FLASH，白矢印：ゴーストアーチファクト．b：TurboFLASH による BLADE，矢印：髄膜腫．

55 3D 撮像：MP-RAGE
3D Imaging：MP-RAGE

　TurboFLASH（FSPGR，TFE）を 2D 撮像から 3D 撮像に拡張するには，パルス系列の冒頭に印加する反転パルスの効果が，データ収集中に減弱していく問題を解決する必要があった．3D 撮像では励起パルスの数が多く撮像時間が長いためにこのような問題を生じるが，撮像中に反転パルスを繰り返すことによりこれを克服したのが，**MP-RAGE**（Magnetization-Prepared RApid Gradient Echo）である．3D 撮像では，各断面内の位相エンコードステップそれぞれについて，パーティション（スラブ）方向の位相エンコードステップを繰り返す必要がある．反転パルスは，各パーティション方向の位相エンコードループの直前に置かれるのが一般的である．パーティション方向の位相エンコードループ内では，縦磁化の回復に伴って信号強度が変化していく．

　T1 強調像の撮像において，MP-RAGE にはいくつかの利点がある．マルチスライス 2D 撮像と異なり，MP-RAGE のような 3D 撮像のパーティション方向の位相エンコードは，実用的な時間の範囲（3T 装置では 5 分以下）で薄い連続スライスを撮像できる．反転パルスにより良好な T1 強調が得られるので，SE や 2D GRE に比べて良好な T1 強調像を撮像できる．**図 55.1** は，7 年にわたり再燃を繰り返す多発性硬化症（28 歳女性）の症例であるが，3T 装置による T1 強調 2D GRE（**a**），MP-RAGE（**b**）を比較したものである．脳室周囲白質，皮質下白質に多発，融合した脱髄巣は低信号を示しているが，MP-RAGE のほうが T1 コントラストが良好で，灰白質/白質（小黒矢印），脱髄巣/正常白質（白矢印）のコントラストともに明瞭である．MP-RAGE は 2D GRE に比べてややぼけがあるが，これは面内分解能がやや劣るためである．

　このような等方向性撮像の利点は，空間分解能を維持したまま任意の断面を再構成できることで，たとえば冠状断（**c**），矢状断（**d**）を得ることができる．したがって，MP-RAGE では撮像時間 3 分 52 秒で 3 方向の画像が得られ，2D GRE の撮像時間は約 1/2 だが 1 方向しか撮像できないことになる．3 方向いずれの画像でも，造影効果を示す活動性脱髄巣が認められる（大黒矢印）．

　MP-RAGE は 1.5T，3T いずれにおいても，高分解能の脳 MRI に利用されているが，いくつかの注意点がある．まず，MP-RAGE は GRE なので，金属などによるアーチファクトが FSE より大きい．撮像条件にもよるが，造影効果は FSE に比べて弱いことがある．1.5T 装置の場合，撮像時間が比較的長いのでスクリーニング検査には使いにくいが，3T 装置では比較的短時間で高画質が得られることから，ルーチン検査にも広く用いられている．

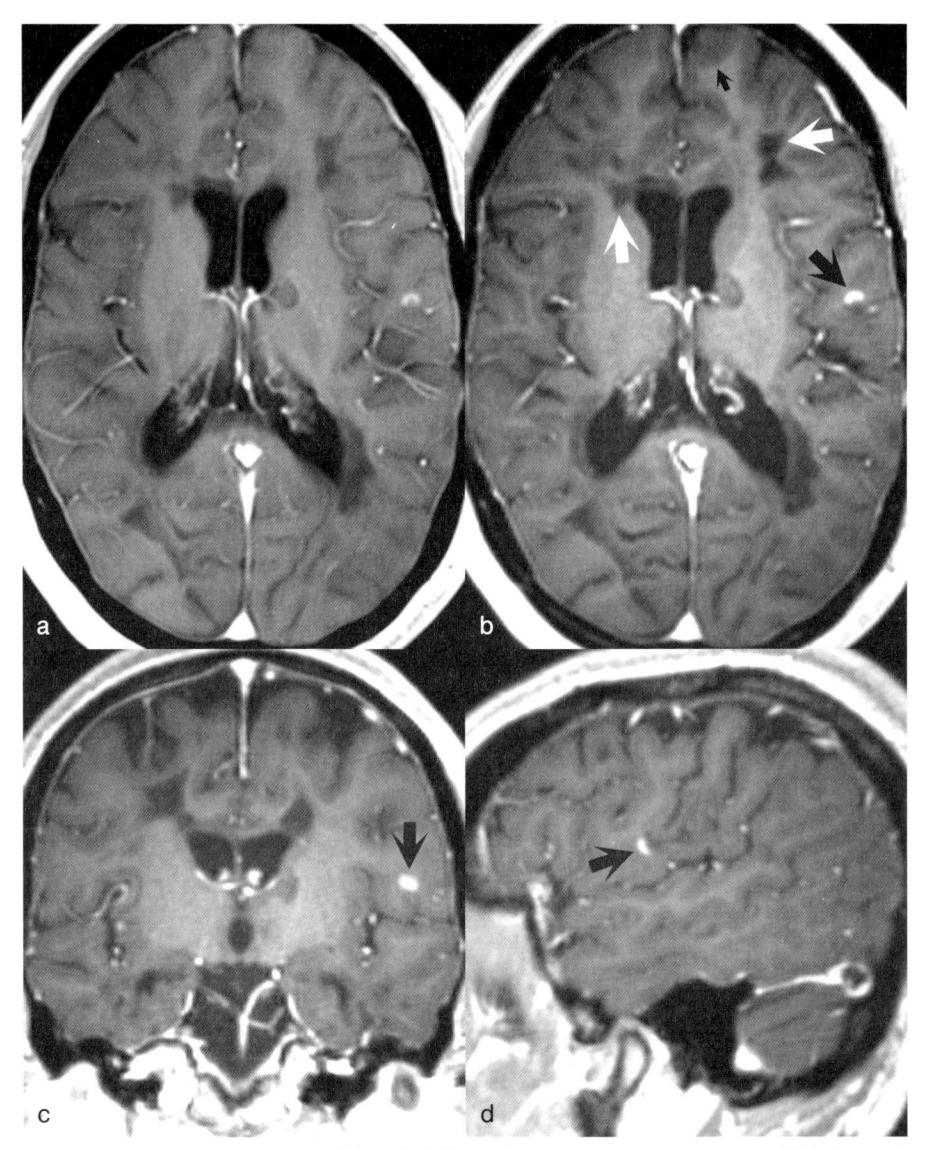

図 55.1　**2D GRE と MP-RAGE の比較**　多発性硬化症．3T．**a**：T1 強調 2D GRE．撮像時間 1 分 52 秒，スライス厚 4 mm，面内分解能 0.86×0.86 mm^2．**b**：MP-RAGE．撮像時間 3 分 52 秒，ボクセルサイズ 1×1×1 mm^3．スライス厚 1.5 mm に再構成．黒小矢印：灰白質/白質境界．**c**：同，冠状断再構成（スライス厚 1.5 mm）．**d**：同，矢状断再構成（スライス厚 1.5 mm）．白矢印：脱髄巣，黒矢印：活動性病変の造影効果．

56　3D 撮像：SPACE
3D Imaging：SPACE

MR の黎明期には，2D SE が最も一般的な撮像法であった．SE は磁場不均一に起因するアーチファクトに強いことから，当時のハードウェアには好適だったといえる．3D SE も可能ではあったが，撮像時間が著しく長くなることから実際的ではなかった．3D 法の利点は，1 回撮像すれば後処理によって任意の断面を高分解能で再構成できることである．FSE(TSE)(→29)の登場により 3D 撮像は可能となったが，3D FSE は比吸収率(SAR)が大きく(→25)，特に 3T 装置では利用困難である．ここ数年，FSE の SAR を低減する方法がいくつか開発されており，いずれも再収束パルスのフリップ角を小さくすることによりこの目的を達成している．

そのひとつに **TRAPS**(TRAnsition between Pseudo Steady states)がある．この方法は再収束パルスのフリップ角を変化させ，k 空間の中心部のみ 180°とするものである．さらにデータ収集中の緩和を考慮して，フリップ角を変化させつつエコートレイン中の信号強度を一定に保つことにより画質を向上する方法もある．この場合は，被写体の緩和時間に関する事前の情報が必要である．**SPACE**(Sampling Perfection with Application optimized Contrasts by using different flip angle Evolutions)とよばれるこの方法では，部位やアプリケーションに応じてフリップ角の変え方を変化させる複雑な方法によって，エコートレインを非常に長くした 3D FSE でも適切なコントラストを得ることができる．SPACE では，3D 撮像を行うことによって SAR を低減し，個々のアプリケーションに応じた CN 比の最適化が図られており，脳，脊髄についてプロトン密度，T1，T2 の各強調像や，FLAIR 類似のコントラストを撮像できる．

図 56.1 は，T2 強調 SPACE による頸椎の画像で，

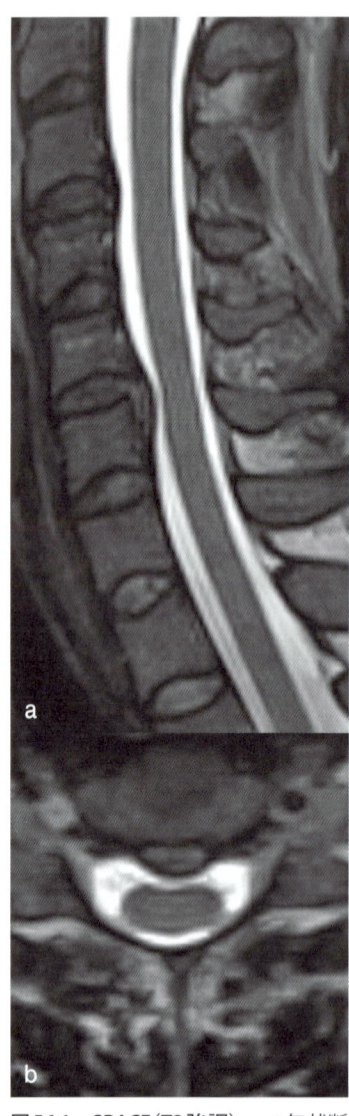

図 56.1　SPACE(T2 強調)　a：矢状断像，b：横断像．頸椎椎間板ヘルニア．パラレルイメージングファクター 3，ボクセルサイズ 0.9×0.8×0.8 mm³，撮像時間 6 分．再構成スライス厚 1.5 mm.

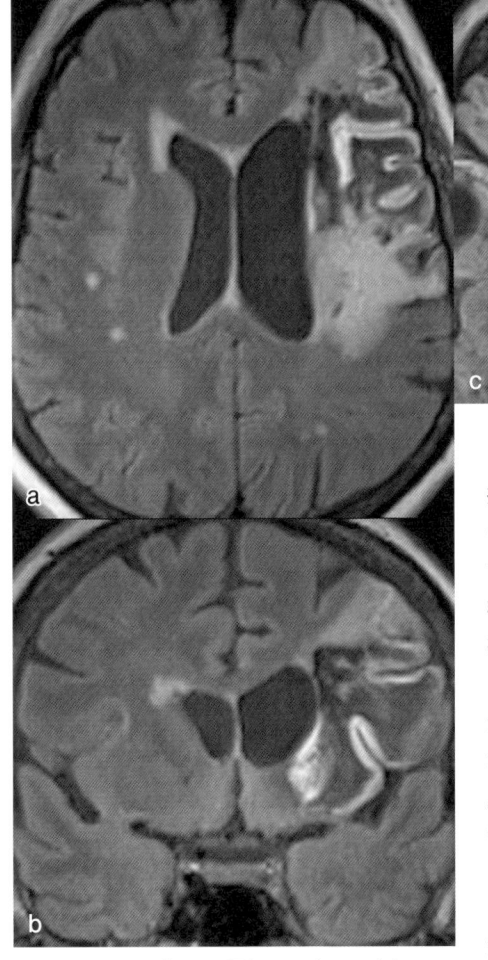

図56.2 SPACE（FLAIR類似コントラスト） a：横断像，b：冠状断像，c：矢状断像．陳旧性脳梗塞．パラレルイメージングファクター2，ボクセルサイズ1×1×0.9 mm³，撮像時間6.5分，再構成スライス厚 1.5 mm．

撮像時間6分である．ほぼ等方向性ボクセルなので，任意方向の再構成が可能で，1.5 mm厚の矢状断，椎間板に平行な横断(水平断)により，椎間板ヘルニアが描出されている．**図 56.2** は，SPACEによるFLAIR類似の画像で，撮像時間6.5分ある．中大脳動脈領域に陳旧性脳梗塞があり，グリオーシス，嚢胞状脳軟化を反映する高信号，低信号の混在が認められる．

SPACEについてもう少し付け加えると，3 msという非常に短いエコー間隔を実現するために非選択的再収束パルスを使用しており，このためエコートレイン数300以上も利用可能で，パラレルイメージングと組み合わせて実用的な時間内に高画質の3D撮像を実現している．特に，脊椎，筋骨格(半月板など)，脳(内耳道など)，解剖学的な微細構造の描出が必要とされる領域に適しており，多発性硬化症の脱髄巣など，小さな病変についても，従来の2D法による薄いスライス(3 mm)の画像よりも検出能に優れていることが示されている．

57 磁化率強調画像（SWI）
Susceptibility-Weighted Imaging

　磁化率強調画像（susceptibility-weighted imaging：SWI）は，高空間分解能，3軸に流速補正を行ったスポイルドGRE（→35）を利用する．特に重要なことは，組織の磁化率を強調するために，通常のイメージングでは捨てられてしまう位相情報を利用することである．SWIでは，まず2種類の画像を再構成する．すなわち，ハイパスフィルタ処理した位相画像，および最小値投影法（minimum intensity projection：MinIP）画像である．最小値投影法画像は，位相情報を加味した振幅画像である．

　SWIは，正常の静脈血，血流，急性期血腫（デオキシヘモグロビン），陳旧性血腫（ヘモシデリン），フェリチンなどに鋭敏である．一般に3T装置のほうが，SN比が高く磁化率効果も大きいために良好な結果が得られ，TE，TRを半減することにより撮像時間を大幅に短縮することができる．

　SWIの代表的な適応として，急性/慢性脳外傷，海綿状血管奇形などがある．特に外傷に関しては，SWIは，びまん性軸索損傷に認められる多発微小出血（microbleeds）の描出能が，2D T2*強調GREに比較して優れている．びまん性軸索損傷は脳に剪断力が働いて発生するもので，皮髄境界，脳梁，深部灰白質，脳幹などに好発する病変である．このほか，脳室内出血，くも膜下出血の描出にも優れ，脳脊髄液腔内の低信号として認められる．したがって，急性くも膜下出血の診断においては，SWIはFLAIRを補完することができる．海綿状血管奇形（図57.1）については，ヘモシデリンに対する感度が高いために，2D T2*強調GREに比較してより大きく描出される．SWIは，より小さな海

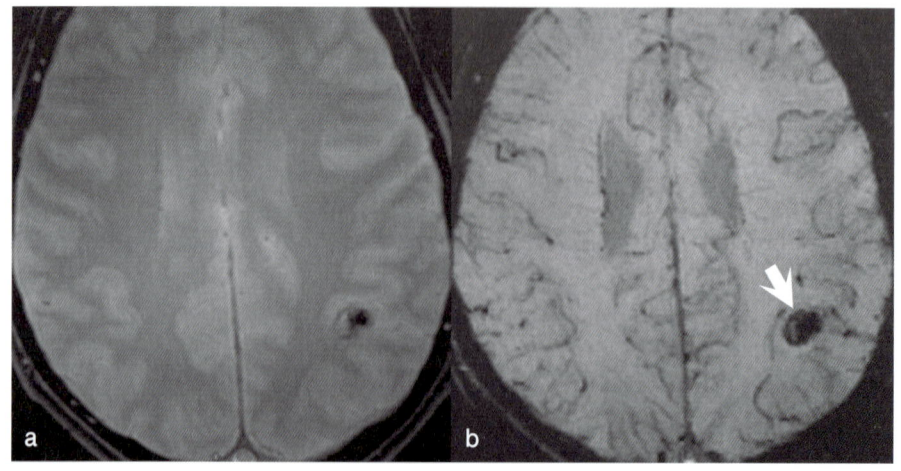

図57.1　磁化率強調画像の例　海綿状血管奇形．a：FLAIR，b：磁化率強調画像，矢印：海綿状血管奇形．

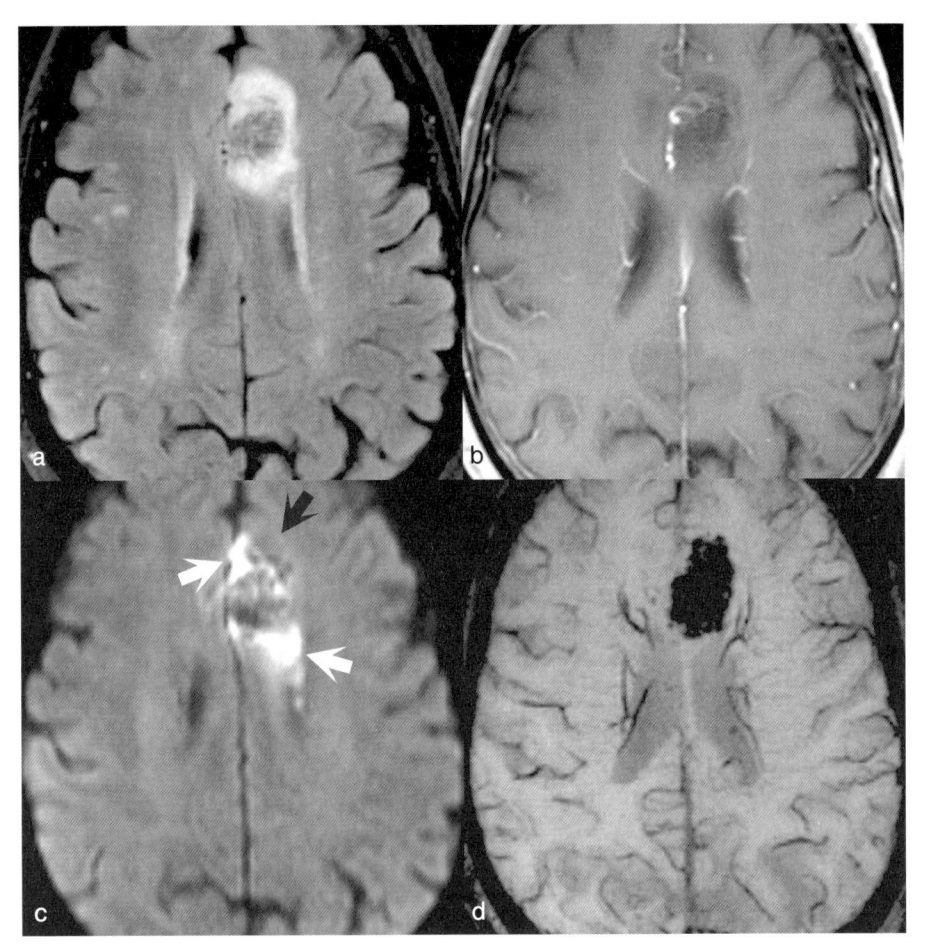

図 57.2 磁化率強調画像の例 出血性脳梗塞．a：FLAIR, b：造影 T1 強調像, c：拡散強調画像，白矢印：細胞内浮腫，黒矢印：血管性浮腫，d：磁化率強調画像．

綿状血管奇形も描出することができる．このことは 10～30％を占める家族性海綿状血管奇形においては非常に小さな病変が多発することから，臨床的にも重要である．このほか，静脈奇形，腫瘍の還流静脈の描出にも優れている．

図57.2 は，SWI が診断に有用であった複雑な症例である．（ここには示していないが）高位の断面で，明瞭な前大脳動脈領域の早期脳梗塞が認められた．FLAIR(a)にて，腫瘍性病変とそれを取り囲む高信号が認められる．造影 T1 強調像(b)では，増強効果は認められない．FLAIR で高信号の部分は，拡散強調画像(c)で見ると，高信号を示す細胞内浮腫(白矢印)，および中間信号強度を示す血管性浮腫(黒矢印)からなることがわかる．磁化率強調画像(d)では，大きな血腫が強い低信号の腫瘤として明瞭に描出されている．すなわち，出血性梗塞と診断できる．この症例は 3T 装置によるもので，d は図57.1b と同じく MinIP 画像である．

58 マルチショット EPI
Multi-Shot EPI

拡散強調画像(→76)では，体動による位相エラーに起因するアーチファクトが大きな問題となる．これは脳脊髄液の拍動のような，巨視的な(コヒーレントな)動きが原因となる．このため，マルチショット撮像では，ショット毎の位相のばらつきによるゴーストアーチファクト(ghost artifact)を生じるので，**シングルショット・エコープラナー法**(ss-EPI)による高速撮像が行われるのが普通であった．しかし，ss-EPI による拡散強調画像は，空間分解能，SN 比が低く，組織境界面や金属による磁化率アーチファクトが大きい，などの問題がある．特に，静磁場強度が大きくなると，磁化率，空間分解能がさらに大きな問題となる．ss-EPI における磁化率アーチファクトは，1回の励起パルスで，各スライスの空間の全データを収集するためにリードアウト時間が長いことに起因する．これを短縮するためには，SENSE，GRAPPA などのパラレルイメージングが使われることもある(→118, 119)．

このような ss-EPI の問題を解決するべく，ショット間の位相を補正してアーチファクトを回避できるような**マルチショット EPI**(ms-EPI)が開発された．これは，各ショットにおいて k 空間の中心部をナビゲータエコーとして収集したデータを使用して位相を補正するもので，このナビゲータデータによる 2 次元非線形補正は特に有効である．励起ごとに，k 空間の一部のみを収集するこの方法は，ss-EPI に比較してリードアウト時間を短縮し，磁化率アーチファクトを低減することができる．一般的な ms-EPI では，各励起毎のデータを，k 空間上の k_y 軸方向にインターリーブ(interleave)して収集する．この場合，磁化率アーチファクトの低減には有効であるが，2 次元位相補正については問題を生じる．すなわち，通常の ms-EPI はナイキスト条件を満たさないためにイメージ領域でデータの折り返しが発生する(→92)．

そこで新たな方法として，**リードアウトセグメンテッド EPI**(readout-segmented EPI：rs-EPI)が開発された．これは **RESOLVE**(REadout Segmentation Of Long Variable Echo trains)とよばれるもので，k 空間のリードアウト方向(k_x軸)をいくつかのセグメントに分割し，それぞれの中で y 軸方向の全長にわたってデータを収

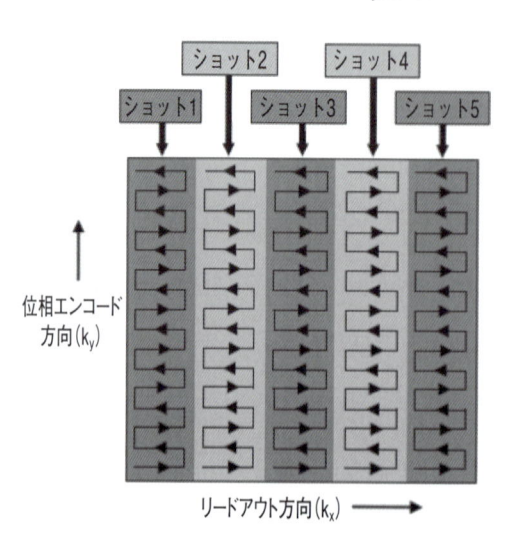

図 58.1　rs-EPI のデータ収集法

集するものである(図58.1).各セグメントは,それぞれ別のショットのスピンエコーとして収集されるが,各ショットではもう1つ180°パルスを追加して2つめのスピンエコーを生成し,これによってk空間中心部のナビゲータデータを収集する.X軸方向の列数を減らすことにより,高速な傾斜磁場反転が可能となり,これに伴ってエコー間隔の短縮,リードアウト時間の短縮,磁化率アーチファクトの低減をはかることができる.

rs-EPIでは,各ショットから得られるk空間上のデータポイントは連続しているので,ナイキスト条件を満たし,ナビゲータデータによる位相補正も問題なく行うことができる.

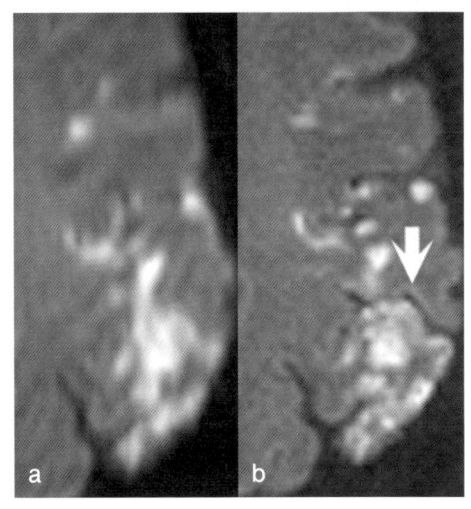

図58.2 ss-EPIとrs-EPIの比較 中大脳動脈領域の脳梗塞.a:ss-EPI,b:rs-EPI.矢印:脳溝.

図58.2は,左中大脳動脈領域の脳梗塞の例で,ss-EPI(a),rs-EPI(b)による画像を比較したものである.空間分解能は同等であるが,SN比はrs-EPIのほうがはるかに高い.脳溝の描出も明瞭である(矢印).

rs-EPIは,ss-EPIに比べて,k空間の全データを収集するために必要なRF励起数(ショット数)が多いので撮像時間は長い.しかしその一方で,空間分解能,SN比は向上しており,特にSN比の向上によりパラレルイメージングと併用して撮像時間の短縮も可能である.

この方法は今後,乳腺,脊椎,腎などの拡散強調画像に応用可能で,拡散テンソル画像(DTI),fMRIなどによる微細構造,神経路の描出についても一層の発展が期待されている.

59 VIBE
Volume Interpolated Breath-Hold Examination

　k空間の周辺部は，画像の微細構造，すなわち高空間周波数のデータを含んでいる．この部分の信号は，絶対量としては非常に小さいが，特に不均一な被写体の場合は相応の情報をもっており，ここを無視すると打ち切りアーチファクト（truncation artifact，→93）を生ずることになる．この部分をゼロで置換すると，画質の大幅な改善が得られる（図59.1b）．図59.1aは，3D撮像によるk空間データの収集を表したものであるが，図59.1bではスライス選択方向の中心部のみ収集している．このような補間したデータの場合，k空間全体のデータを収集する場合に比べて，得られる画像は異なったものとなる．しかし，この方法を応用した**VIBE**（Volume Interpolated Breath-hold Examination）（→訳注2）は，部分容積効果（partial volume effect）を改善することができる．つまりゼロフィル（zero filling）は，空間分解能の向上には役立たないが，ピクセルの形，大

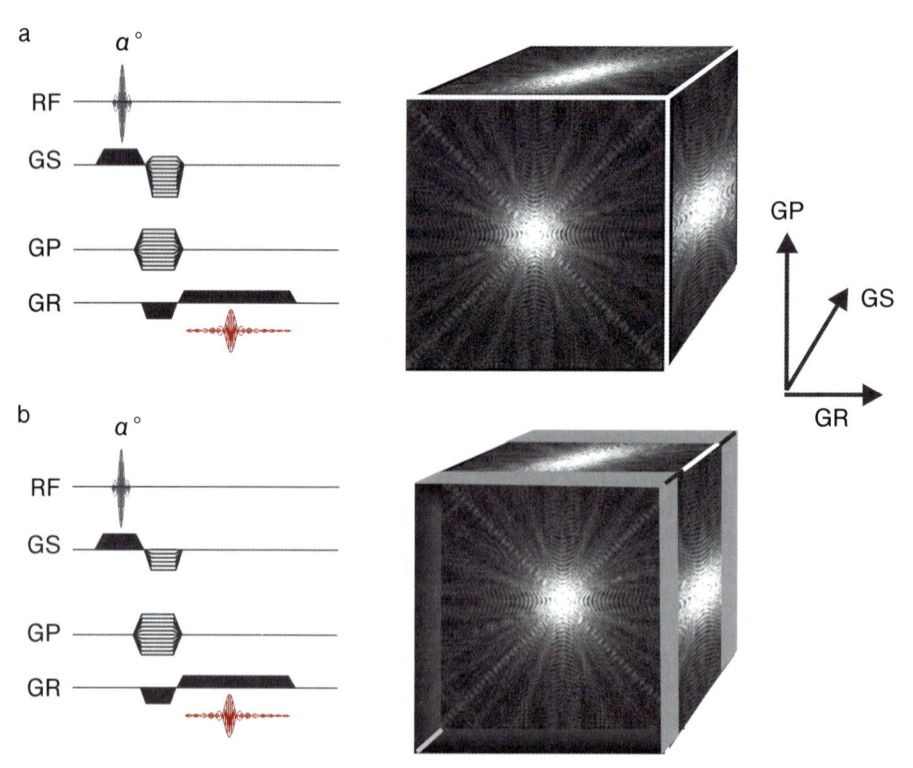

図59.1　VIBE　a：通常の3D撮像，b：VIBE．スライス方向の中心部のみデータを収集し，両端はゼロを充填する．

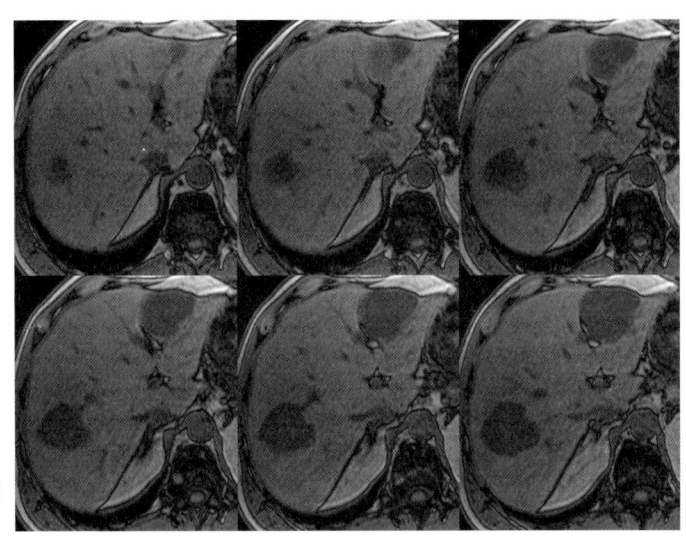

図59.2　VIBEによる腹部MRI　多発肝血管腫.

きさに起因するアーチファクトの低減には有用である(→117).

図59.2は，多発肝血管腫の症例の1.5T装置によるVIBEの画像である．VIBEでは，20秒の息止めで，広い範囲をカバーする高分解能画像を，2〜3 mmの薄い連続スライスで撮像することができる．分解能については，3T装置の場合，$2\times2\times2$ mm^{3}の等方向性ボクセルが可能である．臨床的には，上腹部のダイナミック造影MRI，MRコロノグラフィ(colonography)などに利用される．脂肪抑制併用3D FLASHに組み込まれるのが一般的である．

図59.3は，スライス厚3.5 mmのVIBEによるガドリニウム造影MRI(a)と，スライス厚6 mmの2D FLASHによるリゾビスト(鉄造影剤)MRI(b)を比較したものである．肝左葉に大きな肝細胞癌が認められるが，VIBEはより薄いスライスを撮像することができ，脂肪抑制を併用して，1回の息止め下にSN比の高い画像を得られること，そして3Dによるギャップのない連続スライスを撮像できる点で優れている．

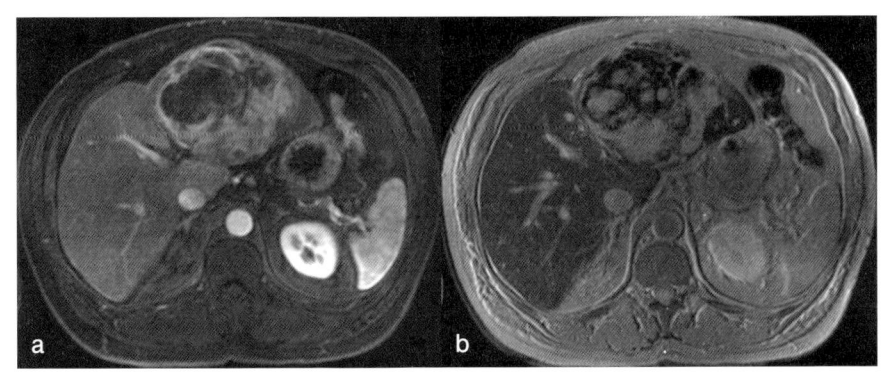

図59.3　VIBEと2D FLASHの比較　肝細胞癌．a：VIBE，スライス厚3.5 mm，ガドリニウム造影後．b：2D FLASH，スライス厚6 mm，リゾビスト造影後．

60 肝脂肪定量
Hepatic Fat Quantification

MRIで肝の脂肪を定量する方法が，いくつか知られている．確立された方法としては，**スライス選択的二項パルス**（spectral-spatial excitation，→41）を利用する方法，および **Dixon法**（in-phase/opposed-phase GRE，→43）を利用する方法である．図60.1は，Dixon法による肝内脂肪分布の表示である．opposed-phase画像（a），in-phase画像（b）から計算した脂肪定量マップ（c）は，縦緩和，横緩和の影響を補正してopposed-phase画像に重ねて表示したものである．右葉の外側に脂肪沈着が認められる．

2つの方法はいずれも，一定の条件が満たされる限り信頼性は高い．spectral-spatial pulseを利用する方法は，高度の静磁場均一性が必要とされ，また特に肥満患者の場合はシミングに時間がかかるが，肝内脂肪分布を直接的に画像化することができる．Dixon法は，T1緩和，T2*緩和の補正のためのデータ収集が必要で，後処理が複雑である．しかし，いずれの方法も，肝内脂肪の比率を定量可能で，互いの相関もよい．

Dixon法の場合，フリップ角を10°以下に小さくして，縦緩和の影響を最小限に抑えることにより，T1緩和補正を省略することが可能である．さらにT2*緩和についても，**3-point Dixon法**といわれる同じパルス系列内でin-phase画像をもう1つ収集する方法を用いると，これを推定することができる．すなわち2つのin-phase画像からT2*緩和を簡単

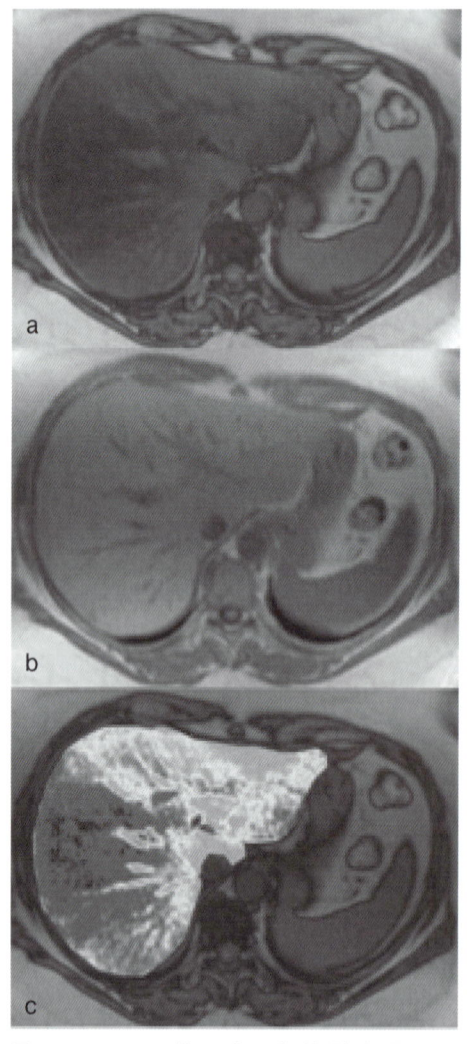

図60.1 Dixon法による肝脂肪定量　a：opposed-phase画像，b：in-phase画像，c：肝脂肪定量マップ．〔Springer F, et al. Invest Radiol 2010；45：488より，許可を得て転載〕

な方法で算出することにより，脂肪定量の補正のほか，肝内鉄分布の定量も可能である．

3-point Dixon法による肝脂肪定量は，線維化，肝硬変などに左右されず，肝生検との相関に極めて優れている．
図60.2は，別の症例の3-point Dixon法によるT2*緩和補正を行った肝脂肪定量である．脂肪マップ(a)は，脂肪定量値を0～100％で示したものである．b, cは四角で囲った部分のエコーガイド下生検像で，それぞれ定量値5％，95％に相当する．

最近の新しい方法のひとつに，シングルボクセル・スペクトロスコピーを用いる定量法がある．複数のTEで測定した水と脂肪の積分値をTE＝0に外挿することにより脂肪を定量するが，鉄含有量も計測可能である．シングルボクセルに限定されるが，撮像時間15秒なので息止め下でも計測できる．脂肪定量法としてはマルチエコー法と並んで最も精度が高い方法であるが，技術的に複雑で，計測範囲が狭いことが欠点である．

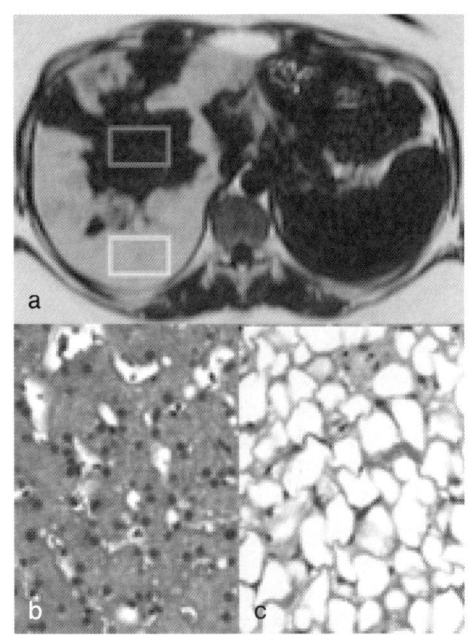

図60.2　3-point Dixon法による肝脂肪定量
a：肝脂肪定量マップ．b：生検像（灰色の四角），定量値5％．c：生検像（白の四角），定量値95％．
［Kühn JP, et al. Invest Radiol 2011；46：785より，許可を得て転載］

61 MR胆管膵管撮像（MRCP）
Magnetic Resonance Cholangiopancreatography

胆管，膵管の閉塞は，激しい腹痛をはじめとするさまざまな症状の原因となる（図61.1）．この領域の結石の診断については，従来は内視鏡的逆行性胆管膵管造影（ERCP）のような侵襲的な検査が必要であった．**MR胆管膵管撮像**（MRCP）は，簡便かつ非侵襲的に，胆管・膵管，およびその周辺臓器を検索できる方法である．

まず胆管・膵管の位置決めと，その周囲の状態を検索するためにT1強調像あるいはT2強調像を撮像する．図61.2aは，息止め下の2DスポイルドGRE（→35）による横断（水平断）像で，拡張した総胆管（矢印），正常膵管が描出されている．胆管・膵管の位置，撮像範囲を決めるために，さらに冠状断を追加することもある（図61.2b）．撮像位置が決定したら，MRCPの撮像に移るが，これには通常2つの方法がある．

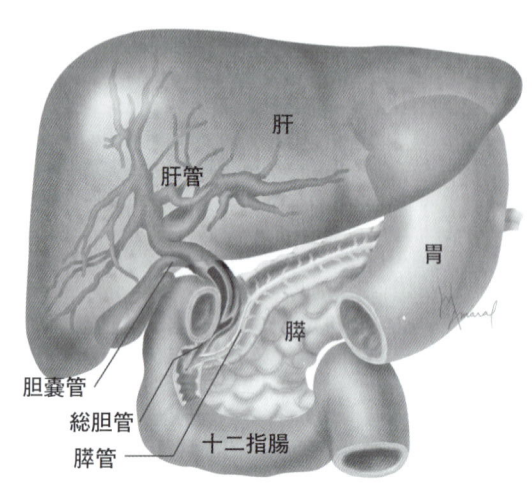

図61.1　胆管・膵管の解剖

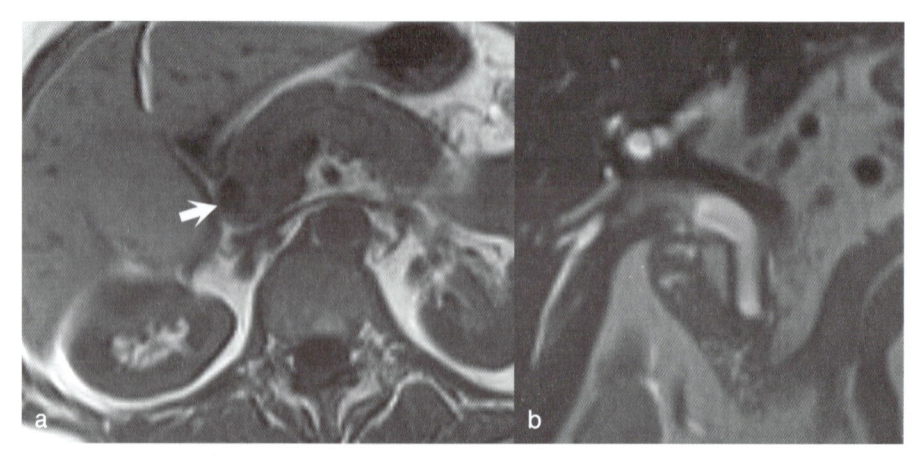

図61.2　MRCP前の撮像　a：息止め下の2DスポイルドGRE，矢印：拡張した総胆管．b：T2強調冠状断像．

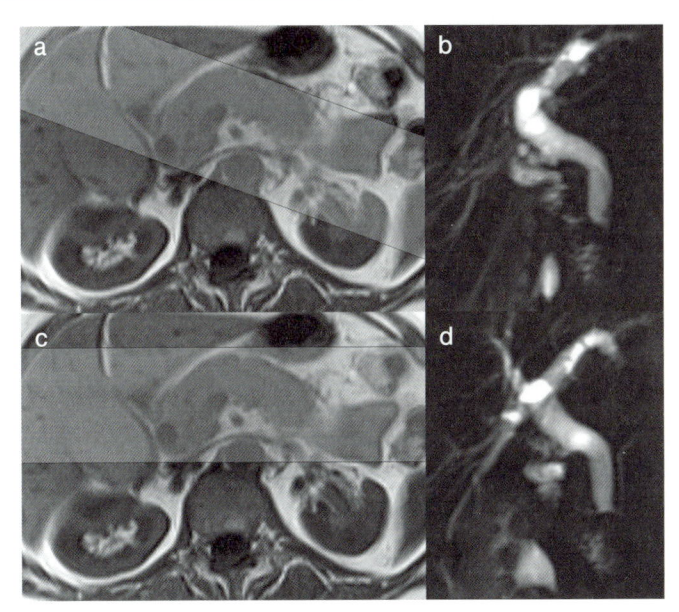

図 61.3　2D MRCP　a, c：息止め下の 2D スポイルド GRE，b, d：2D MRCP.

2D MRCP は，TE を 150 ms 以上に長く設定した，厚いスライス厚のシングルショット 2D 撮像を，血管や腸管が重ならないように複数の方向から撮像する．図 61.3a に示す断面で撮像した MRCP（b）は，総胆管の重なりにより主膵管がよくみえない．角度を少し変えて c のようにすると，胆管，膵管ともに明瞭に描出できた（d）．この 2D 撮像による方法は，撮像時間が 5 秒以下と短く，角度を変えて繰り返すことができるのが利点である．

3D MRCP は，等方向性ボクセルによる高空間分解能の 3D 撮像を行い，後処理を加える．撮像時間は 4～6 分，自由な呼吸下で撮像し，呼吸の影響を補正するためにナビゲータエコーを使用する．図 61.4 は，このようにして得られたデータに，最大値投影法（MIP）処理を加えた画像である．MIP により，SN 比の低い部分が除去され，結果的に胆管・膵管のみの画像となる．データは等方向性なので，任意の回転角度から観察することができる．ERCP にはそのまま治療手技を追加することができる利点があるが，MRCP は，極めて優れた胆管・膵管の非侵襲的評価法である．

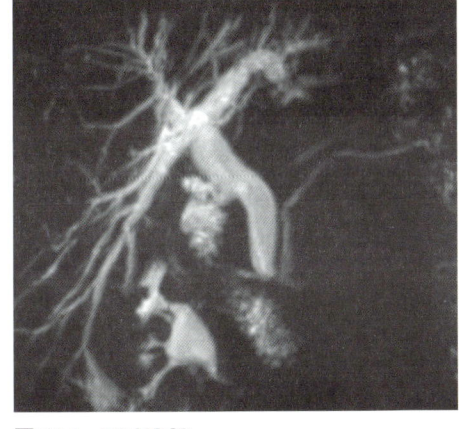

図 61.4　3D MRCP

62 軟骨マッピング画像
Cartilage Mapping

　関節軟骨は硝子軟骨なので，いったん損傷すると修復力に乏しい．膠原線維，グリコサミノグリカン，細胞外液，少数の軟骨細胞からなり，正常では膠原線維，グリコサミノグリカンが大部分を占める．MRIによる**軟骨マッピング**は，軟骨の化学組成を非侵襲的に定量評価できる手法である．現在のところ，臨床的に利用可能な方法は，軟骨のガドリニウム造影遅延相(delayed Gadolinium Enhanced MRI of Cartilage：**dGEMRIC**)をT2強調像，T2*強調像と組み合わせるものである．

　dGEMRICは，T1緩和を評価することにより軟骨のグリコサミノグリカンを定量する．グリコサミノグリカンは負に帯電した側鎖をもつ大分子であるが，ガドリニウムのキレートも負に帯電しているため，造影剤の分布はグリコサミノグリカン濃度に反比例し，その量を間接的に定量できる．dGEMRICではまず，2D高速反転回復法，あるいは可変フリップ角を利用する3D VIBE(→59)を撮像してT1マップを作成する．続いて，2倍量のイオン性ガドリニウム造影剤を投与し，10～20分間関節を運動させる．dGEMRICは軟骨内のグリコサミノグリカンの分布を描出するが，変形性関節症では低値となることが多い．dGEMRICは，変形性関節症を早期に診断することにより，進行を遅らせるための外科的治療の至適タイミングをはかるのに有用である．

　図62.1は，dGEMRICによるT1強調冠状断像で，軟骨細胞自家移植の位置に一致して大腿骨外側顆の関節軟骨の輝度が低下しており(矢印)，本来の軟骨に比較してグリコサミノグリカン濃度が低下していることを示している．

　T2マッピングは，関節軟骨における水分子と膠原線維ネットワークの相互作用を評価する方法である．通常，2Dマルチエコーの**CPMG**を使用する．硝子軟骨のT2値は，膠原線維の量，膠原線維の異方性走向に著しく敏感である．一般にT2値の延長は，軟骨障害を示唆する所見である．**図62.2a**は，30歳台，無症状のアスリートの膝関節で，マルチエコー矢状断で撮像されている．**図62.2b**には，これから計算したT2マップを示す．大腿骨内側顆の後面に高信号があり(矢印)，初期の軟骨軟化症を示す所見である．T2マップはおもに変形性関節症の早期診断，軟骨破壊の評価，術後の軟骨再生の評価などに用いられる．

　T2*マッピングはT2マッピングに替わるもので，**3DマルチエコーGRE**

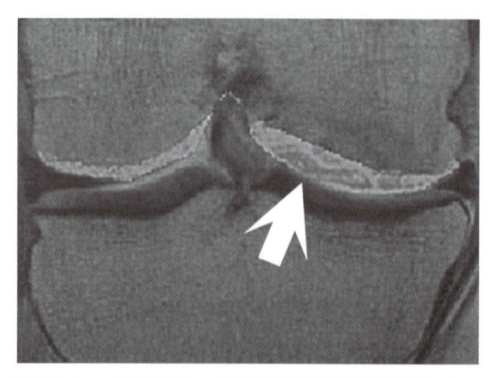

図62.1　dGEMRIC　dGEMRIC(造影T1強調像)．
矢印：軟骨細胞自家移植後．

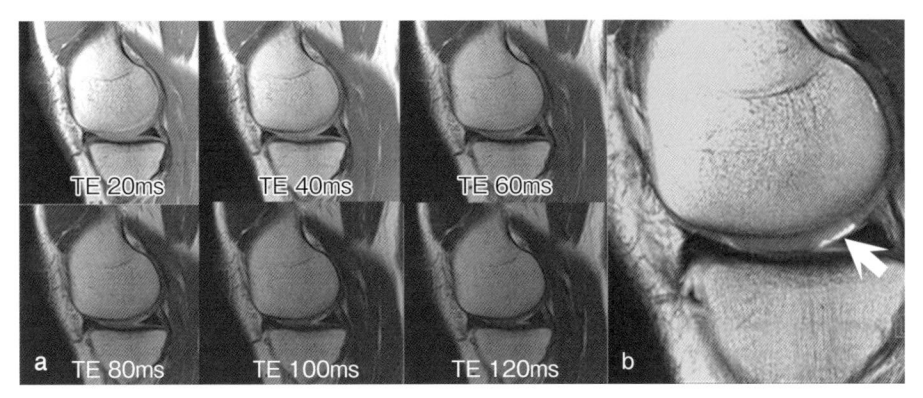

図 62.2　T2 マップ　無症状のスポーツマン．a：マルチエコー CPMG，b：T2 マップ．矢印：初期の軟骨軟化症．

を使用する．T2*緩和は，T2 緩和および微視的な磁化率不均一によるディフェージングによる本来のT2*緩和の総和である．T2*値の分布は，T2 値の分布および軟骨の微視的構造の変化を反映している．T2*低値は，T2 低値に加えて微視的磁化率の不均一を反映する．図 62.3 は健常ボランティアの膝関節矢状断の T2*マップである．大腿骨に接して正常の硝子軟骨が認められる．T2*マップは，3D 撮像によって短時間，高空間分解能の，関節軟骨の微細構造の評価が可能である．

関節軟骨のマッピングは，ほとんどの臨床機に容易に組み込むことができ，軟骨の生化学的性質の評価，軟骨病変の早期診断，術後の経過観察に有用である．

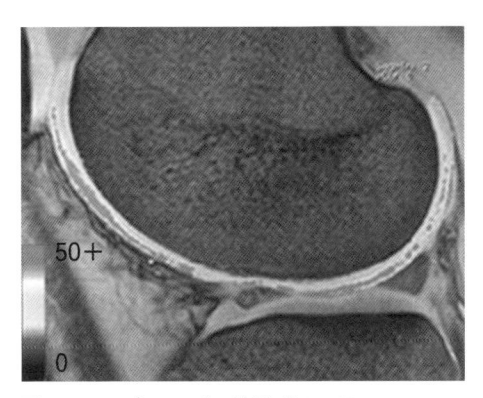

図 62.3　T2*マップ　健常ボランティア．

63 フロー効果：速いフローと遅いフロー

Flow Effects：Fast and Slow Flow

図 63.1 に示す 2 枚は，同一症例のもので，撮像スライス数のみ異なる画像である．a は多数のスライス枚数があるマルチスライスの中ほどの 1 枚，b は少数のマルチスライスのいちばん端の 1 枚である．いずれも同じ T1 強調像であるが，b は上矢状静脈洞に流入する皮質静脈が高信号に映っている．これは**流入効果**(inflow effect)，あるいは **flow-related enhancement** といわれる現象である (→65)．

フロー（液流）は，T1，T2，プロトン密度と同じく，MRI のコントラストを決定する基本的なパラメータである．フローの信号強度は，パルス系列，流速，流れの方向，乱流の有無，データ収集方法などに依存して変化する．

スピンエコー(SE)法のパルス系列は，90°パルスと 180°パルスからなるが，いずれもスライス選択的パルスで，双方のパルスを受けた組織のみが MR 信号を発生する．血液もその例外ではない．血液があるスライスに流入する場合，その血液は撮像範囲外では 90°パルスを受けていないので事前に飽和されていない．したがって，撮像範囲を通過中に 90°パルス，180°パルスの双方を受けることができる程度に遅いフローであれば，撮像範囲内にとどまっていて 90°パルスを繰り返し受けて飽和されている血管周囲の組織に比べて信号強度は大きくなる．これが前述の flow-related enhancement のメカニズムで，図 63.1b の皮質静脈が高信号となった理由である．この効果は，血流がスライスに垂直である場合に最も顕著となる．

一方，流速が大きく，90°パルス，180°パルスの双方を受けることができない場合，あるいはマルチスライスの励起範囲や厚いスラブの中ですでに飽和されている場合は，MR 信号が減弱したり（図 63.1a），あるいはまったくの**無信号**（フローボイド flow void）となる．

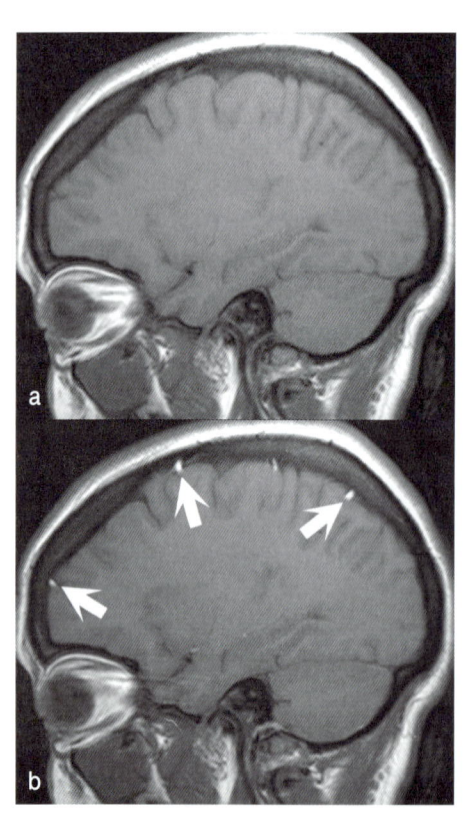

図 63.1　正常例．T1 強調矢状断像．a：多数のスライス枚数があるマルチスライスの中ほどの 1 枚．b：少数のマルチスライスのいちばん端の 1 枚．矢印：皮質静脈の流入効果．

図63.2は，中脳水道狭窄により，第三脳室，側脳室の長期にわたる拡大がある小児例である．T1強調矢状断像において，脳底動脈(a，矢印)，海綿静脈洞内の内頸動脈(b，矢印)がフローボイド(無信号)となっている．ここには映っていないが，T2強調FSE横断(水平断)像では，上矢状静脈洞や皮質静脈もフローボイドを示している．

このように，動脈，静脈などの血流は流速，スライス面との角度，パルス系列などによって，低信号になったり高信号になったりする．一般に，SEでは一部の例外を除いて血流は無信号(フローボイド)となる．これを利用したSEを基本とする血流撮像法は，**black-blood法**(あるいはdark-blood法)とよばれる(→69, 82)．一方，GREでは，(特に1スライスあるいは1スラブの撮像では)，flow-related enhancementによって血流は高信号になり，TOF MRAはこれを利用する方法である(→66)．

フローを適切に解釈することは非常に重要である．図63.3は，頭痛，嘔気・嘔吐を訴えた若年女性で，経口避妊薬による上矢状静脈洞血栓症の症例である．T2強調FSEにて，太い大脳皮質静脈はフローボイドを示すのが正常であるが，aでは硬膜静脈洞は血栓のためにやや膨隆し，フローボイドを欠いている(矢印)．抗凝固療法後，静脈洞の再疎通が得られ，1か月後のMRIではフローボイドが正常に認められる(b)．フローの画像所見は紛らわしいことも多い．MRA以外の画像でフローの有無を評価する1つの方法として，同じ条件で2方向から撮像する方法がある．いずれの画像でも血管が同じ輝度であれば，閉塞している可能性が高い．

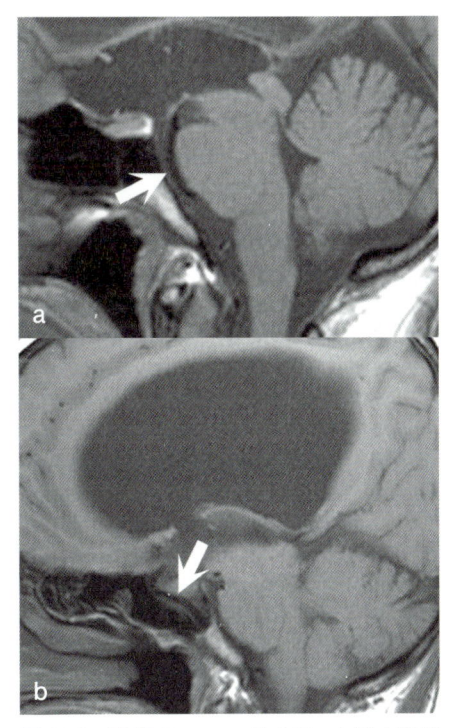

図63.2 **動脈のフローボイド** 中脳水道閉塞症．a：T1強調矢状断像，矢印：脳底動脈のフローボイド．b：T1強調矢状断像，矢印：内頸動脈のフローボイド．

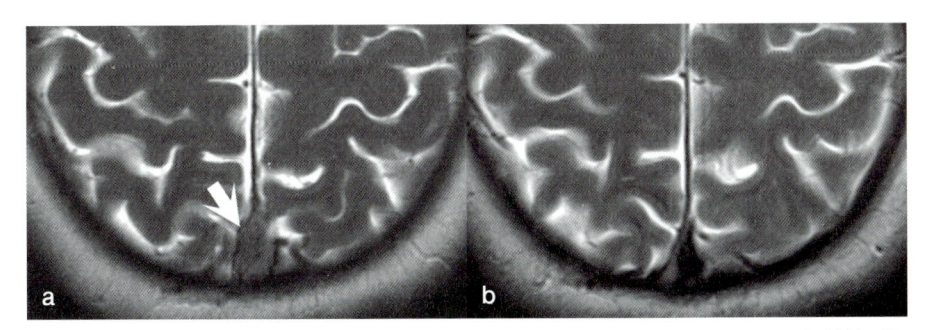

図63.3 **血栓症とフローボイド** 上矢状静脈洞血栓症．a：T2強調FSE，矢印：上矢状静脈洞のフローボイド欠損．b：1か月後(再疎通後)．

64 フローの位相コントラスト法
Phase Imaging：Flow

　位相画像(phase imaging)は，静止スピンと移動スピンを識別して，フロー(液流)を画像化することができる．すでに学んだとおり，プロトンの共鳴周波数(ラーモア周波数)は静磁場強度に比例し，磁場が強いほど共鳴周波数は高くなる(→14)．プロトンが傾斜磁場内を移動すると磁場強度が変化するため，その共鳴周波数は次第に変化する．したがって，一定の周波数で回転している静止プロトンに対して，移動しているプロトンの位相は変化していく．この位相変化は移動速度に比例するので，位相のずれの大きさを知れば間接的に流速を測定することができる．このように位相変化の計測によって，流速の測定や MRA(→68)が可能となる．

　位相コントラスト法では，**速度エンコード傾斜磁場**(velocity encoding gradient)を印加する．この傾斜磁場は，血液，脳脊髄液など，対象とするフローの速度に応じてその振幅，持続時間を調節することができる．これを **VENC**(velocity-encoding factor)といい(→68)，その値は計測する最大流速よりやや大きめに設定する．しかし，局所的な磁化率の不均一によって静止プロトンの位相も変化する．これを打ち消すために，2つのパルス系列が必要となる．すなわち，流速エンコードを行う撮像と，流速補正(flow compensation)を行う撮像である．流速補正は，フロー効果を抑制する勾配磁場を印加する方法である(→105)．この両者を引き算することにより，静止プロトンの位相変化はゼロとなって，バックグラウンドを抑制することができ，移動するスピンについては正味の移動による位相変化のみを計測することができる．

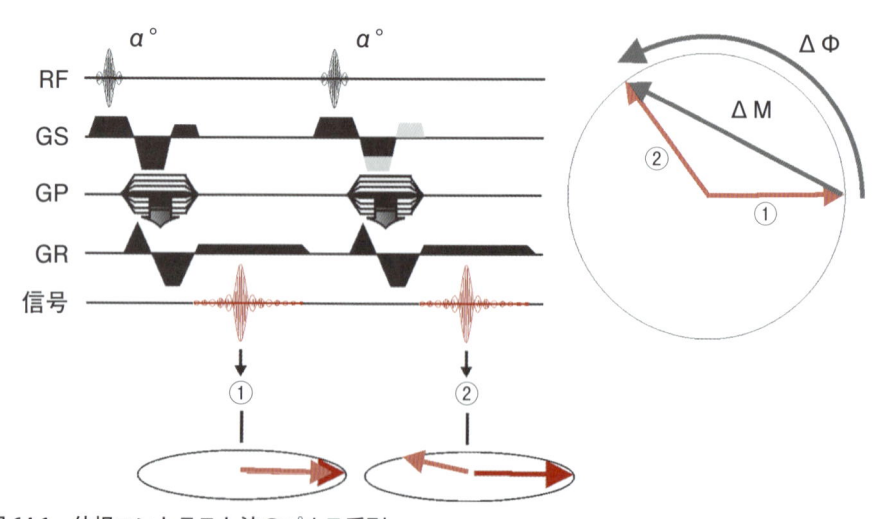

図 64.1　位相コントラスト法のパルス系列

図64.1は，位相コントラスト法のパルス系列である．フローの影響を補正するパルス系列と，フローの影響を(補正せずに)反映するパルス系列を交互に走らせる．①は三極性勾配磁場によって，静止している組織，一定速度で移動する組織は，エコー収集の時点で位相が揃うことが保証される．このようなパルス系列を，流速補正(flow compensated)パルス系列あるいはフロー不感性(flow insensitive)パルス系列という．一方，②では，スライス選択傾斜磁場がバランスしていないために，スライス方向のフロー感受性(flow sensitivity)をもつ．すなわち，移動しているプロトンの横磁化の位相は，流速補正された①と比べてずれを生じる．この位相差$\Delta\phi$は，流速に比例するので定量することができる．①と②のベクトルの差ΔMは，定量的ではないがフローの存在を示しており，位相コントラストMRA(→68)に利用することができる．

　図64.2は，高安動脈炎の42歳男性の症例である．造影MRAのMIP画像(a)，VR画像(b)はいずれも大動脈壁の明らかな不整，左鎖骨下動脈の高度狭窄(矢印)を示している．c，dは下部頸部レベルの横断(水平断)，位相コントラスト画像である．cは振幅画像で，血流が高信号に認められる．dは位相画像で，流れの方向に関する情報を含んでおり，方向によって輝度が変化する．脳に向かう血管(内頸動脈)は高信号，反対向きの血管(内頸静脈)は低信号に示されている．右椎骨動脈は高信号，左椎骨動脈は低信号(d，矢印)を示していることから，左椎骨動脈のフローは逆行性であることがわかる．すなわち，高度の動脈炎に伴う鎖骨下動脈の盗血現象(subclavian steal)と診断できる．このように，振幅画像(c)は血流の有無を示すのみであるが，位相画像(d)では流れの方向に関する情報も知ることができる．

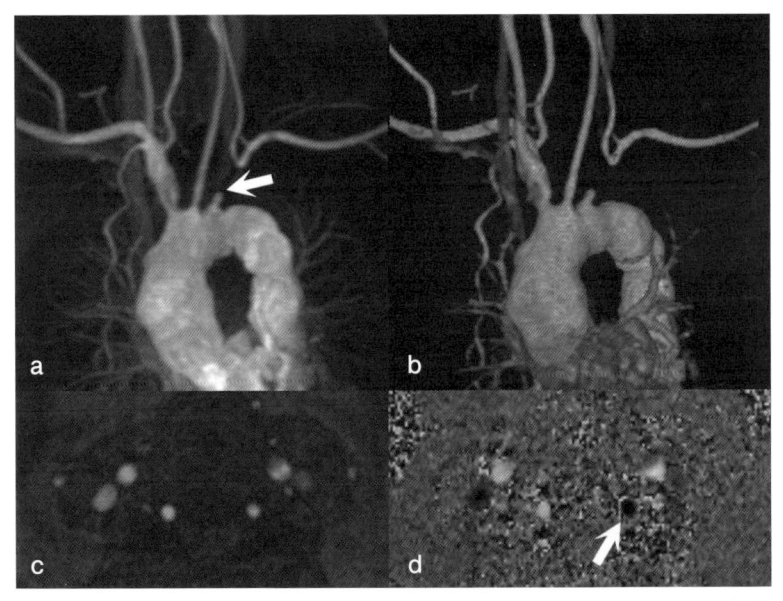

図64.2　位相コントラスト法　高安動脈炎．a：造影MRA(MIP)，矢印：左鎖骨下動脈の高度狭窄．b：造影MRA(VR)．c：位相コントラスト法，振幅画像．d：位相コントラスト法，位相画像，矢印：左椎骨動脈(低信号)．

65 | 2D TOF MRA
2D Time-of-Flight MRA

2D TOF MRA は，2D スポイルド GRE(→35)で撮像する．2D 法なので，各スライスを 1 枚ずつ順番に撮像する．TR を短く，フリップ角は大きめに設定することにより，縦磁化の回復が不充分となって，バックグラウンド(静止組織)の信号は抑制される．一方，撮像面内に流入してくる血液のプロトンはまだ RF パルスを受けていないために縦磁化が充分大きい．この結果，撮像面内の流入血液が高信号に描出される．このように，飽和されていない流入血液(inflow)が高信号となる現象はすでにみたように **flow-related enhancement**(→63)といわれるもので，TOF の基本的なコントラストメカニズムである．

動脈のフローが 1 軸方向で，静脈もこれに平行に反対向きのフローをもつ場合，たとえば頸動脈と頸静脈のような配列の場合は，1 方向のフローを抑制するためにどちらかの方向に飽和パルスを加えることができる．たとえば，頸静脈の信号を消したい場合は，スライスの頭側に飽和パルスを 1 つ加えればよい．この飽和パルスは，撮像するスライスの位置に応じて一緒に移動させる(→106)．こうすることによって，頭尾方向に流れる頸静脈の血液は撮像面に流入するときに飽和されているため信号を発生しない．この

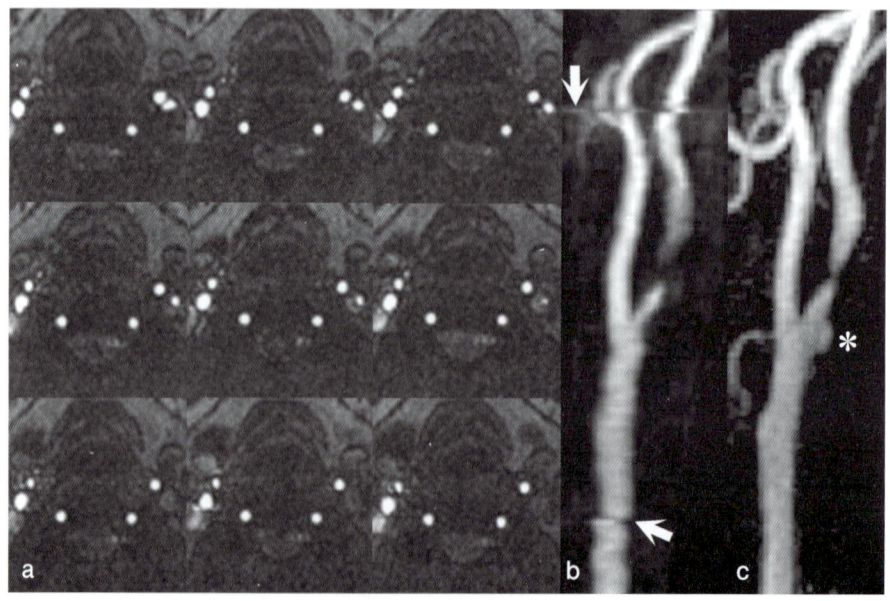

図 65.1　2D TOF　左内頸動脈起始部狭窄．a：元画像．b：非造影 MRA(a を MIP 処理したもの)．矢印：体動によるずれ．c：造影 MRA．＊：潰瘍形成を伴うプラーク．

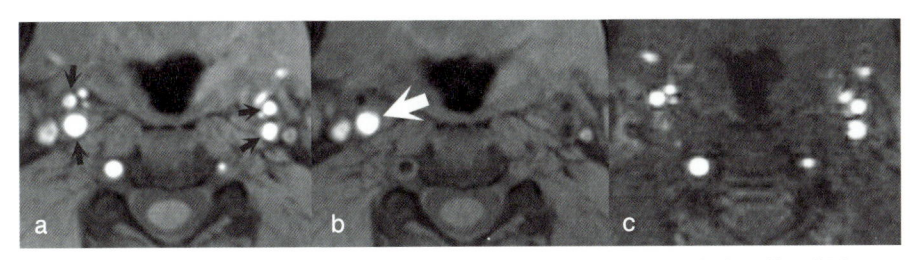

図 65.2　**2D TOF のピットフォール**　a：脂肪抑制併用 T1 強調 GRE，黒矢印：外頸動脈．b：尾側に飽和パルスを印加，白矢印：右内頸動脈．c：TOF 元画像．

方法は，造影 MRA が一般的になるまで，頸動脈の検査に広く用いられていた．

　図 65.1a に，左内頸動脈起始部の高度狭窄例の 2D TOF（元画像）を示す．これをもっと見やすくするためには，画像を重ねて**最大値投影法（MIP）**（→121）による後処理を加えることにより，血管造影のような画像が得られる．これが **MR 血管撮像（MRA）**である（b）．ただし，MIP 像は横断（軸位断）像から再構成された投影画像であって，真の血管像ではないことに注意する必要がある（→66）．たとえば，脂肪，メトヘモグロビンなど T1 値が短い組織は，撮像法によっては横断像で高信号となり，これが MIP 画像で血管と紛らわしいことがある．b では 2 か所に不連続があるが（矢印），これは 2D データ収集中の患者の体動による位置のずれ（misregistration）で，1 スライスあたりの撮像時間は数秒であるが，全体では通常 5 分以上かかるためである．したがって，診断にあたっては MIP 画像と元画像の双方を参照することが重要である．元画像を見ることにより，周囲の構造とともに，体動によるアーチファクト，金属クリップなどによる信号消失，脂肪や出血性プラークのメトヘモグロビンなどを評価することができる．

　2D TOF の大きな短所として，乱流など複雑なフローによる信号低下があげられる．特に狭窄部位では，これによって**狭窄を過大評価**することがある（→71）．2D 法のスライス厚は通常 2 mm 以下であるが，3D 法ではさらに薄くすることができ，TE も短く設定できることから，このようなアーチファクトは低減する．また，前述のような体動による画像の不連続も発生しない．

　2D TOF は，頸動脈の MRA にはもはや使用されなくなったが，血流の有無を知るには有用で，特に**静脈**の評価には現在も使われている．しかし多くの場面では，短時間に撮像できて体動の影響を受けにくく，乱流の影響も少ない造影 MRA にとって代わられている．図 65.1c は，造影 MRA の MIP 画像である．2D TOF（b）に比べて狭窄部位の信号低下が少なく，狭窄部近位の潰瘍形成を伴うプラーク（＊）も容易に認められる．

　図 65.2 には，3T における 2D TOF の有用性ならびにピットフォールを示した．a は脂肪抑制併用 T1 強調 GRE による総頸動脈分岐部直上の横断像で，内頸動脈，外頸動脈（小黒矢印）が高信号に認められる．b は尾側に飽和パルスを印加したものであるが，右内頸動脈の信号は抑制されておらず（白矢印），最近の閉塞に伴うメトヘモグロビンを含む血栓であることを示している．c は同じレベルの TOF 元画像であるが，撮像法が異なるために血栓は高信号とならず，フローのみが高信号に描出されている．

66 | 3D TOF MRA
3D Time-of-Flight MRA

図66.1は，3T装置の **3D TOF MRA**（MIP画像）で，左中大脳動脈分岐部に7×9 mmの囊状動脈瘤を認める（矢印）．図66.2に，この元画像である横断（水平断）像，および冠状断，矢状断再構成像を示す．いずれの画像でも動脈瘤が認められる（白矢印）が，この動脈瘤からは複数の分枝が出ており，コイル塞栓術の適応にはなりにくいことがわかる．

フローはMRIの本質的なコントラストメカニズムのひとつで，いろいろな方法で画像化することができる．SEは，90°パルスと180°パルスを用いて信号を得る方法であるが，通常はいずれもスライス選択的パルスである．したがって通常の血流の場合，血液が2つのパルスを受けることはなく無信号となる．GREは，励起パルスだけを用いて180°パルスは使わずに，傾斜磁場の反転により信号を得る．このため，スライスに流入してくる血液は高信号となり，特にTEが短いほど高信号である．

TOF MRAは，このGREによる血流の高信号を利用する．TOFはスライス毎に撮像する2D法（→65），ボリューム励起を行う3D法，いずれの方法も可能であるが，3D法ではより薄いスライス，高空間分解能の画像を撮像することができる．MRAにおいてボクセル内の乱流による信号低下を最小限とするためには，ボクセルサイズを小さく，TEを短く設定することが重要である．さらに3D法は，薄いスライス厚でも高SN比の画像を得ることができるので有利である．特に頭蓋内血管の描出には，高SN比，高空間分解能が極めて重要で，現在のところ脳底動脈輪の評価（脳動脈瘤，血管狭窄）には，おもに3D TOF MRAが使用されている．

MRAではTRを比較的短く設定するため，血管以外のバックグラウンド組織は飽和されてほとんど信号を発生しない．一方，正常のフローはスライス内（ボリューム内）で飽和されることなく信号を発生する．飽和されていない新鮮なフローが強い信号となるのは，すでにみたように **flow-related enhancement** といわれる現象である（→63, 65）．

撮像された元画像（図66.2a）にはいろいろな後処理が加えられるが，現在最も一般的な方法はMIPである．多くのシステムではサーフェス・レンダリング（SR），ボリューム・レンダリング（VR）なども可能である（→121）．MIPやSR，VRでは，いろいろな方向からの画像を再構成できる．図66.1に示したのはそのなかのひとつである．注意すべきは，MIPの画像は撮像された画像そのものではなく，画像処理の結果なので，必ずしも病変が忠実に描出されているとは限らないことである．したがって，元画像も合わせて参照する必要がある．

元画像のボクセルサイズは非常に小さいので，必要に応じて **多断面再構成**（MPR）が可能である（図66.2b, c）．ここにみられる帯状のアーチファクト（黒矢印）は，マルチスラブ法で撮像したためである．ここでは，1つの厚いスラブではなく，3つの薄いマルチスラブで撮像している．マルチスラブ法では，血管がより高信号になるためMRAの画

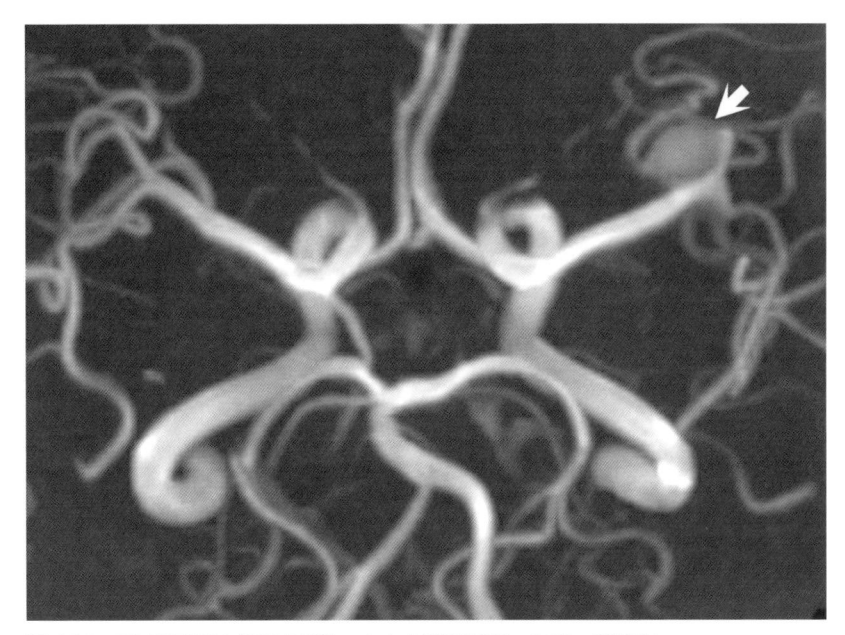

図 66.1　3D TOF MRA（MIP 画像）　左中大脳動脈瘤．矢印：動脈瘤．

質が向上すると同時に，遅いフローから速いフローまで幅広い流速を画像化することができる．3D TOF MRA の撮像時間は，通常 4〜6 分で，空間分解能は $0.7 \times 0.7 \times 0.7$ mm^3，あるいはそれ以上である．さらに 3T 装置では，T1 値が長いためにバックグラウンドノイズの抑制が良好であることから，高い SN 比とも相まって，1.5T 装置に比べて優れた MRA を撮像することができる．

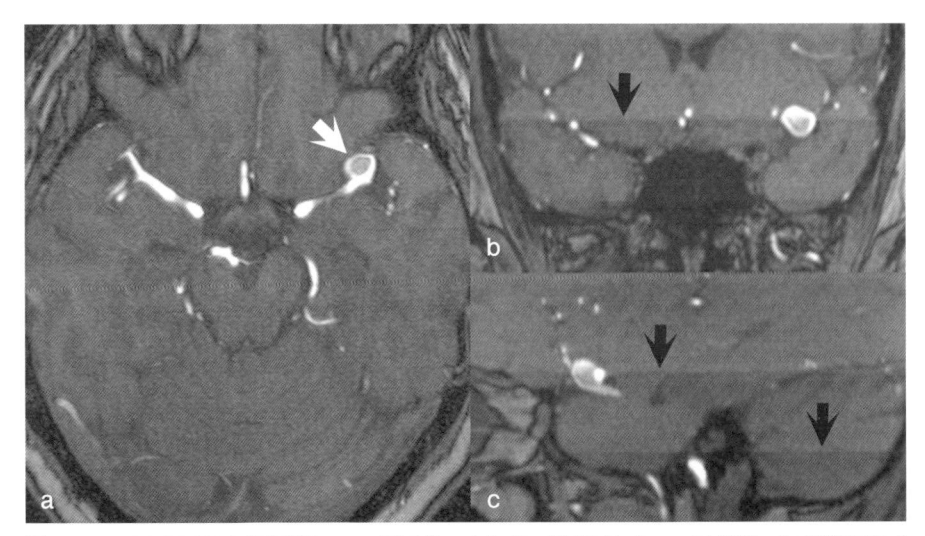

図 66.2　3D TOF MRA（元画像）　a：元画像，白矢印：動脈瘤．b, c：冠状断，矢状断再構成像，黒矢印：マルチスラブ撮像によるアーチファクト．

67 3D TOF MRA とフリップ角，TR，MT，静磁場強度
Flip Angle, TR, MT, and Field Strength (in 3D TOF MRA)

　頭蓋内動脈の描出に関しては，現在も 3D TOF MRA が主流である．前章にて触れた通り，フローとバックグラウンドの静止組織のコントラストは，静止組織の選択的な信号抑制に依存するところが大きいが，これはスラブ単位で撮像する 3D 撮像では 2D 撮像よりも困難で，フリップ角，TR の選択が重要となる．

　撮像領域内に血液が長くとどまるほど，繰り返し励起パルスを受けて飽和されるために信号は低下する．**フリップ角**が大きいほど信号，コントラストは大きくなるが，同時に磁化の小さい定常状態に落ち着くまでの時間も短くなる．このため，フリップ角が大きいと，スラブ上流の信号は大きいが深部の信号はより小さくなる．逆にフリップ角を小さくすれば，スラブに進入する時点での上流の信号は小さいが，定常状態に入るまでの時間は長く，スラブ深部まで信号が保たれることになる．

　TR は，長いほど上流の信号は大きく，深部の信号は小さくなり，逆に TR が短いと上流の信号は小さいが，深部の信号は大きくなる．これが 3D TOF MRA の基本である．図 67.1a, b は，異なるフリップ角で比較したものである（**a**：75°, **b**：25°）．フリップ角が大きいと，スラブ下流の飽和効果が目立つことがわかる（**a**，矢印）．ただし実際には，スラブ内でフリップ角を変化させることにより，飽和効果を低減して磁化を最大限に利用するような技術が使われることが多いので，問題はさらに複雑である（→56, 59）．

　フローとバックグラウンドの静止組織のコントラストをさらに向上させるために，**磁化移動**（magnetization transfer：MT）**効果**が利用される．MT についてはすでに解説したが（→33），体内のプロトンには 2 種類ある．すなわち自由に動く水分子のプロトンからなる**自由水プール**と，大分子に結合しているプロトンである**結合水プール**である．結合水のプロトンは振動周波数が小さいため T2 が著しく短く，通常の MRI では信号が急速に減衰してしまうために見ることができない．また，結合水プールのプロトンは幅広い共鳴周波数をもつ．MT は特別な RF パルスを使ってこの結合水プールの一部を励起

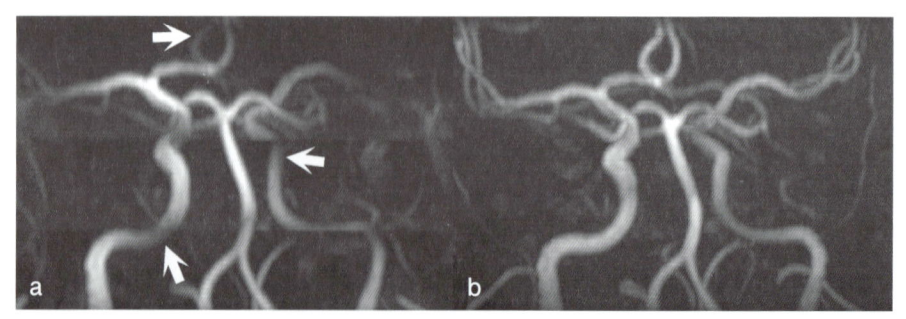

図 67.1　3D TOF MRA：フリップ角の比較　**a**：フリップ角 75°，矢印：各マルチスラブ下流の飽和効果による信号低下．**b**：フリップ角 25°．

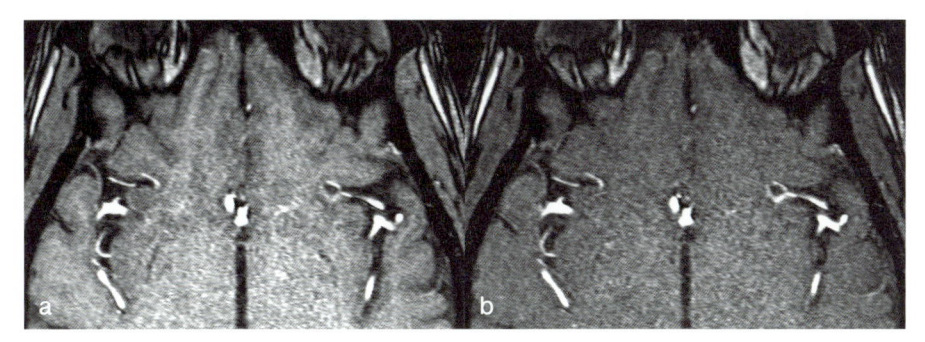

図 67.2　3D TOF MRA：MT の有無　a：MT なし，b：MT あり．

し，その磁化の一部が自由水プールに移動することを利用する方法である．

　結果的には，自由水プールの信号が低下するが，その程度は，結合水，自由水の比率，MT パルスの性質によって変化する．ボクセル中に大分子，長鎖蛋白質分子が多く存在するほど，そのボクセル内の MT 効果は大きい．たとえば脳の場合，MT パルスを加えることにより信号強度は 40％も低下しうる．したがって，これによってバックグラウンド（脳）の信号を低下させれば，MRA の血管コントラストは大きく向上することになる．図 67.2 は，3D TOF における MT パルスの有無を比較したものである．MT を使用することにより脳実質の信号が低下し，動脈のコントラストが向上していることがわかる．MT に関して注意すべきことは，脂肪の信号は相対的に低下しないことで，MIP を作成するときに眼窩などの脂肪を除去しないと画質が低下することである．

　静磁場強度については，3T 装置では TOF MRA の画質はさらに向上する．これは脳の T1 が長いためにバックグラウンドの信号強度が低下すること，ならびに血液の T1 が長いためにスラブ深部まで信号が保たれることによる．TR を短く，フリップ角を小さく設定すれば MT は不要で，特に小フリップ角により深部の信号も改善する．図 67.3 は，中大脳動脈瘤の症例で，1.5T（a），3T（b）を比較した．3T における高 CN 比を利用して高空間分解能の画像を撮像している．1.5T の画像では，動脈瘤から分岐する 2 本の小血管（矢印）の描出が不良で，そのうち 1 本はまったく描出されていない．解像度は各軸とも 2 倍改善しているが，撮像時間はエンコード数に比例して増加する．

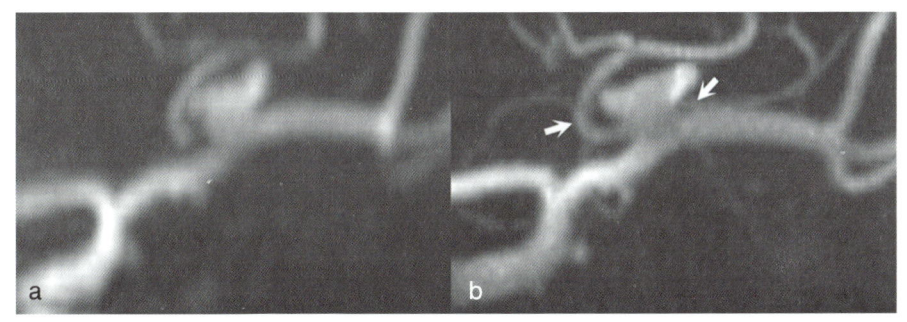

図 67.3　3D TOF MRA：静磁場強度の比較　左中大脳動脈瘤．a：1.5T，b：3T．矢印：動脈瘤から分岐する小血管，a では描出不良．

68 位相コントラスト MRA
Phase Contrast MRA

 位相コントラスト(PC)法 MRA は，フローによる位相変化を利用することによって，移動するプロトンと静止しているプロトンを区別する方法である(→64)．このために，フローエンコード傾斜磁場を使用し，2D 法，3D 法いずれも可能である．血液が傾斜磁場の方向に沿って，磁場の弱い側から強い側に移動する場合，プロトンの回転周波数は静止組織に比べて増加していく．すなわち位相が進むことになる．逆方向に移動する場合は，位相は遅れていく．この位相変化の程度は，フローの大きさ，方向に依存すると同時に，フローエンコード傾斜磁場の強度，印加時間によっても変化する．血管の方向に応じてフローの方向はさまざまなので，フローエンコード傾斜磁場は 1 軸ないし 3 軸(左右，前後，頭尾方向)に印加することができるようになっており，一般に撮像時に設定する．静止組織は位相変化がないので，画像には映らない．

 PC 法 MRA では，一般に 2 種類の画像が得られる．すなわち，各ピクセル値がフローの方向，大きさを反映する位相画像(phase image)(図 68.1a, b)と，フローの大きさのみを反映する振幅画像(magnitude image)(図 68.1c)である．図はいずれも 2D PC で，ス

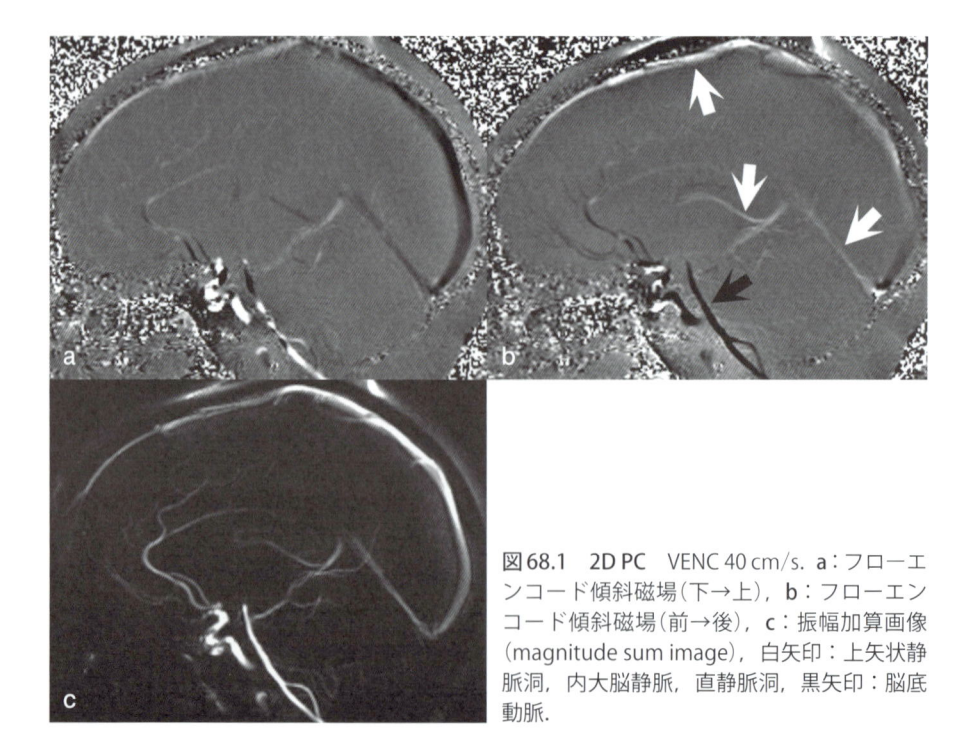

図 68.1　2D PC　VENC 40 cm/s. a：フローエンコード傾斜磁場(下→上)，b：フローエンコード傾斜磁場(前→後)，c：振幅加算画像(magnitude sum image)，白矢印：上矢状静脈洞，内大脳静脈，直静脈洞，黒矢印：脳底動脈.

ライス厚20 mm，撮像時間54秒である．

PCの大きな長所のひとつは，最も鋭敏な流速を選択できる，すなわち遅いフロー，速いフローを選択できることである．このためには，VENC(velocity-encoding factor)といわれる撮像パラメータを設定する(→64)．図68.1はVENC 40 cm/sで撮像したもので，この場合，流速40 cm/sで移動するプロトンの位相変化が最大となり(−180°〜+180°)，最も明るいピクセルとなる．VENCより遅いフローのピクセルはこれより暗く表示される．異なる方向のフローエンコード傾斜磁場で撮像した振幅画像を1枚の画像に合成して，振幅加算画像(magnitude sum image)を作ることもできる(図68.1c)．

フローの方向を知りたい場合，位相画像ではフローエンコード傾斜磁場の方向のフローは白く，逆向きのフローは黒く表示される．図68.1aでは，フローエンコード傾斜磁場は下→上方向なので，上矢状静脈洞前部の血流は白く，後部は黒く表示されている．図68.1bのフローエンコード傾斜磁場は前→後方向で，上矢状静脈洞，内大脳静脈，直静脈洞(白矢印)など後ろ向きの流れは白く，前向きに流れる脳底動脈(黒矢印)は黒く表示されている．設定したVENCよりも速いフローは，位相変化が180°以上となるため，逆方向の流れとして表示される．これを**位相折り返し現象**(phase aliasing)という．

図68.2は，3D PCの画像で，撮像時間6分弱，ボクセルのサイズは1 mm以下，VENCは3軸とも75 cm/sで撮像し，スライス厚0.9 mmの横断(水平断)再構成画像を示したものである．PCでは，**流速補正**(flow compensated)データと**フローエンコード**(flow encoded)データを収集して両者の差分を求める(→64)．流速補正データは，すべてのスピンがリフェーズされた画像(rephased image)で，リファレンスデータとして使用する(a)．bとcは3方向のフローエンコード画像のうちの2方向を示したもので，bは左右方向，cは前後方向にフローエンコード傾斜磁場を加えたものである．bでは左右の中大脳動脈のフローの方向が異なることがわかる(矢印)．cではおもに前方向に流れる中大脳動脈(黒矢印)と，後ろに流れる後大脳動脈(白矢印)を区別することができる．PCのもう一つの撮像法として，VENCが異なる2つのデータを収集し，その差分をとる方法もある．この場合は，流速補正データは不要である．

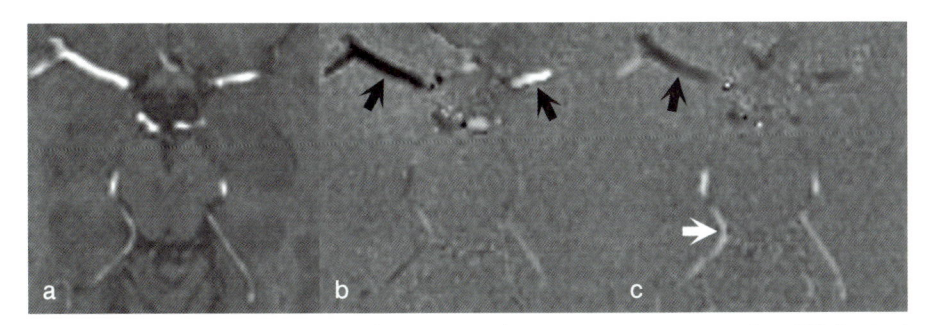

図68.2 3D PC 撮像時間6分弱，ボクセルサイズ1 mm以下，VENC 75 cm/s，再構成スライス厚9 mm．**a**：流速補正画像，**b**：フローエンコード画像(左右方向)，**c**：フローエンコード画像(前後方向)．黒矢印：中大脳動脈，白矢印：後大脳動脈．

69 新しい非造影 MRA
Advanced Non-Contrast MRA Techniques

MRIによる血管の評価については，高空間分解能，高SN比が得られる造影MRAが主流である．しかし，腎機能低下のある例など，ガドリニウム造影剤が使用できない場合には非造影MRAの選択肢がいくつかある．

NATIVE TrueFISP(→訳注3)は，選択的反転パルスを使う方法である．これによって，静止している組織，撮像範囲内を移動している組織(血流)の信号はいずれも抑制されるが，反転時間内に撮像範囲外から流入する血液は高信号となる．血流とバックグラウンドのコントラストは，反転パルスがバックグラウンド信号を抑制する働きがあるので，さらに大きなものとなる．このパルスは撮像範囲と無関係に使うことができるので，動脈にも静脈にも利用することができるが，よい適応のひとつが腎動脈狭窄の評価である．またNATIVEは，可変フリップ角3D FSEであるSPACE(→56)と組み合わせることもできる．**NATIVE SPACE**(→訳注3)は，心周期における血流の速度差に伴う信号変化を利用して血流を描出する方法である．

非造影MRAの技術はいずれも，移動するプロトンをいかに検出するかという点にかかっており，このため呼吸などの体動は大きなアーチファクトの原因となる．患者の協力は必須であり，息止め下に撮像できれば最もよい画質が得られる．

図69.1はNATIVEにPACEを併用した冠状断MIP画像である．**PACE**(Prospective Acquisition CorrEction)は，ナビゲー

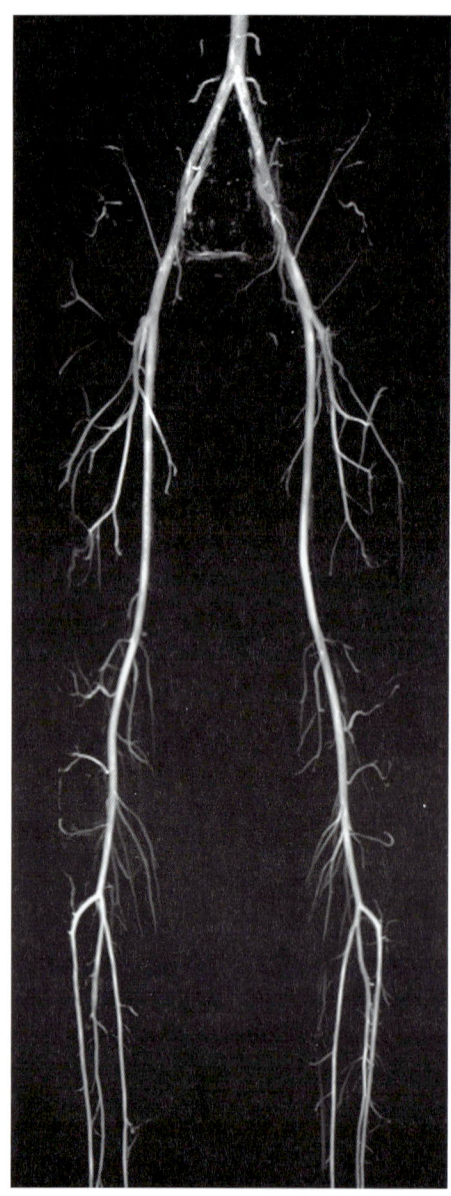

図69.1 非造影MRA NATIVEにPACEを併用．冠状断MIP像．

タエコーによって体動を補正する方法である（→95）．動きによるアーチファクトのない高画質が得られている．NATIVE TrueFISP は，必要に応じて 3D，2D，息止め下，PACE 併用，呼吸ゲート併用など，さまざまな方法で撮像することができる．

血液を低信号に描出する black-blood 法（→63）のひとつに，**double inversion recovery 法**（DIR，二重反転回復法）がある．これはスライス選択前に，まず非選択的反転パルスを撮像領域全体に印加し，その直後にスライス選択的反転パルスを目的のスライスに印加して元に戻す．選択スライス内の血液はすぐに撮像面内を去り，一定時間後に無信号の血液に置き換えられる．

この方法は，頸動脈球部の動脈硬化の診断に利用される．無信号の血管腔内と血管壁のコントラストが非常に良好なので，動脈硬化プラークのサイズ計測，プラーク内の出血，脂肪などの性状評価，プラーク表面の潰瘍形成，線維化など形態評価に適しており，血栓塞栓のリスクとなる不安定プラーク（vulnerable plaque）の診断に有用である．

図 69.2 は，左頸動脈球部の TOF，T1 強調像，black-blood 法による横断面である．左中大脳動脈領域の脳梗塞の原因となった出血性プラークが，T1 強調像，black-blood 法で高信号に認められる（矢印）．なおこのプラークは，血行動態的に有意な狭窄の原因とはなっていない点が重要である．black-blood 法はこのほかにも，動脈解離，血管炎の診断などに用いられる．

TOF MRA のよく知られたピットフォールのひとつは，脂肪，メトヘモグロビン，高蛋白濃度の囊胞など，T1 強調像で高信号を示す組織が正常血管と紛らわしいことで，時に誤診の原因となることがある．black-blood 法 MRA では血流が無信号なので，血栓と正常血管の鑑別，周囲の血管壁の評価に有用である．

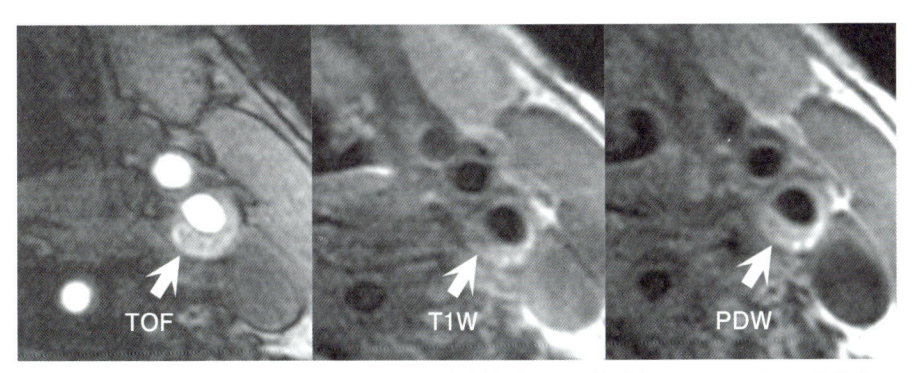

図 69.2 black-blood 法　左内頸動脈球部の出血性プラーク（矢印）．a：TOF，b：T1 強調像，c：black-blood 法プロトン密度強調像．（Tobias Saam 氏の許可を得て転載）

70 | 造影 MRA：基本，腎・腹部動脈領域

Contrast-Enhanced MRA : Basics ; Renal, Abdomen

　図 70.1a は，腹部大動脈から総腸骨動脈の造影 MRA の MIP 処理画像であるが，左腎動脈起始部に中等度ないし高度の狭窄が認められる（矢印）．図 70.1b では別の症例であるが，大動脈の広範な動脈硬化性変化，左腎動脈の高度狭窄が認められる．いずれも 1.5T 装置の撮像である．

　図 70.2 は，3T 装置による高分解能造影 MRA の例で，腎動脈分枝の描出が向上しているのがわかる．腎移植ドナーの症例であるが，両側とも早期分岐があることがわかる．ボクセルサイズは $1×1×1\ mm^3$，0.1 mmol/kg の造影剤を 2 mL/s で静注し，撮像時間は 16 秒であった（パラレルイメージングファクター 3）．このような高分解能の等方向性ボクセルで撮像する利点のひとつは，任意方向の断面を再構成できることで，腎動脈狭窄の評価にも有用である．この場合，3T 装置が 1.5T 装置に比べて優れている理由は，おもに SN 比が高いことにあるが，これに加えて T1 延長によるバックグラウンド抑制も CN 比向上に寄与している（→67）．

　造影 MRA（CE-MRA）は，腹部大動脈，腎動脈の検査についてはファーストチョイスとなっており，標準的な撮像法は 3D スポイルド GRE である．2 mm 以下の薄いスライ

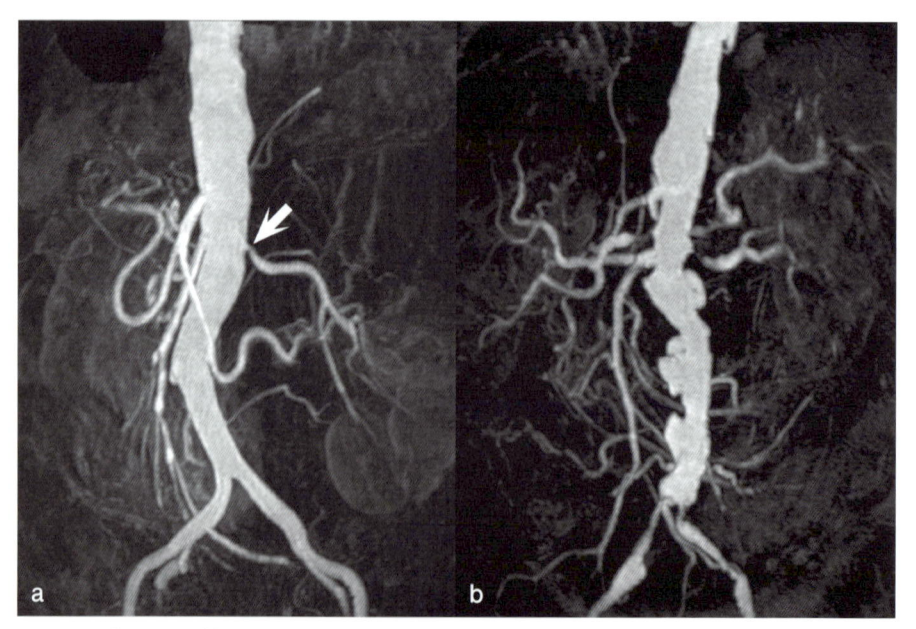

図 70.1　造影 MRA（大動脈から総腸骨動脈），1.5T 装置　a：矢印：左腎動脈起始部の狭窄，b：別の症例．

造影 MRA：基本，腎・腹部動脈領域

ス厚，非常に短い TR，TE で，通常 20 秒以下の息止めにて冠状断を撮像する．このような条件で 3D 撮像を行うと，バックグラウンドの飽和効果が大きく，信号が抑制される．さらにガドリニウム造影剤のボーラス静注により血液の T1 が短縮し，その増強効果によって血管は非常に強い高信号となる．通常 20〜40 mL の造影剤を 1.5〜3 mL/s で静注し，20〜30 mL の生理的食塩水を同じ速度で後追い静注する．生食静注の目的は，造影剤が血管系を移動する間も良好なボーラスを維持するためである．

MR 全般に言えることであるが，k 空間の x 軸，y 軸はそれぞれ周波数軸，位相軸に対応しており，k 空間の辺縁部には高空間周波数のデータがあり，画像の細部に関する情報を含んでいる．k 空間の中央部にある低空間周波数のデータはおもにコントラストの情報を含んでいる．各データの k 空間上の位置は，エコー（MR 信号）を収集する前に印加される位相エンコード傾斜磁場の強度で決まる（→14）．位相エンコード傾斜磁場が大きいところではおもに空間分解能の情報が，小さいところではコントラストの情報が得られる．造影 MRA では，k 空間の中央部が造影剤の最大の濃度に一致するようにタイミングを調整する．したがって，目的とする部位の循環時間と，k 空間のデータ収集の順序，すなわち **k 空間オーダー**（k-space order）を知ることが非常に重要である．これには，事前に一定のタイミングを決めておく方法と，CARE（→訳注 4）のようなボーラストラッキング（bolus tracking）を利用する方法がある．ほとんどの装置では，k 空間オーダーを選択できるようになっており，k 空間の中央部をまず収集する方法を **セントリック**（centric order），周辺部から収集していく方法を **リニア**（linear order）あるいは **シーケンシャル**（sequential order）とよぶ．

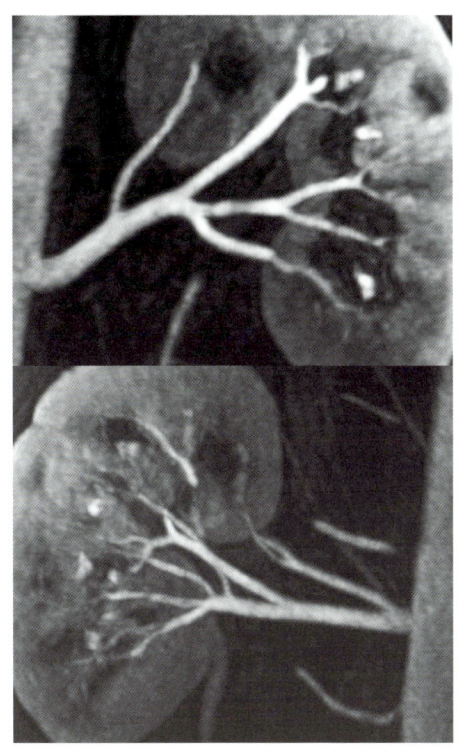

図 70.2　造影 MRA（腎動脈），3T 装置　腎移植ドナー．ボクセルサイズ 1×1×1 mm^3，撮像時間 16 秒，パラレルイメージングファクター 3．

71 造影 MRA：頸動脈
Contrast-Enhanced MRA：Carotid Arteries

図 71.1a は，3T で撮像した頸動脈の造影 MRA（CE-MRA）の MIP 再構成画像で，大動脈弓部，頸部大血管の起始部，頸動脈，椎骨脳底動脈が描出されている．右内頸動脈は球部で閉塞し（矢印），その遠位は描出されていない．通常，冠状断で元画像を撮像した後，MIP 画像を再構成する．多くの場合，造影剤投与前後の 2 回データを収集し，造影前のデータをマスク画像としてサブトラクションしたものを MIP 画像とする．図 71.1b には，1 スラブ 80 枚の元画像のうちの 1 枚を示す．この症例は，メタンフェタミン濫用による内頸動脈閉塞の症例である．覚醒剤・麻薬であるメタンフェタミンやコカインは，急性頸動脈解離による動脈閉塞，脳梗塞の原因になることが知られている．

3T 装置は 1.5T 装置に比べて SN 比において優れているため，頸動脈造影 MRA においてもパラレルイメージングと組み合わせることにより，CTA，DSA に匹敵する高空間分解能で狭窄病変を診断することができる．図 71.1 のボクセルサイズは 0.8×0.8×0.8 mm^3 で，小さな等方向性ボクセルなので任意の方向の再構成によって狭窄を評価できる．図 71.2 は，この画像から再構成した冠状断，横断（軸位断），矢状断像である．頸動

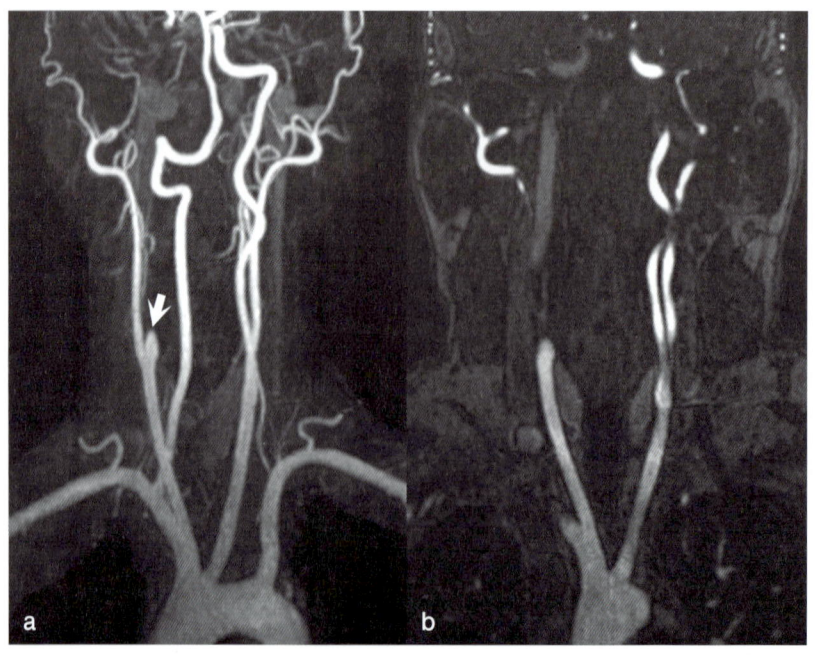

図 71.1　造影 MRA　右内頸動脈閉塞．3T，ボクセルサイズ 0.8×0.8×0.8 mm^3．a：MIP 再構成画像，矢印：内頸動脈球部の閉塞．b：元画像の 1 枚．

造影MRA：頸動脈　153

脈球部直上の横断(b)では，内頸動脈の閉塞が認められる(矢印)．矢状断(c)は，内頸動脈遠位が含まれるように少し斜位をかけたもので，頸動脈球部の閉塞，外頸動脈起始部(矢頭)が描出されている．dは，cと同じ方向で5mm厚のスライスを使用したVR(ボリュームレンダリング)画像であるが，狭窄部がより明瞭である(矢印)．

頸動脈の造影MRAは，1990年代におもに行われた2D TOF，3D TOFに比べて大きな利点がある．TOF MRAでは，比較的短いTRを使ってスライス(2D)あるいはスラブ(3D)単位で励起するので，バックグラウンドの組織が飽和されて低信号となる．RFパルスに曝されず，飽和されていない新鮮な血液がスライスあるいはスラブに流入して，これが高信号となる．このflow-related enhancementの原理を利用するのがTOFである(→63, 65)．しかし，乱流，逆流，非常に遅い血流などがあると，血流の信号が失われる．このような複雑なフローは，正常血管，異常血管いずれにおいても認められる状態で，狭窄病変の過大評価につながることは以前から知られていた(→65)．造影MRAのコントラストは，バックグラウンド組織と造影剤を含む血液の**T1値の差**によるもので，また通常は非常に短いTEで撮像されるため，複雑なフローによる信号低下が大幅に低減し，動脈の描出に大変優れている．

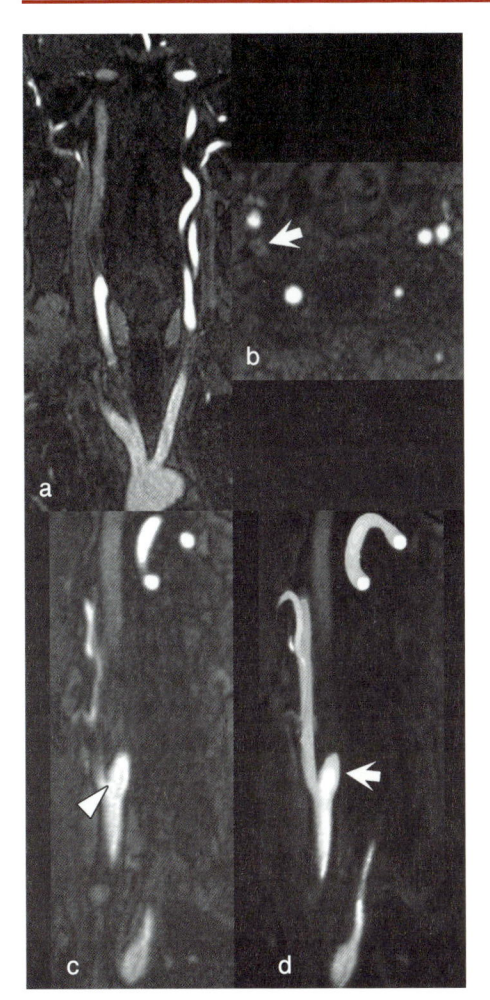

図71.2　造影MRA　図71.1のデータの再構成．a：冠状断像．b：横断像，矢印：内頸動脈閉塞．c：矢状断像，矢頭：外頸動脈起始部．d：VR像，矢印：内頸動脈閉塞．

また，3Dスラブを冠状断に設定すれば，頭尾方向に充分な撮像範囲を短時間で撮像できる．このように，造影MRAのもう一つの利点は**撮像時間が短い**ことで，この症例でも撮像時間23秒であるが，TOFでは通常数分を要するところである．さらに，2D TOFでは，各スライスを順番に撮像していくので，嚥下運動によるずれを避けられない．

造影MRAについて留意すべきは，k空間オーダーとデータ収集のタイミングが非常に重要な点である(→70)．造影剤ボーラスが総頸動脈から頸静脈に移動する時間は6〜7秒と短いため，静脈が描出されないようなタイミング設定の余地はかなり狭い．

72 造影 MRA：四肢動脈
Contrast-Enhanced MRA：Peripheral Circulation

図 72.1a は，正常例の下肢 3D 造影 MRA（CE-MRA）である．b は別の症例の大腿から膝窩動脈の造影 MRA であるが，両側浅大腿動脈の閉塞，深大腿動脈の側副路形成が認められる．c, d は下腿のマルチフェーズ造影 MRA で，それぞれ早期動脈相，静脈相を示している．d では静脈の描出が良好なので左腓腹筋の大きな血管奇形がより明瞭に認められる．

四肢の MRA には，3 つの方法がある．すなわち TOF MRA（→65, 66），位相コントラスト法 MRA（→68），造影 MRA である．臨床では専ら造影 MRA が使われているが，これは撮像時間が短く，古典的な血管造影に匹敵する感度，特異度をもつためである．四肢の 3D 造影 MRA は，通常短い TR，TE による 3D GRE を使い，テーブルを移動する 3〜4 か所の**マルチステーション**で冠状断を撮像する．

各ステーションの移動には，テーブルの自動位置決め機能が使われる．造影剤ボーラスが目的とする部位を通過する時期，すなわち造影剤濃度が最大となるタイミングに合わせて撮像する．撮像部位の T1 短縮を検出して撮像を開始するには，4 つの方法がある．すなわち，1) **造影剤のテスト注入**を行い造影剤到達時間を予測する，2) 高速 2D 撮像による **MR フルオロスコピー**を使って造影剤の到達を監視し，手動で造影 MRA を開始する（図 72.1a, b），3) **マルチフェーズ造影 MRA** により，造影剤が動脈から静脈に移行する状態を経時的に撮像する（図 72.1c, d），4) **自動ボーラス検出アルゴリズム**を利用して自動的に開始する，のいずれかを利用する．

画像コントラストを決定する k 空間の中心部を，動脈の輝度が最大，静脈の輝度が最小となるタイミングに合わせる必要がある（→70）．特に造影剤濃度がピークに達する前の上昇スロープで撮像すると，リングアーチファクトが発生するので注意が必要である．ステーション 1（大動脈から腸骨動脈）では，造影剤が大動脈近位にあるときにスキャンを開始し，k 空間の中心部をスキャンの中ほどから終わりに一致させると，ちょうど動脈が最も造影されるタイミングでデータを収集できる．ステーション 2（大腿動脈から膝窩動脈）および 3（下腿動脈）では（あるいはステーション 3 のみ），この撮像順序を逆転させるのが普通である．すなわち，スキャン開始と同時にセントリックオーダー（→70）でデータを収集することにより，動脈の輝度が最大，静脈の輝度が最小のタイミングで撮像できる．

四肢造影 MRA の画質は，最新の技術によりさらに向上している．たとえば，これまでのようなマルチステーションによる撮像ではなく，テーブルを連続的に移動しながら撮像することにより，セットアップを簡略化することができるようになった（→90）．また下腿から足については，マルチフェーズ撮像が可能な高時間分解能のパルス系列が開発され，遠位部の動脈についても静脈の混入なく撮像できるようになっている（→73）．

造影 MRA：四肢動脈　155

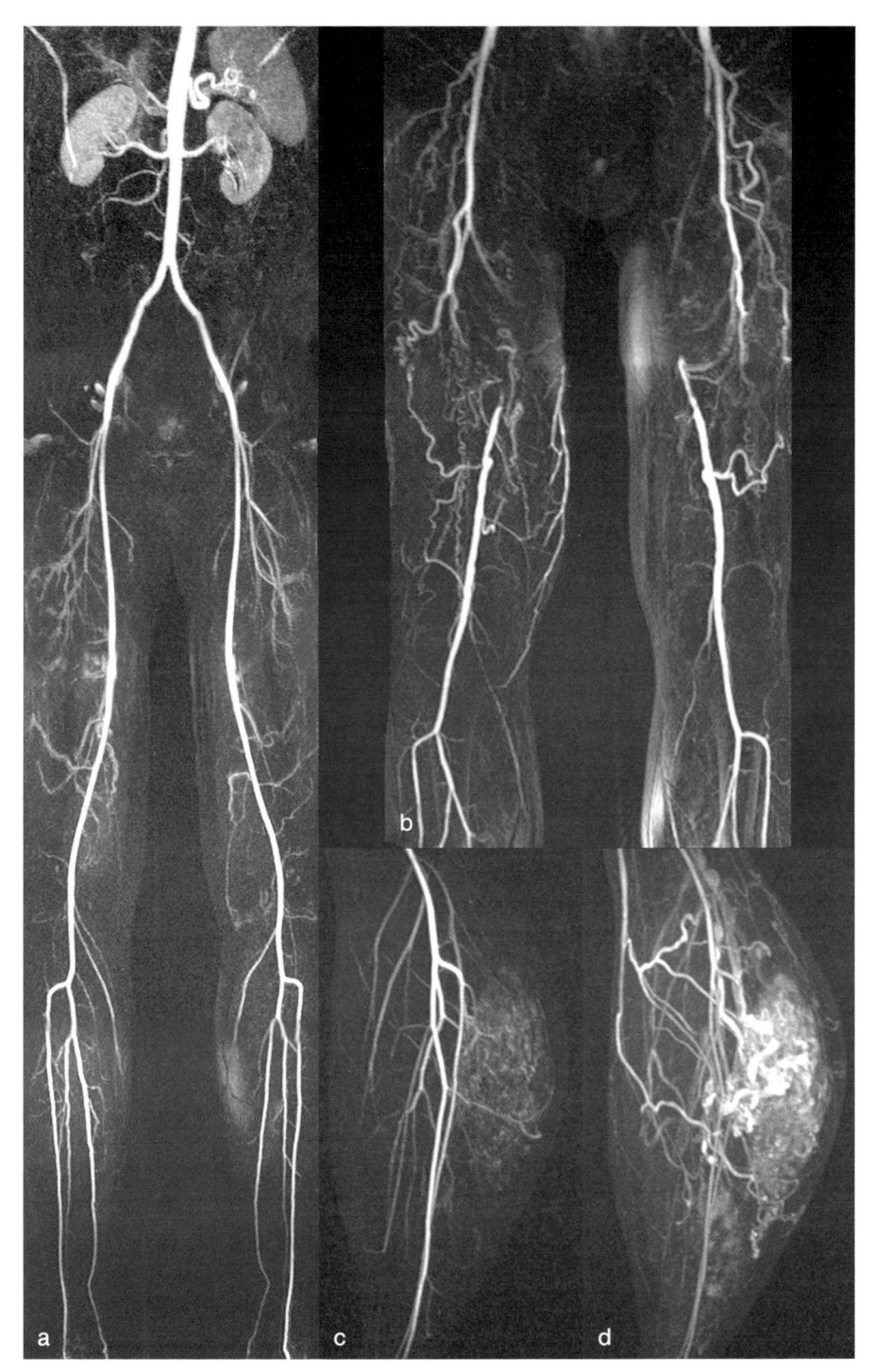

図 72.1　**造影 MRA**　a：造影 MRA，正常例．b：造影 MRA，両側大腿浅動脈閉塞．c：マルチフェーズ造影 MRA，早期動脈相．d：同，静脈相．

73 ダイナミック MRA(TWIST, TREAT)

Dynamic MRA(TWIST/TREAT)

　初期の造影 MRA(CE-MRA)の大きな短所は，時間分解能の不足であった．通常のMRAは，撮像時間は短いが空間分解能に乏しい．MRAでもDSAと同程度の空間分解能を得ることは可能だが，撮像時間が長くなり時間分解能が損なわれることになる．

　過去数年における強力かつ高速な傾斜磁場などハードウェア，ソフトウェアの発展に伴い，造影 MRA の撮像時間は格段に短縮した．特に3T装置における高SN比，パラレルイメージングの応用により，MRAでも**空間分解能と時間分解能を両立**することが可能となった．たとえば，最近の研究では，高空間分解能造影 MRA の時間分解能は，3D撮像1回あたり1.5秒にまで短縮している．

　3D撮像における撮像時間短縮には，TRの短縮，長方形FOV，ハーフフーリエ法，(面内およびスライス方向の)パラレルイメージングなどが用いられる．なかでも**パラレルイメージング**と**エコーシェアリング**の組み合わせが撮像時間短縮に果たす役割は大きい．このような高速な高時間分解能 MRA(time-resolved MRA)はいずれの装置メーカーも提供しており，**TWIST** および **TREAT** はその代表である(→訳注5)．

　このような撮像法はいずれもk空間のデータを特別な方法で収集する．k空間の中央部分はおもに画像コントラストに関する情報，周辺部分はおもに高空間分解の情報を含んでいるが，この撮像法では造影剤ボーラスが3D撮像領域を通過する際に，k空間の中央部分だけを収集する．このため，k空間全体を収集する通常の撮像法に比べてフレームレートが大きくなる．すなわち周辺部分のデータ収集を省略する(アンダーサンプリングする)ことで撮像時間を短縮している．

　高時間分解能 MRA の利点としては，1)ガドリニウム造影剤の投与量を通常の1/4以下に減らすことができること，2)マルチフェーズ撮像を可能として動静脈を分離し，フローの方向，遅延造影なども評価できること，3)テスト撮像が不要になることなどがあげられる．

　ガドリニウム造影剤の副作用である腎性全身性線維症(NSF)(→46)は，造影剤の種類のみならず1回投与量，積算投与量にも依存していることも考えると，高時間分解能 MRA は今後大きな役割を果たすものと考えられる．臨床的にも，動静脈の分離が良好で，モーションアーチファクトを低減でき，マルチフェーズから得られる新たな情報などの利点がある．

　図73.1 は，息止め下に撮像した胸部から上腹部のダイナミック造影 MRA の MIP 画像から，連続する4枚を示したものである．時間分解能は撮像あたり2秒である．**a** では造影剤が上大静脈から右心房に到達しており，**b** では肺動脈がよくみえている．**c** は全身動脈相で大動脈およびその分枝が造影され，**d** は静脈相で上大静脈，下大静脈，右心房，腹部の静脈が良好に描出されている．

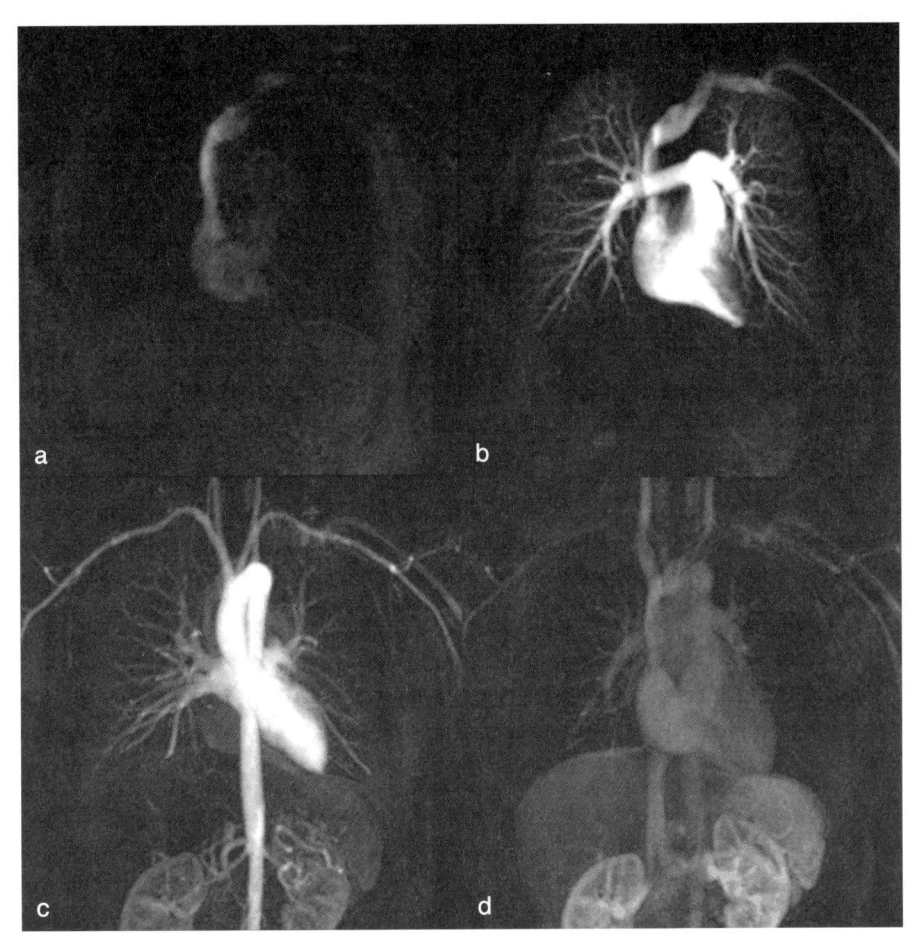

ダイナミック MRA(TWIST, TREAT)　157

図 73.1　ダイナミック造影 MRA　胸部から上腹部．a〜d は 2 秒毎に経時的に撮像．

74 灌流 MRI：DSC
Perfusion Imaging：Dynamic Susceptibility Contrast（DSC）

　図 74.1 は，中大脳動脈/後大脳動脈の境界領域梗塞の症例で，FLAIR（**a**），拡散強調画像（**b**）で病変が明瞭に描出されている．**c** は MTT（mean transit time 平均通過時間）マップで，高輝度のピクセルは造影剤の到着が病変部で遅延していると同時に，右大脳

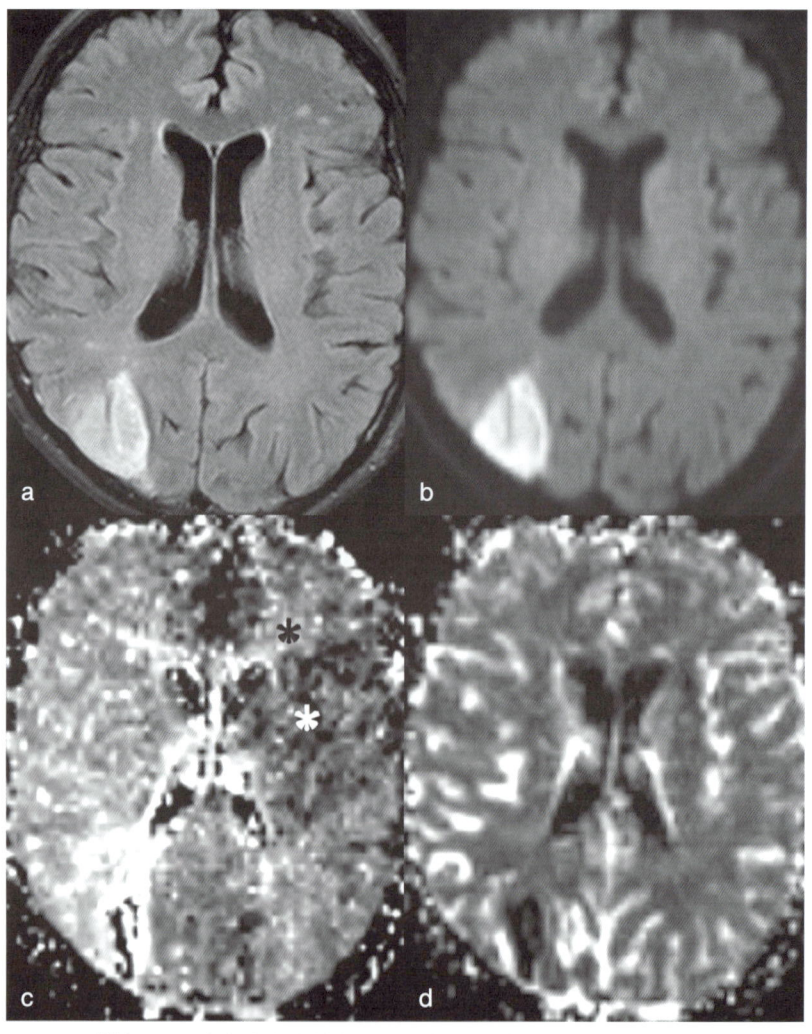

図 74.1　灌流 MRI　中大脳動脈/後大脳動脈境界領域梗塞．**a**：FLAIR，**b**：拡散強調画像，**c**：MTT マップ，**d**：rCBV マップ．白＊：正常灰白質，黒＊：正常白質．

半球全体についてもやや遅いことを示している．dはrCBV(relative cerebral blood volume 脳血液量)マップで，病変部以外の大脳半球についてはほとんど左右差がないことがわかる．

　脳灌流画像(perfusion imaging)は，脳の微細血管構造の変化を画像化するもので，脳卒中や腫瘍の評価，放射線壊死と再発腫瘍の鑑別などに用いられる．灌流画像は，造影剤投与後，1秒あるいはそれ以下の間隔でシングルショットEPI(→44)を繰り返して撮像する．EPIは，**造影剤による磁化率効果**(T2*効果)(dynamic susceptibility contrast：**DSC**)に鋭敏な画像を高速に撮像することができ，このような**DSC灌流画像**に利用される．

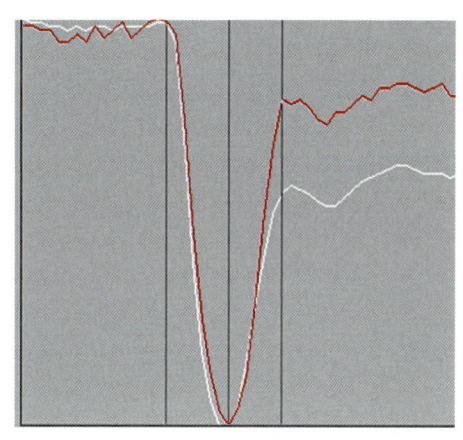

図74.2　灌流MRI　時間(横軸)-信号強度(縦軸)グラフ．

　高性能傾斜磁場を備える最新のMRI装置は，造影剤投与後，全脳をカバーするダイナミック撮像が可能である．ガドリニウム造影剤ボーラスが脳内を通過すると，造影剤のT2*効果(磁化率効果)によって組織の信号が低下する．**図74.2**には，2か所について造影剤投与後の経時的な信号強度の変化を示す．このようなデータから，信号強度の変化率を求め，血液量，血流量などを知ることができる．その結果はそれぞれパラメータマップとして表示する．

　MTTマップ(**図74.1c**)は，新鮮な血液が関心領域に流入してこれを完全に置換する時間を示す．TTP(time-to-peak ピーク濃度到達時間)マップはより簡単に，造影剤ボーラスの到達時間を示す．MTTマップの低輝度の部分は，造影効果が速いことを意味する．この症例では，前述の病変部以外についても，正常灰白質(白＊)と正常白質(黒＊)ではMTTが異なることがわかる．rCBVマップ(**図74.1d**)は，各ピクセルの経時的な輝度変化に基づいて，組織内の血液量を示している．低輝度の部分は，血液量が少ないことを示す．ここでも，正常灰白質は白質よりもCBVが大きいことがわかる．rCBF(relative cerebral blood flow)マップも求めることができるが，MTTマップと同じく流入動脈の信号変化(動脈入力関数)を同時に計測する必要がある．

75 灌流 MRI：ASL
Perfusion Imaging：Arterial Spin Labeling（ASL）

　過去 10 年間にわたり，造影剤を投与することなく非侵襲的に MR 灌流画像を撮像できる動脈スピンラベリング法（arterial spin labeling：ASL）が発展を遂げてきた．ASL は動脈血を磁気的にラベルして内因性トレーサーとすることにより，血流を計測する方法である．ラベリングは，RF パルスを使って脳内に流入する血液の磁化の状態を変化させることによって行い，ラベリングを行わない参照イメージと比較することにより，変化の程度を知ることができる．血流動態の情報があれば，定量的な脳血流マップ（mL/100 g/min）を得ることができる．ASL の手法にはいくつかあるが，ここでは CASL（continuous ASL），PASL（pulsed ASL）について解説する．

CASL
　断熱通過反転 RF パルス（adiabatic inversion pulse）（→13）を，フロー方向の傾斜磁場とともに弱い連続 RF としてスライスの上流に印加する（図 75.1）．この連続スピンラベリングによって，撮像領域のラベルされたスライスは定常状態となる．スピンラベリングを行わないコントロール画像を別に撮像してサブトラクションすることにより，CBF（脳血流量）に比例した信号強度が得られる．

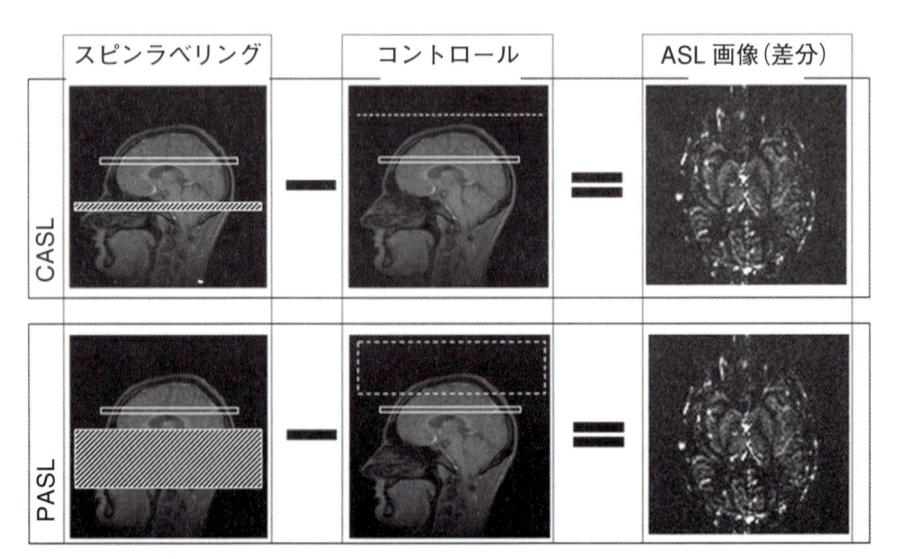

図 75.1　CASL と PASL

PASL

撮像領域の上流を短いRFパルスでラベルする．遅延時間TI(1〜2秒)の後にデータを収集する．スピンラベリングを行わないコントロール画像との差分は，TI時間に撮像領域に到達する血液の量を反映しており，脳血流量(CBF)に比例する．

ASLの制約は，造影剤を使用する灌流画像に比べてSN比が低いこと，シングルスライス撮像で1回に1枚しか撮像できないので，全体をカバーするには撮像時間が長くなることがあげられる．3T装置では，SN比が高いこと，T1延長に伴ってラベリングが効率的に行えることから，ASLの性能は大幅に向上する．図75.2は膠芽腫(矢印)の灌流画像によるCBFマップであるが，1.5TのDSC(a)(→74)，3TのCASL(b)を比較したものである．ASLの低SN比のため，CASLの空間分解能(64×64 mm^2)はDSC(128×128 mm^2)に比較して低いが，3Tではピクセルサイズを小さくすることによりこれを補っている．両者の画質は診断的には同程度であるが，ASLは太い血管，透過性(permeability)に対する感度がDSCよりも低い．

ASLは，臨床的にも腫瘍，虚血性疾患，動静脈奇形などさまざまな疾患について，再現性，信頼性に優れた定量的なCBFの情報を提供することができる．繰り返し撮像が容易で，時間分解能に優れていることから，fMRIにも適している．

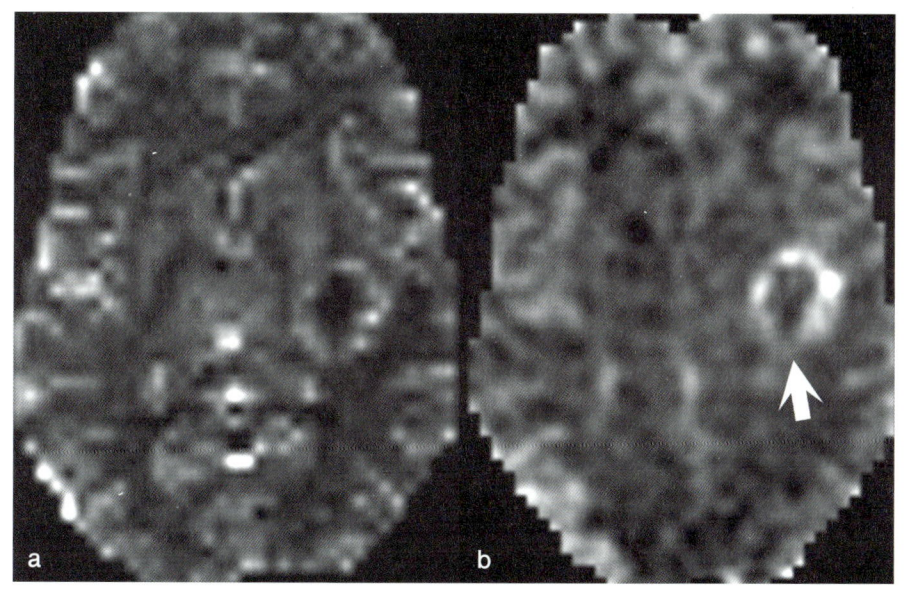

図75.2　DSCとCASLの比較　膠芽腫．a：DSC(1.5T)，b：CASL(3T)．矢印：膠芽腫．（Ronald L. Wolf氏のご厚意による）

76 拡散強調画像（DWI）
Diffusion-Weighted Imaging

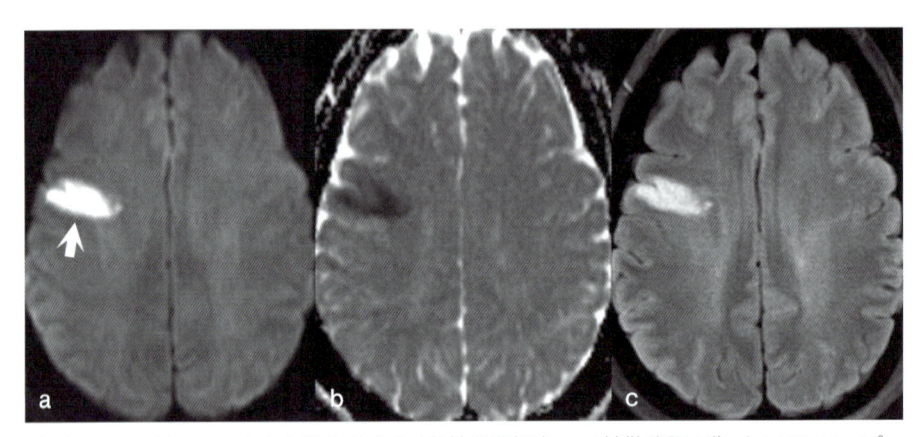

図76.1　早期脳梗塞　右中大脳動脈領域の急性期脳梗塞．a：拡散強調画像，b：ADCマップ，c：FLAIR像．矢印：脳梗塞．

　図76.1は，右中大脳動脈領域の早期脳梗塞の症例で，aは3軸方向に拡散強調傾斜磁場を印加した画像を1枚に合成した**拡散強調画像（DWI）**である（トレース画像）．この画像は拡散強調であると同時にT2強調の成分ももつ．DWI固有のパラメータ**b値**は，印加する傾斜磁場の強度を反映し，b値を大きくすると拡散強調の程度が強くなり梗塞巣はより明瞭になるが，SN比は低下する．1.5T，3T装置における脳のDWIでは，b値1000 s/mm^{2}が一般的である．拡散強調だけの画像を得るには，少なくとも同条件でb=0とした画像を別に撮像する必要がある．これを拡散強調画像と同時に撮像することにより，T2の影響を受けない**ADCマップ**（みかけの拡散係数 apparent diffusion coefficient）が得られる（b）．細胞毒性浮腫（cytotoxic edema）を伴う早期梗塞のような拡散制限のある病変は，拡散強調画像では高信号となり，ADCマップでは拡散係数の低下を反映して低輝度に表示される．この症例ではFLAIR像（c）でも病変が認められるが，これはDWIの異常とは異なる理由，すなわち**血管性浮腫**（vasogenic edema）によるT2延長によるものである．

　血管性浮腫がMRIで明瞭になるのは発症8時間以降で，24時間で90％の症例で認められる．図76.2は発症24時間以内，内包後脚の梗塞（黒矢印）である．DWI（a）では病変が明瞭だが，FLAIR（b）では血管性浮腫に乏しいためあまりよくみえない．DWIは，T2強調像，FLAIRなどで同じように高信号となる慢性虚血巣の中にある急性期梗塞の診断にも有用である．

　DWIは，通常のMRI，CTに比べて早期脳虚血にははるかに鋭敏である．一般的なSte-

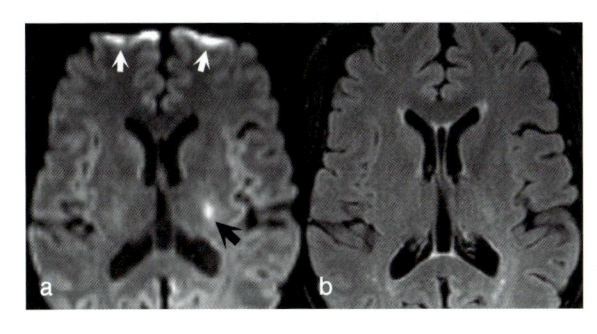

図76.2 拡散強調画像のアーチファクト 急性期脳梗塞（発症24時間以内）．a：拡散強調画像，黒矢印：梗塞巣，白矢印：アーチファクト．b：FLAIR像．

jskal-Tannerパルス系列では，180°パルスの両側に，直交する3軸それぞれに強力な傾斜磁場を印加し，SE型EPI（→44）でデータを収集する．このほか，90°-180°-180°パルスによるダブルエコーを使う方法もあり，渦電流の影響を軽減できる利点がある．**拡散傾斜磁場**を印加することによって，スピンエコーは拡散運動に対する感受性をもつようになる．2つの傾斜磁場の間隔が広いほど，拡散運動による信号低下は大きくなる．正常脳実質における水分子の拡散運動（ブラウン運動）は，プロトンの位相をディフェーズする方向に作用して信号強度を低下させる．細胞毒性浮腫では，総水分量に変化はなく，水の組織内分布だけが変化する．虚血後数分で，もともと拡散制限が大きい細胞毒性浮腫が増加する．このため位相の均一性が比較的保たれて，高信号となる．ただし，急性脳梗塞のコントラストメカニズムとしてこの説は広く受け入れられているが，科学的に証明されたものではない．

現在広く用いられているDWIについては，EPIに関して留意すべき点がある．EPIは高速撮像なので体動の影響は受けにくいが，組織の磁化率不均一による空間的な歪み，信号低下が避けられない．特に脳と副鼻腔の境界などではこれが顕著である．たとえば**図76.2a**では，前頭部で歪みとアーチファクトによる高信号が認められる（白矢印）．このようなアーチファクトを低減する技術については他章を参照されたい（→58）．さらに，3T装置が一般的になるまで，DWIはその傾斜磁場の制約と低SN比のために低分解能マトリックス（128×128）で撮像するのが普通で，他の画像に比べてぼけの多い画像であった．しかし3T装置では，192×192，256×256などより高分解能のマトリックスで撮像できるようになっている．

脳梗塞のDWIにおける細胞毒性浮腫の高信号は，拡散係数の低下を反映するが，DWIの高信号が常に拡散係数が小さいことを意味するとは限らない．すなわち，T2強調の影響による **T2 shine-through** 現象を考慮する必要がある．この区別には，T2の影響を排除したADCマップを利用する．急性期（～24時間）および亜急性期早期（1～7日）の脳梗塞はDWIで高信号，ADCマップは拡散制限のため低輝度である．超急性期（～6時間）の梗塞も，DWIは高信号，ADCは低輝度であるが，細胞毒性浮腫だけで血管性浮腫はまだ起こっていないのでT2強調像では等信号である．亜急性期後期（1週間～）では，DWI，ADCともに等輝度となり，T2強調像のみ高信号となる．

77 拡散テンソル画像(DTI)
Diffusion Tensor Imaging

　拡散強調画像(DWI)は，脳虚血性疾患の評価，嚢胞性病変の鑑別診断などに重要な役割を果たしているが，このような通常のDWIに加えて**拡散テンソル画像(DTI)**は，非侵襲的に白質構造に関する情報を知ることができる有望な検査法である．DWIの基本原理は水分子のプロトンのブラウン運動である(→76)．ブラウン運動は，粒子の熱エネルギーによるランダムな動きで，拡散運動と同義である．

　均一な静磁場中では，すべてのプロトンが同じ周波数で歳差運動を行っている．傾斜磁場が加わると，この位相の均一性が失われ信号強度は低下する．DWIにおけるこの最初のステップが，このディフェージング(dephasing)である．これに引き続いて反対向きの傾斜磁場を加えると信号は回復する．これをリフェージング(rephasing 再収束)という．ディフェージングとリフェージングの間にプロトンが移動すると，信号の回復が不完全となって信号が低下し，動きが大きいほど信号低下も顕著となる．拡散強調の程度は，傾斜磁場の大きさ，持続時間，2つの傾斜磁場の間隔に依存し，これはまとめてb値として表される．b値が大きいほど拡散強調の程度が強くなる．脳DTIのb値は，通常600〜1000 s/mm^2，DWIのb値は1000 s/mm^{2}程度である．

　図77.1は，正常ボランティアにおける異なるb値(0, 300, 600, 900)のDWIを示した．b値が大きく，拡散強調が強いほど，脳室のような自由水領域の信号低下は大きくなる．拡散強調を行わない画像と比較することにより，ADC(→76)を計算することができる．方向性に依存しないADCを求める場合，拡散強調は3軸について行う必要がある．したがってADCマップを得るには，拡散強調なし，3方向の拡散強調を含めて最低4つのデータセットが必要となる．

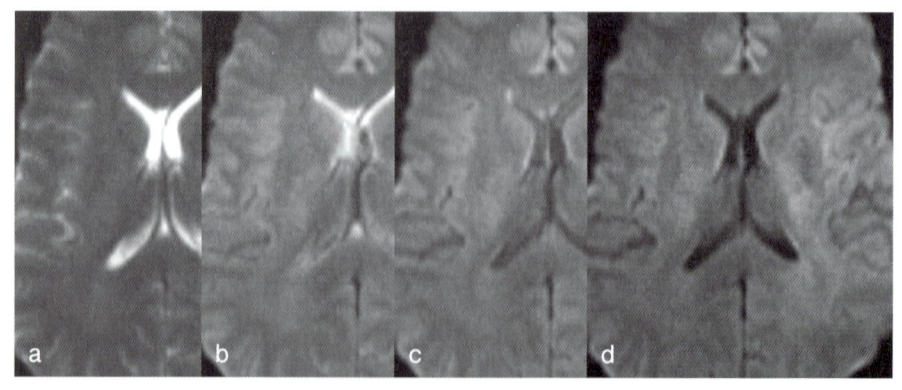

図77.1 拡散強調画像：b値の比較　正常ボランティア．a：b=0，b：b=300，c：b=600，d：b=900．

全身のほとんどの臓器，脳の灰白質では，拡散現象に方向性がない．したがって，拡散をいずれの方向で計測しても同じ値となる．このような方向に依存しない拡散は，**等方向性拡散**(isotropic diffusion)という．しかし脳の白質，筋肉の拡散は，方向によって異なる**異方性拡散**(anisotropic diffusion)となる．これは，組織内の細長い構造によるものである．白質の場合，軸索があるのでこれに直交するプロトンの動きは制約され，軸索に平行な方向の動きが大きくなる．これは，各軸の拡散強調画像をそれぞれ観察するとわかる．拡散傾斜磁場を一定方向に印加すると，その方向の信号低下が大きくなり，これに直交する方向の信号低下は最小限となる．この現象は，脳梁，内包など，大きな白質神経路で特に明らかである．

　図77.2は，左中大脳動脈領域の大きな早期梗塞の症例である．拡散傾斜磁場はそれぞ

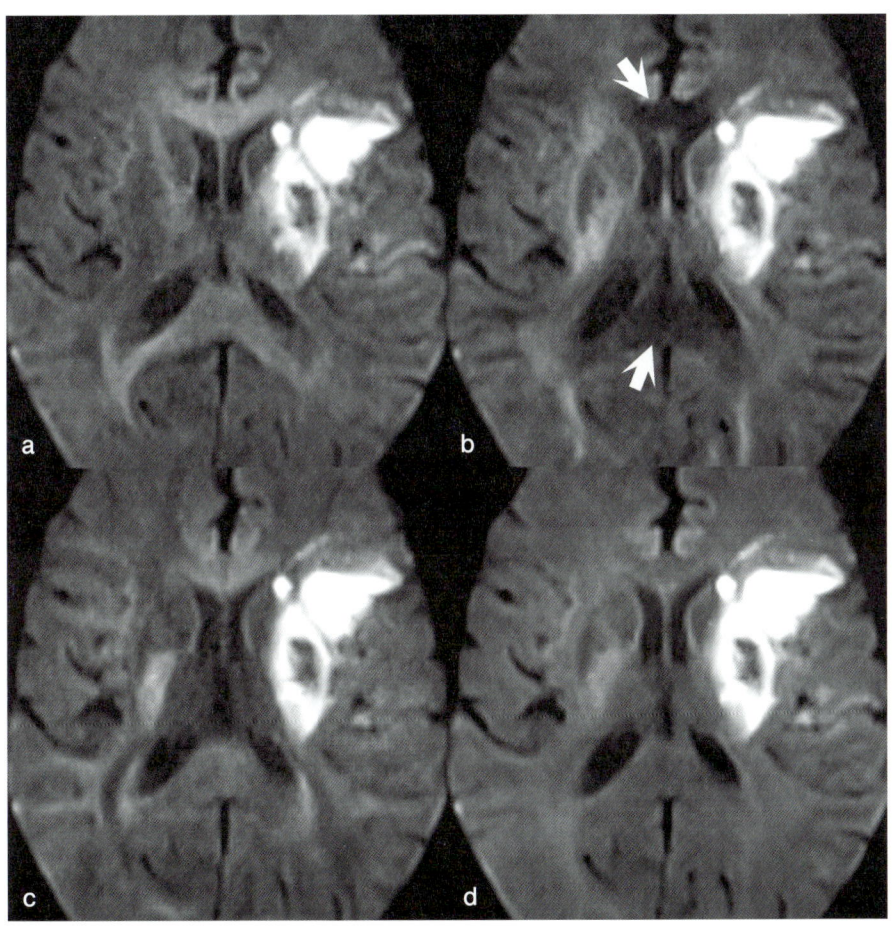

図 77.2　拡散強調画像：拡散傾斜磁場の方向による違い　左中大脳動脈領域の早期梗塞．a：頭尾方向，b：左右方向，c：前後方向，d：トレース画像．矢印：脳梁．

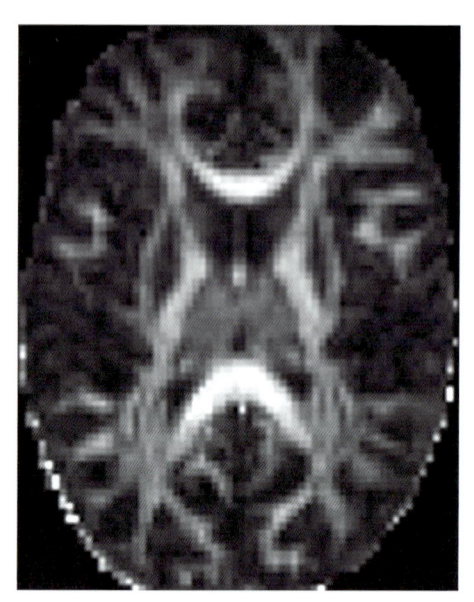

図 77.3　拡散テンソル画像：FA マップ

れ，頭尾方向(a)，左右方向(b)，前後方向(c)に印加されており，たとえば b では左右に走る脳梁膝部，膨大部(矢印)が低信号であることがわかる．d は，3 方向の画像を合成したトレース画像である．

　このような方向によって大きさが異なる異方性拡散を表現する数学モデルとして，**テンソル**が用いられる．DWI では 4 つのデータセットが必要だったが，このテンソルを決定するためには少なくとも 7 つの異なるデータセットが必要となる．すなわち，拡散強調を行わないデータ，6 組の線形独立な拡散強調データである．

　脳梁のような密な神経線維構造の場合，線維に直交する拡散はほとんどゼロで，線維に平行する拡散が大きい．したがって，プロトンが自由に運動できる線維方向の信号低下は大きく，拡散制限が大きい直交方向の信号低下は最小限となる．平行成分と直交成分の信号強度の比率が大きい．この比率を**異方性比率**(fractional anisotropy：**FA**)といい，0～1 の値をとる．たとえば，水分子がいずれの方向にも等しく拡散する灰白質の FA は 0，異方性が大きい脳梁の FA は 0.85 にもなる．図 77.3 は FA マップの例であるが，異方性の高い神経線維構造は高輝度に，異方性に乏しい皮質下 C 線維などは低信号に描出されている．灰白質，脳脊髄液の FA はほとんど 0 である．FA は，神経線維の構築性(integrity)の指標となり，神経変性症，腫瘍などでは低下する．

　各ボクセル単位で考えると，神経線維の方向の信号低下が最も大きいので，これを使って神経線維の走向を画像化して，2D カラーマップに表示することができる．一般に，左右方向の線維は赤，前後方向は緑，頭尾方向は青く表示する．これによって，1 枚の画像で神経線維の構築性と方向性を評価することができる．ボクセル単位でベクト

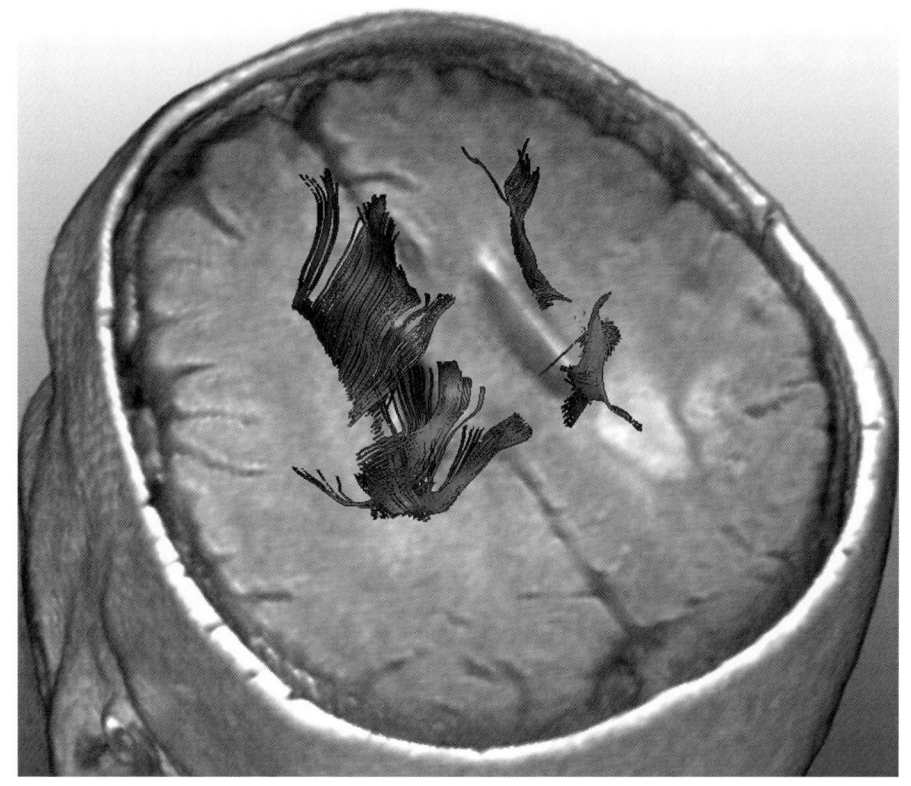

図 77.4 拡散テンソル画像：3 次元表示

ルを連ねることにより神経線維の走向を 3D 表示することもできる．これを行うには，始点と終点の関心領域を設定し，その両者を通過する神経線維を選択的に表示する．これによって，既知の神経路を表示し，腫瘍による圧排を知ることもできる．図 77.4 では，左側の皮質脊髄路が腫瘍によって内側に圧排されているのがわかる．

このように DTI は神経線維の構築性を評価し，神経線維の走向を 3 次元表示することも可能である．この方法は神経科学の研究に応用され，しばしば fMRI とともに利用されている．臨床的には，画像処理時間が長く，オペレータ依存性が大きいという問題があり，さらなる研究が待たれるところであるが，最新の自動化されたソフトウェアパッケージを使うことにより，術前計画，術後モニタリングなどにも応用が広がっている．

78 | BOLD：基礎
Blood Oxygen Level-Dependent(BOLD) Imaging：Theory

　BOLD(blood oxygen level-dependent)は，ファンクショナル MRI(functional MRI：fMRI)の手法のひとつで，脳の特定部位のニューロンの活動に伴って酸素化された血液量が微かに変化することによる磁化率の変化を利用する方法である．BOLDを理解するためには，磁化率イメージングの基本と，脳の神経活動の生理学を知る必要がある．

　磁化率(→101)は，外部磁場内に置かれた物質が磁化される程度を表す指標で，その物質の磁化と外部磁場の比で表される．磁化率の大きな物質を強磁性物質(ferromagnetic)，磁化率が小さなものを常磁性物質(paramagnetic)，ほとんど磁化されないものを反磁性物質(diamagnetic)という．

　MRIでは，体内の強磁性物質，常磁性物質がその性質を発揮して，局所的な磁場の変化，不均一の原因となる．その近傍のプロトンは影響を受けて位相が変化し，T2*緩和を起こして信号が低下する．強磁性物質の場合は，信号が完全に失われて無信号となることもある．

　赤血球の成分として酸素を運搬するヘモグロビンは，その分子中の鉄原子の状態によってさまざまな磁化率を示す．酸素化されている場合はヘモグロビンの鉄は遮蔽されており，磁化率効果が小さく，**オキシヘモグロビン**は反磁性物質に分類される．しかし，酸素が消費されて鉄原子が露出した**デオキシヘモグロビン**は，常磁性物質となる．脳の微細血管内のオキシヘモグロビン，デオキシヘモグロビンは，限局性，内因性の磁化率効果を発揮する．磁化率強調画像(SWI)では，デオキシヘモグロビンの磁化率効果がより明瞭となる(図78.1)．磁化率強調画像は(→57)，特にヘモグロビンの常磁性効果を利用するために使われるもので，たとえば正常静脈も明瞭に描出される．

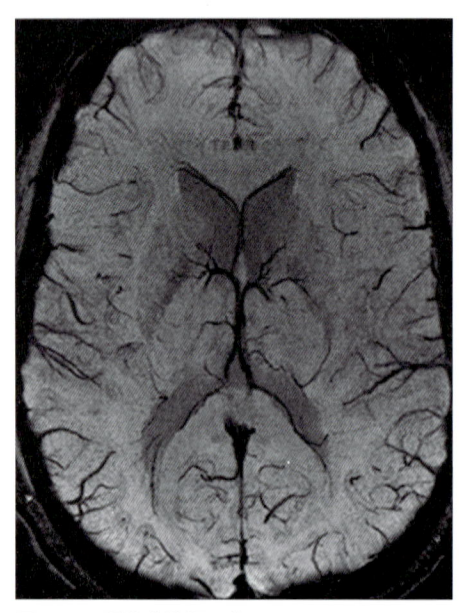

　感覚運動野のニューロンが活動すると，その部分の酸素消費が上昇し，オキシヘモグロビンが減少，デオキシヘモグロビンは増加する．しかし，毛細血管内の酸素濃度の低下は脳血流量の増加を促し，さらにオキシヘモグロビンが流入する．この結果，静脈中のオキシヘモグロ

図78.1　磁化率強調画像

ビン濃度は結局上昇することとなり，局所的な磁化率が低下して MR 信号は増大する．

図 78.2 は，一次運動野の同定を目的とするフィンガータッピングの休止状態(a)と活動状態(b)を示す．フィンガータッピング中は，運動野の当該部位で血流，オキシヘモグロビンが増加し，弱いながらも信号変化をきたすのでこれを捉えることができる．

わずかな磁化率の変化を捉えるためには，磁化率に対して高感度なパルス系列が必要である．このためには横磁化をリフェーズしてエコーを生成するために RF ではなく傾斜磁場を用いる GRE 型のパルス系列，特に GRE 型 EPI (→44) が有用である．GRE 型ではパルス系列の中で T2* 効果が補正されることなく蓄積するので磁化率変化が強調される．磁化率効果は静磁場強度に依存するので，3T の BOLD 効果は 1.5T の 2 倍となる．しかし，空気-組織境界の信号消失，幾何学的歪みなどのデメリットも増える．このため，BOLD には歪みの少ない画像が得られるだけの高性能が傾斜磁場のハードウェアに求められる．マルチチャネルコイルを利用すると，パラレルイメージングと組み合わせることによって，EPI における位相変化の蓄積による幾何学的歪みをさらに軽減できる．

BOLD は進歩を続けており，これまでには見ることができなかった認知機能領域を検索することが可能となりつつある．次章では BOLD の具体的なパラダイムについて解説する．

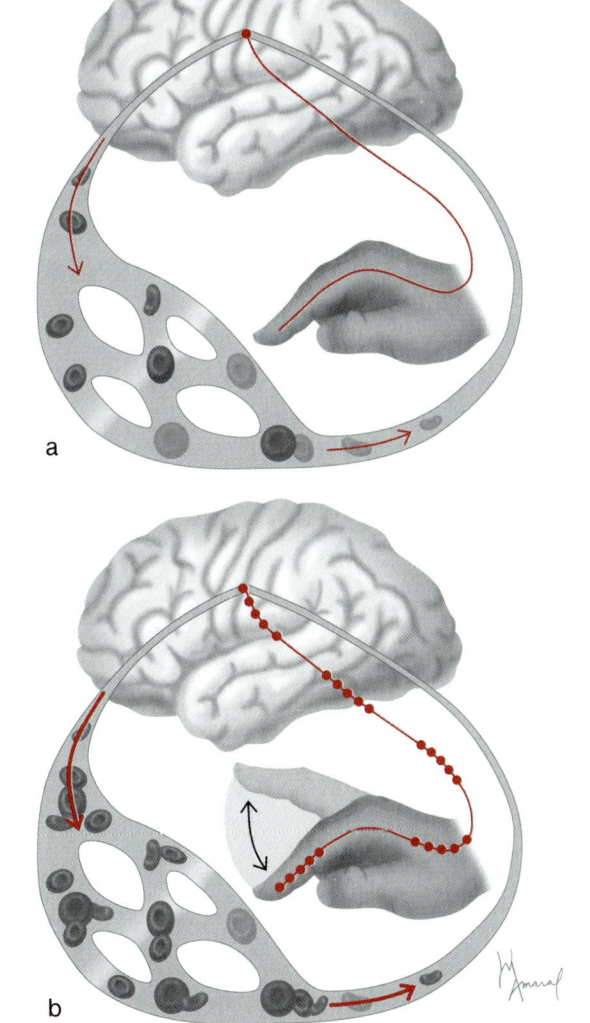

図 78.2　フィンガータッピングによる BOLD 効果　a：休止状態，b：活動状態．

79 BOLD：応用
Blood Oxygen Level-Dependent(BOLD) Imaging：Applications

刺激
（フィンガータッピングなど）

毛細血管が過剰な酸素化血液を
供給することによる信号増加

毛細血管内の酸素
濃度の初期低下

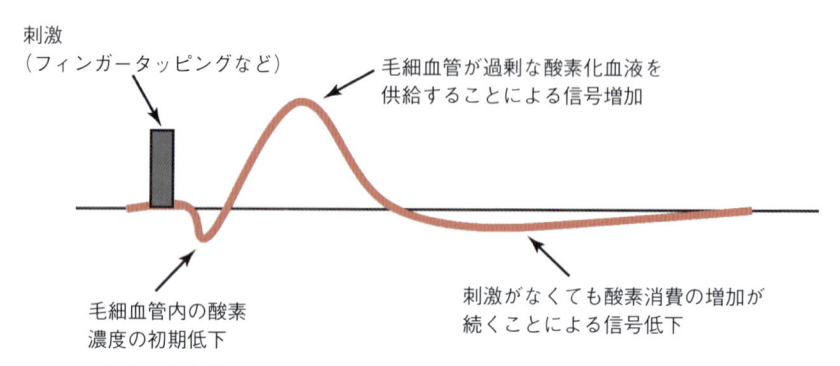

刺激がなくても酸素消費の増加が
続くことによる信号低下

図 79.1　血流動態応答関数　右前頭葉の乏突起膠細胞腫．

　BOLD において，局所的な酸素濃度上昇よる磁化率の変化とこれに伴う信号の増強は，非常に微小なものである．これを捉えるため，被検者には一連の**タスク**を繰り返すよう指示して，局所のオキシヘモグロビンを交互に増加，減少させる．この増減を，**血流動態応答関数**(hemodynamic response function)という（**図79.1**）．

　タスクは，事前にパルス系列の中に指定された**パラダイム**とよばれる一定のサイクルに従って実行する．データ収集とパラダイムに脳の血流動態応答関数が同期することにより，関心領域の脳の活動を描出することができる．**図79.2**は乏突起膠細胞腫（Grade 2）の症例にフィンガータッピングを行った例である．腫瘍は中心前回（一次運動野）の前方にあるが，fMRIでは運動野の位置が明示されてお

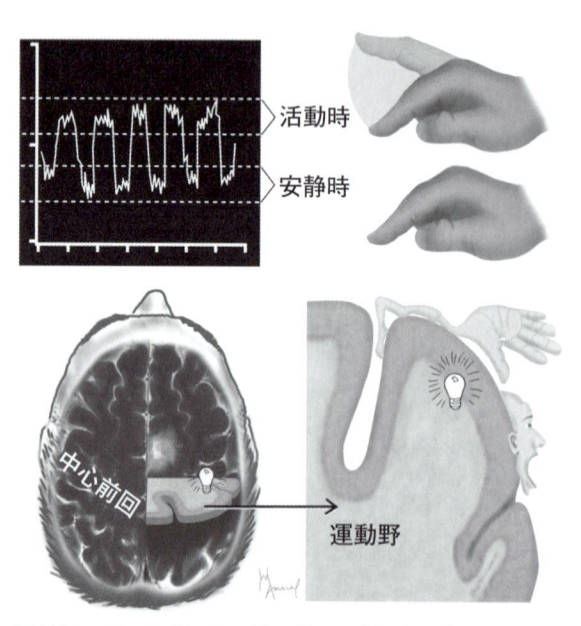

活動時
安静時

中心前回
運動野

図 79.2　フィンガータッピングタスクによる fMRI

り，手術計画のロードマップとすることができる．

　データ収集後，その結果を表示するには複雑な処理が必要となる．活動時と安静時の平均信号強度の差を統計学的に処理し，ピクセル毎に信号変化の統計学的有意性を評価する．その結果は，T1あるいはT2強調像の上に重ねて表示される．最新のソフトウェアでは，等方向性3D画像の上に表示することも可能で，診断や術前計画に使いやすいものとなっている（図79.3）．

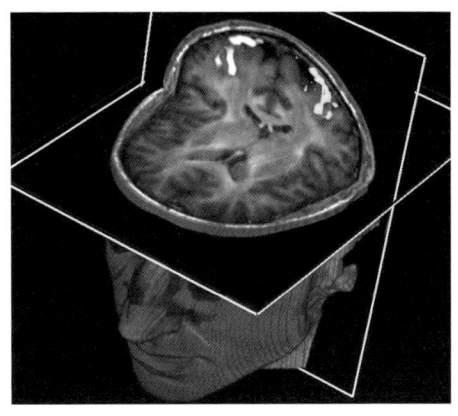

図79.3　fMRI　結果の3次元表示

　図79.4は，両側のフィンガータッピングにより，大脳運動野に加えて同側小脳の運動準備野も賦活されていることがわかる．このパラダイムは，右側10回，左側10回のタッピングを計60回繰り返すもので，EPIによる撮像時間は約3分である．被検者は，第2〜5指で母指を一定の順序（たとえば2-3-4-5-4-3-2）でタップするように指示される．タスクは撮像と同時に開始され，最初の10回は右手，次の10回は左手，というように続けていく．この検査は3T装置で行われているが，静磁場強度は大きいほどBOLD効果は明瞭となる．BOLDは，感覚野，運動野の同定に有用であることがわかっているが，このほかにも思考，感情などの面でも研究が進められている．

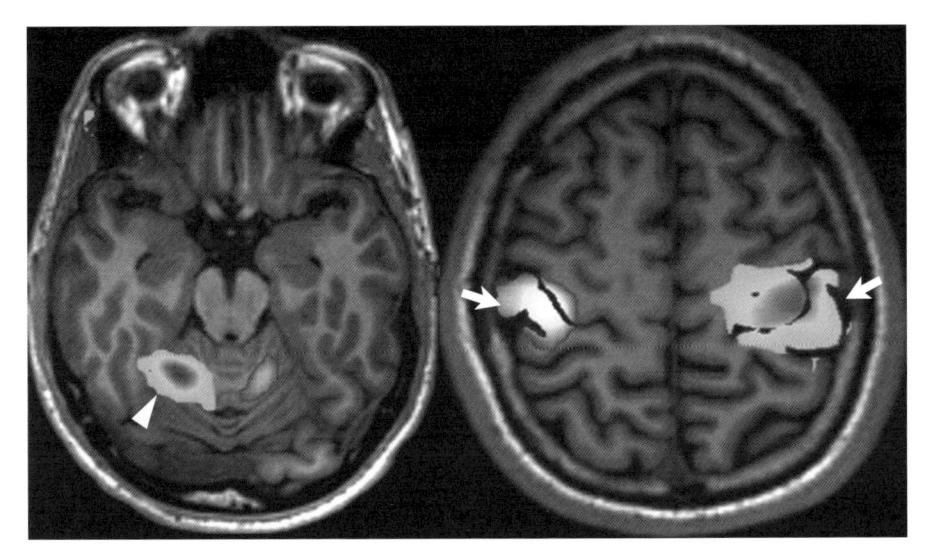

図79.4　両側フィンガータッピングタスクによるfMRIの例　矢印：大脳運動野，矢頭：小脳運動準備野．

80 MRスペクトロスコピー：基礎
Proton Spectroscopy (Theory)

　MRIによる腫瘍性病変の評価には，いろいろな方法がある．たとえば，正常構造の変位，分子の状態変化を反映する緩和時間の変化によるコントラストの異常，造影効果のパターンなどである．このような形態学的な所見に加えて，**MRスペクトロスコピー**（MR spectroscopy：MRS）は化学環境を画像化して，病変部の代謝を評価することも可能である．図80.1は，FLAIRに続いてMRスペクトロスコピーを検査した例である．コリン（Cho）の上昇，NAA（N-acetylaspartate）の減少を示しており，悪性腫瘍に典型的な所見である．このような情報によって，画像所見を補うことができる場合がある．

　代表的な方法として，**シングルボクセル・スペクトロスコピー**（single voxel spectroscopy：**SVS**），**化学シフトイメージング**（chemical shift imaging：**CSI**）（→81）がある．SVSでは，SE（spin echo），STEAM（stimulated echo acquisition method）がおもに使われる．図80.2に，SEによるSVSの基本を示す．まず90°パルスでスライスを励起す

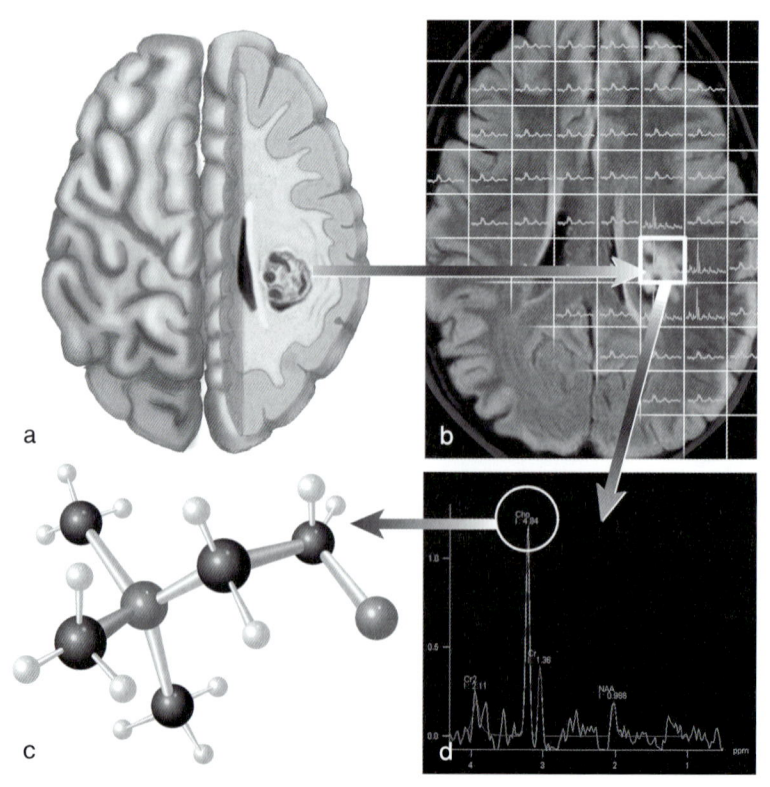

図80.1　MRスペクトロスコピー

る．次にスライス選択的180°パルスが，スライス内の横1列について横磁化を再収束する．2つ目の180°パルスは，さらにその中の縦1列だけを再収束する．この結果，1つの両者が交差するボクセルだけが信号を発生する．MRスペクトロスコピーでは**水抑制**，**脂肪抑制**が必須で，この例では①の二項パルス(→40)によって水，脂肪を抑制している．

スペクトロスコピーの結果は，静磁場強度に依存しないppm単位で表示される．しかし，静磁場強度が大きいほどスペクトルの分離は良好で，計測の質も向上する．さらに，代謝物質の信号は水に比べて非常に低いので測定には長時間を要するが，SN比の高い3T装置では撮像時間を短縮できる利点もある．

図80.3は，代謝物質と水の信号強度比を示したもので(a)，大きな水のピークを抑制して代謝物質ピークが見やすいようにスケーリングしたものをあわせて示す(b)．MRスペクトロスコピーは，病変の性状評価，腫瘍範囲の同定，放射線治療効果の判定などに有用である．

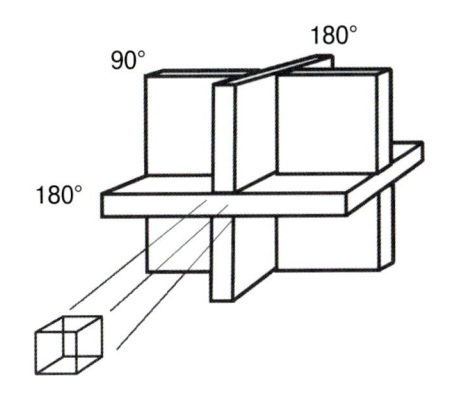

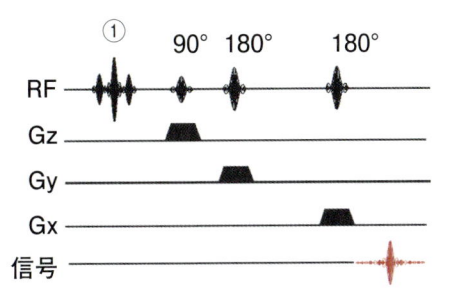

図80.2　SE SVS　①は二項パルス．

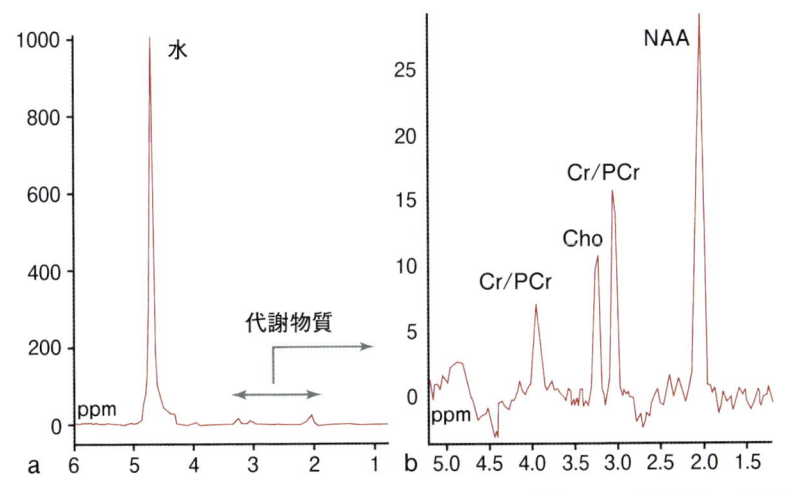

図80.3　MRスペクトロスコピーの結果　a：水抑制をしない場合．b：水抑制後．代謝物質のピークにあわせてスケーリングしたもの．Cr：クレアチン，Cho：コリン，PCr：クレアチンリン酸．

81 | MRスペクトロスコピー:CSI
Proton Spectroscopy (Chemical Shift Imaging)

　TEを長く設定した(long TEの)正常脳のMRスペクトロスコピーでは,おもなピークとしてNAA(2.02 ppm),コリン(3.20 ppm),クレアチン(3.02 ppm, 3.9 ppm)が検出される(→80).TEを変化させることにより,T2強調像のコントラストが変化するのと同じように,MRスペクトロスコピーの"コントラスト"もコントロールすることができる.TEを短く設定すると,長いTEでは信号が失われてしまうT2値の短い代謝物質が検出できるようになる.このようなピークとしては,ミオイノシトール(3.56 ppm),グルタミン/グルタメート(2.05〜2.5 ppm, 3.65〜3.8 ppm),グルコース(3.43 ppm)などがある.短いTE設定で検出される代謝物質は,小児の脳発達の評価にも重要である.

　シングルボクセル・スペクトロスコピー(SVS)(→80)の大きな制約は,代謝物質のボクセル内の分布を知ることができないことである.全体を評価するためには,病変部位,その周辺部位,さらに対側の健常部位を何度も計測する必要がある.1回の計測には5〜7分かかるので,非常に長時間を要することもある.

　化学シフトイメージング(CSI)はマルチボクセル法で,大きなボクセルをいくつかに区分し,5〜7分で計測することができる.ボクセルは,病変,その周囲を含めて広くカバーできるので,健常部を含めて実際的な時間で検査可能である.図81.1に,CSIのデータ収集範囲(白)と,実際にスペクトルを表示する範囲(黒)を示した.黒枠外の領域は,画像検査と同じく折り返しを防ぐためのオーバーサンプリング領域である.

　スペクトロスコピーでは周波数エンコードは省略できるが,位相エンコードによって位置情報を得る.図81.2は簡単な2D CSIで,自由誘導減衰(FID)を収集する例である.

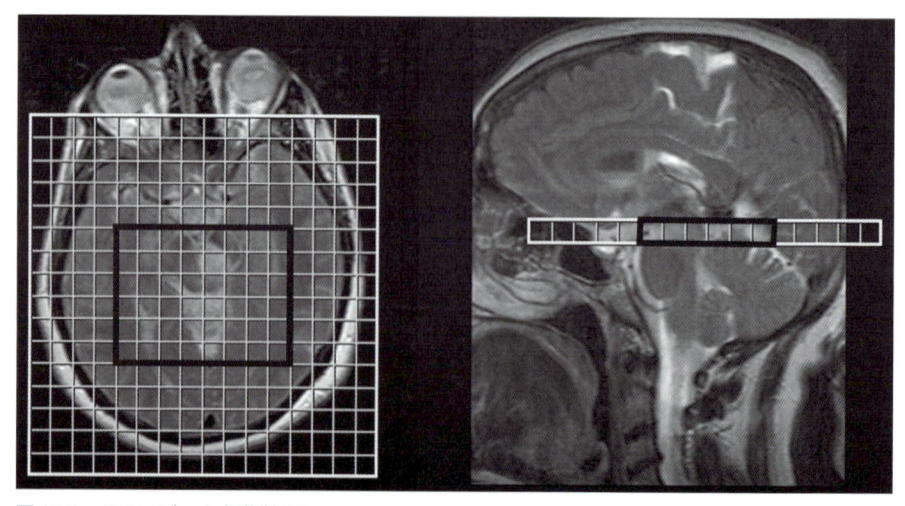

図81.1　CSIのデータ収集範囲

傾斜磁場と同時に選択的 90° パルスを印加することによりスライス内に横磁化を生成し，直交する傾斜磁場を短時間加えることにより，位置情報を得ている．

図 81.3 は，低グレード脳幹グリオーマの症例である．SE 2D CSI による，TE 30 ms（左），144 ms（右）のスペクトルを示す．病変（上段）はニューロンの構築性の指標である NAA の減少，ミエリン破壊の指標であるコリン（Cho）の上昇を示している．下段は正常と考えられる周辺部のスペクトルで，NAA のピークが高く，コリンのピークが低い．スペクトル解析結果は，代謝物質の濃度マップ，あるいは濃度比マップとして，通常の画像に重ねて表示することも可能である．

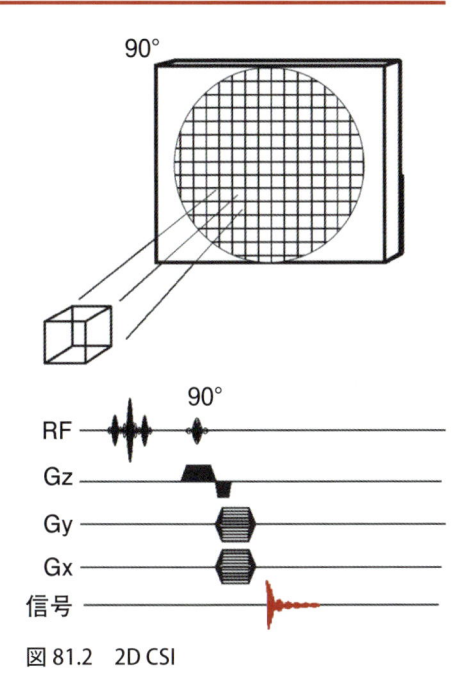

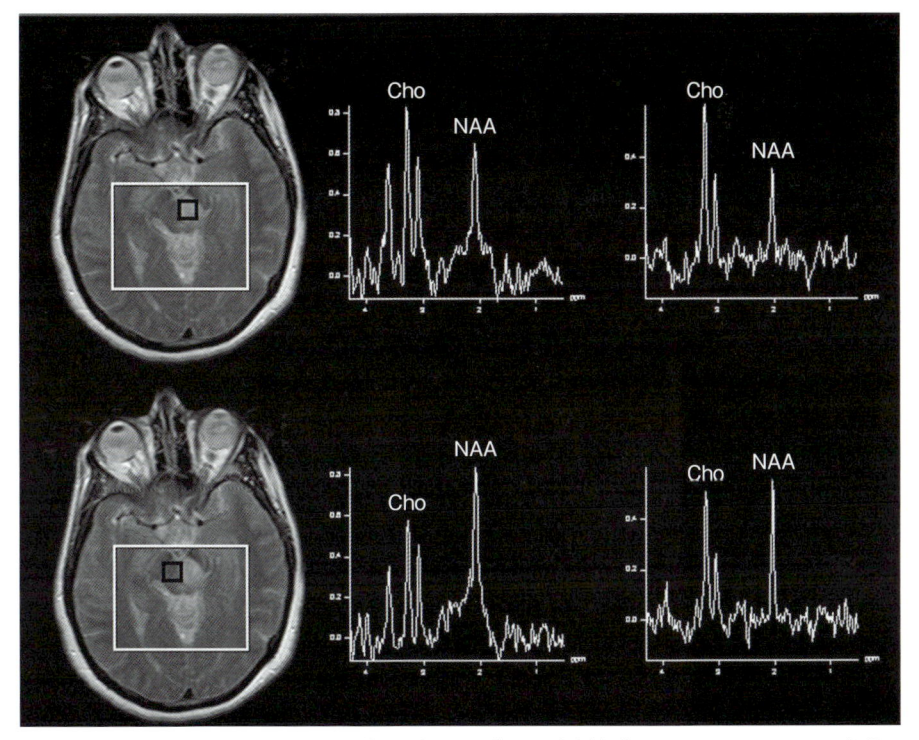

図 81.2　2D CSI

図 81.3　CSI によるスペクトロスコピーの例　低グレード脳幹グリオーマ．SE 2D CSI．上段：病変部，下段：周辺部．左：TE 30 ms，右：144 ms．

82 心臓 MRI：形態
Cardiac Morphology

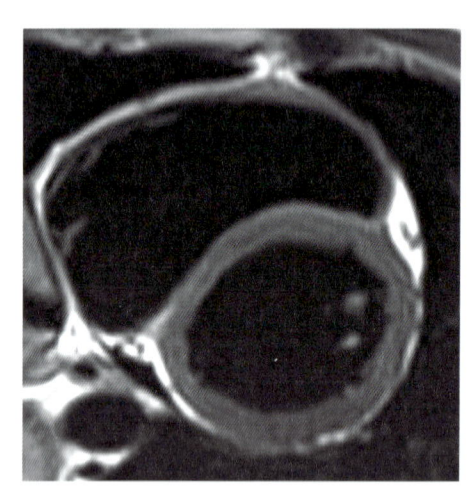

図 82.1　心電同期による心臓 MRI

　高画質の MRI を撮像する条件のひとつは，撮像中に被写体が静止していることである．動きがあると，ぼけやゴーストが発生して画質は低下する．そこで，心臓のように動きを止めることができない被写体の場合は，パルス系列，パラメータを吟味する必要がある．
　図 82.1 は T1 強調の心臓 MRI である．心筋は静止して捉えられており，心腔の血液も無信号となって，心筋の評価は容易である．このように心臓の動きを止めて撮像する方法のひとつが**心電同期**で，位相エンコードステップをいくつかのセグメントに分割し，安静期に撮像する．拡張期には心筋がほとんど動かない安静期があり，画像再構成のために必要な位相エンコードステップを分割して心周期中のこの時期のみデータを収集する．撮像時間は空間分解能すなわち位相エンコードステップ数，および 1 心周期の中で収集するステップ数によって決まる．心拍数が大きいと，1 心周期の間に収集できるステップ数が少なくなり，心拍が遅いとこの逆になってより多くのデータを収集することができるようになる．

　心臓の動きを止めるもう一つの方法に，**シングルショット法**がある．これは，画像再構成に必要な位相エンコードステップを，1 つの TR 間隔（＝ショット）ですべて収集してしまう方法である．この場合も前の方法と同じく，心周期の安静期に収集する．しかし，1 回の安静期にすべてのエンコードステップを収集する必要があり，その一方で拡張期の安静期は非常に短いのが普通なので，空間分解能に制約を受ける欠点がある．この場合，使用可能なパルス系列のひとつに HASTE（→34）がある．図 82.2 には

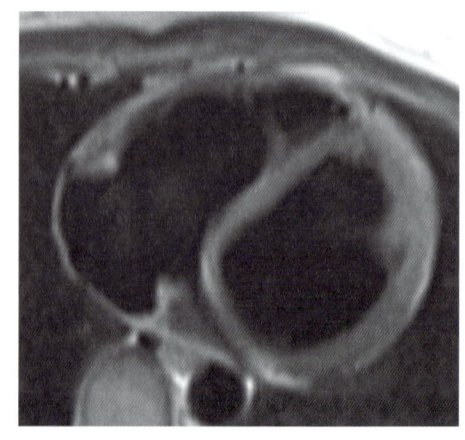

図 82.2　シングルショット法による心臓 MRI

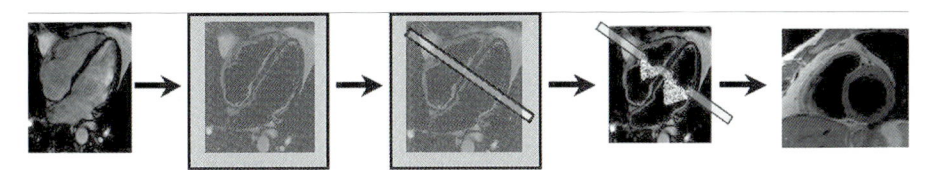

図 82.3 血液信号の除去

HASTE によるシングルショット法の画像を示した．図 82.1 と比べると空間分解能が低いため，全体に画像がぼけており，心筋の輪郭がそれほどシャープでないことがわかる．

心臓 MRI の撮像に際してもう一つの重要な点は，血液信号の抑制である．このためには，非選択的反転パルス，および選択的反転パルスを連続して印加する（図 82.3）．1）最初の反転パルスは非選択的で，軟部組織，血液を含むすべてのスピンが反転する．2）引き続く選択的反転パルスは指定されたスライスのスピンを x-y 平面に戻して横磁化を作り，3）通常のイメージングを行う．4）スライス選択時に面内にあった血液はデータ収集前に速やかに流出し，5）この結果，血液はエンコードされないので信号を発生しない．

このように血液を無信号とする black-blood（dark-blood）法（→63, 69）の有用性は心臓に限られたものではなく，同じく拍動の大きい大動脈にも適している．図 82.4 は大動脈縮窄症の例である．心臓のように動きのある構造の black-blood 法も，慣れれば容易に撮像することができる．

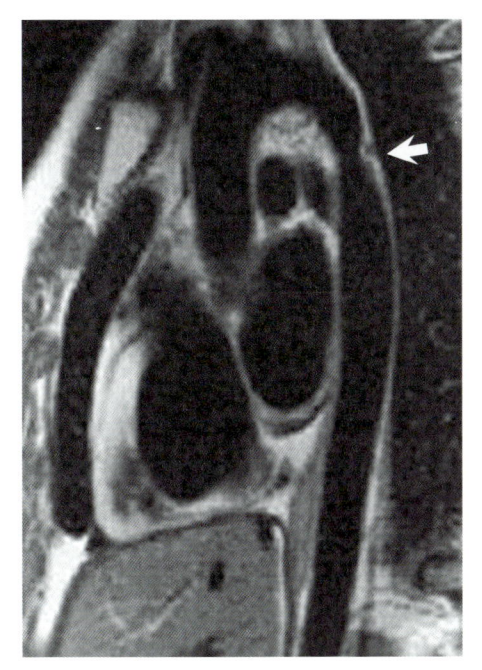

図 82.4　black-blood 法による大動脈 MRI（矢状断像）　大動脈縮窄症．矢印：病変部．

83 心臓 MRI：心機能
Cardiac Function

　前章では，拍動する心臓の動きによるアーチファクトや血液の信号を抑制して，高画質の形態画像を撮像できることを示したが，心臓の評価には心機能の情報も必要である．機能を評価するには，特別な撮像法，画像処理が必要となる．

　形態画像では，k 空間を小セグメントに分割して，複数の心周期にわたって拡張期にデータを収集する方法を紹介した（→82）．機能画像についても同様な方法が可能であるが，個々のセグメントをより小さくして，心周期全体にわたってデータを収集する必要がある点が異なる．この場合は，複数の心位相について，小さなスナップショットデータを拍動ごとに収集して，心臓全体のデータを撮像する．撮像後にデータを合成して画像を再構成し，シネループ表示により拍動する心臓を表示する．図 83.1 には，異なる5つの心位相を示す．この症例は，息止め下に 30 心拍で撮像したものである．

　このような心機能画像だけでも，慣れれば心筋収縮能に関する有用な情報が得られるが，さらに追加の撮像や後処理を加えることにより，核医学のような定量的な情報を得ることもできる．前述の方法で撮像した後，左心室全体をカバーする撮像を追加すると，左心室容積を計算することができる（図 83.2）．各スライスは円筒形の内腔の断面であると考えれば，単純に $\pi \times r^2 \times h$ の式から，拡張終末期，収縮終末期の容積を求めること

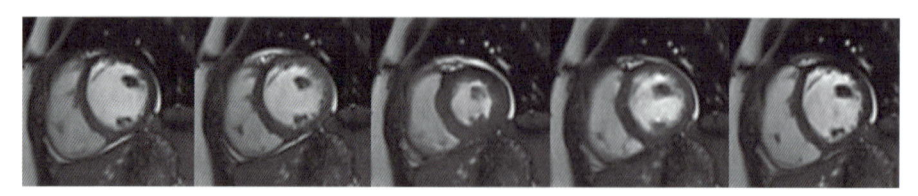

図 83.1　心筋収縮能の評価　息止め下に 30 心拍で撮像．異なる心位相の画像．

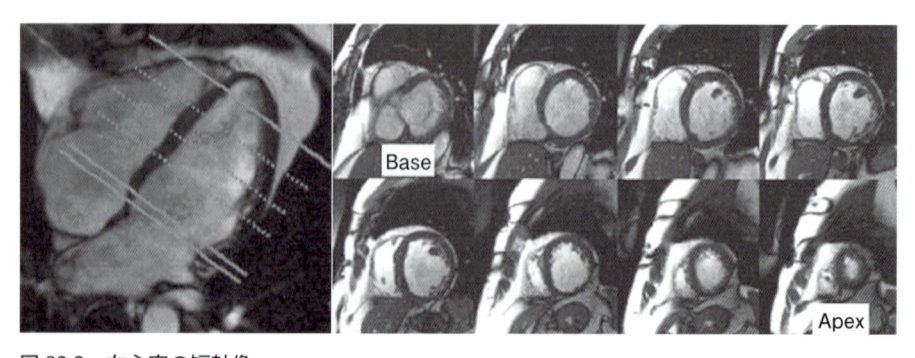

図 83.2　左心室の短軸像

心臓MRI：心機能

$v = \pi r^2 h$

v：容積
π：3.14159
r：半径1 or 2
h：スライス厚

拡張終末期　　　　収縮終末期

b

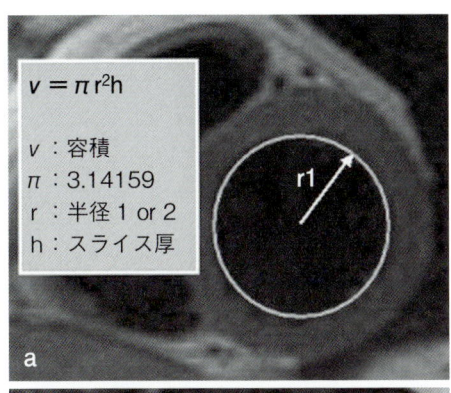

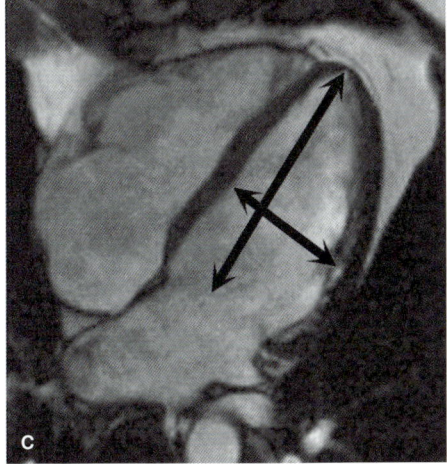

図 83.3　左心室の容積測定

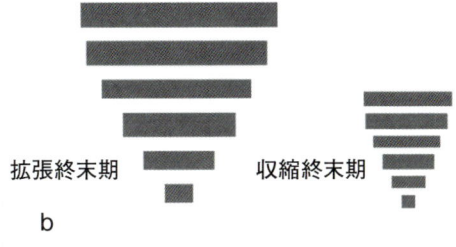

ができる．さらにここから，1回拍出量，心拍出量，駆出率などの指標も計算できる(図83.3a)．図83.3bには，拡張終末期から収縮終末期までの各位相毎のスライス容積，それを合計した左心室の容積を示す．この値から，心機能の一般的な指標を計算できる(表83.1)．

心臓MRIの空間分解能，時間分解能をさらに向上する技術が開発されている．そのひとつが**エコーシェアリング**(echo sharing)で(→73)，位相エンコードに際して1つの心位相の1つのセグメントのデータを，隣接するセグメントで共用する方法である．これによって，空間分解能を向上することができる．このほか，極めて高速，低空間分解能のシングルショット法によって，息止め下にほとんどリアルタイムに撮像する方法もある．息止め不要な場合もあり，10秒以下で心室全体を撮像可能である．いずれの場合も，短時間に高分解能の画像を得るためには，信頼性の高いパラレルイメージング(→118)が必須である．

表 83.1　心機能の定量評価

		単位
駆出率	50.2	%
拡張終末期容積	125.3	mL
収縮終末期容積	62.3	mL
1回拍出量	62.9	mL
心拍出量	3.8	L/min
心筋重量（終末拡張期）	110.4	g
最大駆出速度	351.5	mL/s
最短駆出時間	155.1	ms
最大充満速度	349.3	mL/s
収縮終末期からの最短充満時間	112.8	ms

84 心臓 MRI：心筋灌流
Cardiac Imaging：Myocardial Perfusion

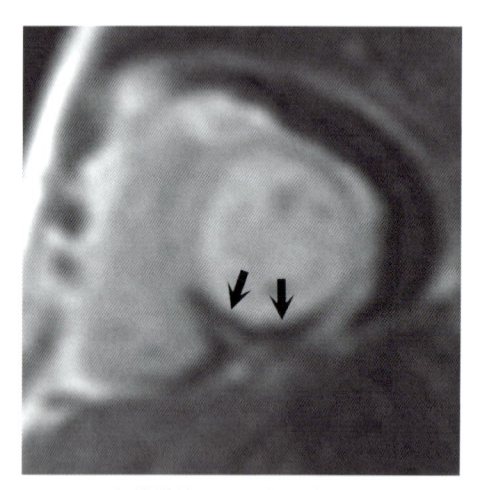

図 84.1 心筋灌流 MRI　左心室中央部の短軸像．矢印：下壁の灌流遅延．

図 84.1 は，左心室中央部の短軸像で，左心室下壁の灌流遅延が認められる（矢印）．心筋を栄養する動脈の狭窄，閉塞により，心筋に到達する血液が減少あるいは途絶すると，心筋細胞の活動，心機能を維持するための栄養分の供給が障害される．MR 灌流画像（perfusion imaging）は，このような心筋の微小血流の状態を評価する方法である．T1 短縮効果のあるガドリニウム造影剤をボーラス投与し，投与前，投与中，投与後について，左心室全体，各心位相にわたって，マルチスライス T1 強調像を撮像し，左心室壁の T1 値の経時的変化（信号上昇）を，目視的かつ定量的に評価する．

図 84.2 には，左心室中央部の短軸像について経時的変化を示す．最初の画像 (a) は，まだ造影剤が到達していないのでほとんど情報がないが，続く b, c では造影剤が右心室，次いで左心室に到達して信号が著しく上昇している．しかし，左心室の心筋にはまだ造影剤が到達せず低信号である．d では左心室の心筋の輝度が上昇しており，造影剤を含む血液の灌流を示している．このデータセット全体について，信号強度の経時的変化を解析する．目視上，心筋の灌流は，図 84.3 の区画 1 を除いて全体に低下している．

各メーカーからさまざまな後処理ソフトウェアが提供されているが，以下に示すのは単純な平均信号強度による解析例である．図 84.3 は，図 84.2 と同症例の 1 時点での画像について，左心室の内縁，外縁の輪郭を囲い，6 つ領域に分画したものである．同じ

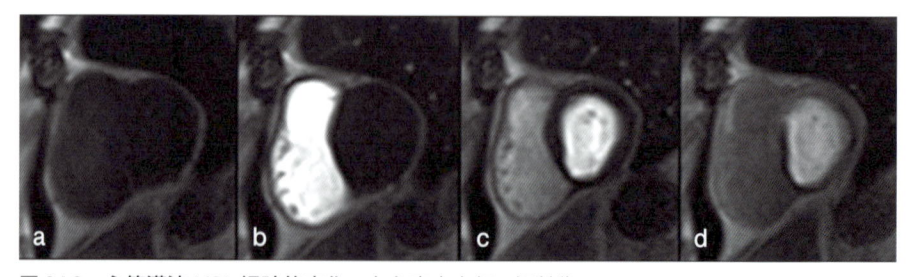

図 84.2 心筋灌流 MRI-経時的変化　左心室中央部の短軸像．

スライス位置ですべての時相について同様な解析を行い，各分画のピクセル値をマップすることにより，灌流パラメータが得られる(**表 84.1**).

高速な GRE によって，心拍毎にマルチスライス撮像を行い，空間分解能は各症例の心拍数に応じて設定する．さらに詳しい灌流情報を得るために，心筋の収縮力を亢進する薬剤の投与前後で撮像を繰り返す方法もある(→訳注 6).

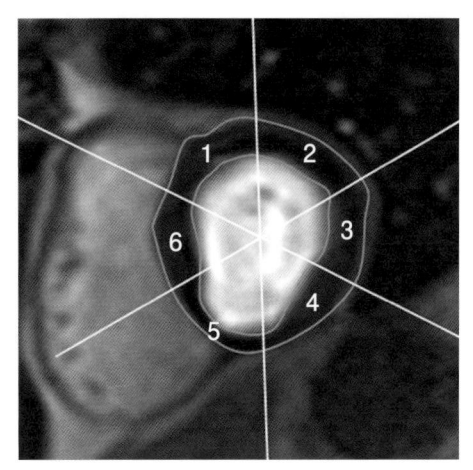

図 84.3　心筋灌流 MRI-解析法の例　図 84.2 と同じ症例．

表 84.1　心筋灌流 MRI の解析結果

分画	到達時間 (秒)	TTP (秒)	ピーク値 (信号強度)	ピーク値×TTP (信号強度×秒)	スロープ (信号強度/秒)
1	14.3	9.8	20.6	113	2.4
2	11.0	19.1	9.4	23	0.7
3	13.5	15.8	8.2	21	0.7
4	15.1	14.2	20.5	79	1.5
5	9.4	15.5	30.8	194	2.2
6	12.7	16.6	29.9	163	1.9

TTP：time-to-peak(ピーク濃度到達時間)

85 心臓 MRI：心筋バイアビリティ
Cardiac Imaging：Myocardial Viability

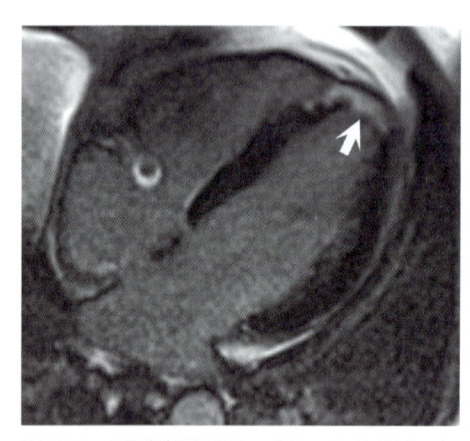

図 85.1　遅延造影 MRI　バランスド GRE．矢印：壊死心筋の遅延造影効果．

　心筋組織の血液の酸素供給の低下による障害は，3つに分類される．第一は気絶心筋(stunned myocardium)といわれるもので，短時間の血流低下状態に置かれた生存心筋である．多くの場合，気絶心筋は時間とともに正常機能を回復する．第二は冬眠心筋(hibernating myocardium)で，長時間の血流低下状態に置かれた場合で，正常心機能の回復には治療が必要である．第三は瘢痕組織あるいは非生存心筋(nonviable myocardium)で，生きた心筋細胞を含まず，心機能を回復することのない組織である．心筋虚血による心筋障害がある場合，病変部がバイアブル(viable，生存可能)であれば，治療により大いに改善が期待できる．一方，組織がすでにバイアブルでなければ，リスクを伴いうる治療を行う価値に乏しい．このように，心筋がバイアブルか否かを鑑別することが，MRIによる心筋バイアビリティ検査の目的である．

　図 85.1 は，バランスド GRE(→51)による心筋梗塞後の心臓 MRI で，正常心筋は低信号である．心尖部の高信号(矢印)は遅延造影効果によるもので，バイアブルでない部分と考えられる．

　ガドリニウム造影剤を静注すると細胞外液に分布するが，他の組織と同じく，心筋の造影剤濃度は早期の濃度上昇後，腎排泄と再分布によって速やかに低下する(→84)．しかし，バイアブルでない心筋は，早期の造影剤集積を欠くと同時に，組織からの排泄も遅延するため，経時的に見ると遅延造影 T1 強調像で病変部が高信号となる．この増強効果亢進は，急性心筋梗塞，慢性心筋梗塞いずれでも認められるが，可逆性虚血では認められない．増強効果を示す部分は，組織学的には心筋壊死と膠原線維からなる瘢

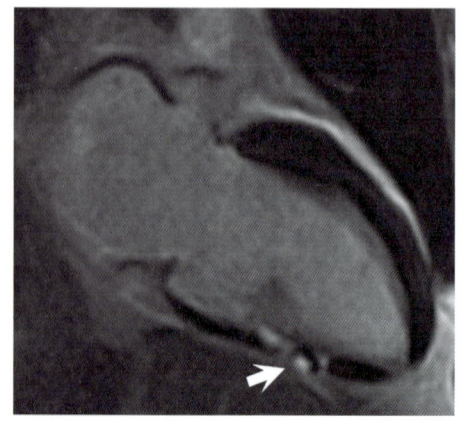

図 85.2　遅延造影 MRI　長軸像．矢印：左心室下壁の全層性増強効果．

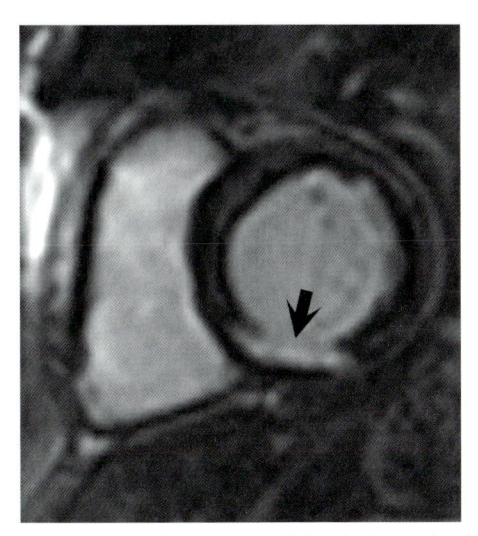

図 85.3 　遅延造影 MRI　短軸像．矢印：下壁，中隔の内膜の増強効果．

痕組織である．

遅延造影効果の検出には，正常心筋組織の信号を抑制するために反転パルス（反転時間 TI）を併用した T1 強調 GRE が用いられる．造影後の正常心筋は，増強効果のため T1 が短縮するので，この信号を抑制するためには TI を造影前よりも短く設定する必要がある．このため撮像期間中，造影剤投与からの時間に応じて，TI を適切に調整することが重要である(→訳注 7)．撮像は，造影剤投与 5〜20 分後から開始する．これはバイアブルでない心筋にも造影剤が充分に分布するようにするためで，この方法によって正常心筋の信号は抑制され，増強効果を示す壊死組織，瘢痕組織との間に，充分なコントラストが得られる．

図 85.2 はこのような撮像の例で，長軸像において左心室下壁に複雑な形をした全層性の増強効果が認められる．図 85.3 は別の症例であるが，短軸像において下壁および中隔の内膜が増強効果を示している．

新しい撮像法として，TI の最適化が不要な phase-sensitive inversion recovery GRE がある．図 85.4 に示すのはこの方法によるもので，バックグラウンドや肺のみえ方は異なるが，従来法と同等の診断的意義をもち，検査の手間や時間を節約できる利点がある．この例では，3 腔断面像において，心尖部，中隔の全層性造影効果(矢印)が認められる．

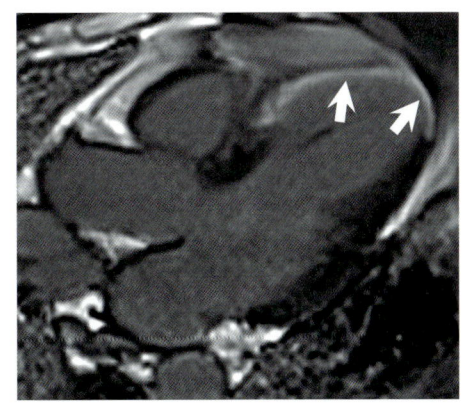

図 85.4 　遅延造影 MRI (phase sensitive inversion recovery 法)　3 腔断面像．位相感応型反転回復 GRE．矢印：心尖部，中隔の全層性増強効果．

86 心臓 MRI：T1/T2/T2*マッピング

T1/T2/T2* Quantitative Parametric Mapping in the Heart

　近年，さまざまな心疾患を評価するうえで，定量的 MRI の重要性が知られるようになった．これは，従来の非定量的な方法における主観を排し，撮像パラメータ，表面コイル特性などの影響を受けることなく，心臓の局所的あるいは全般的な病態を評価できる方法である．ここでは，心電ゲート，息止め撮像によってパラメータマップを得るためのさまざまな方法について概観する．

　T1 値の定量は，虚血性あるいは非虚血性心筋病変を評価するために有用で，造影剤を使う方法と使わない方法がある．造影剤を使わない場合，心筋の T1 延長は心筋傷害に対する炎症反応に関連する浮腫を反映する所見である．ガドリニウム造影後の T1 短縮は，線維性瘢痕あるいは細胞外液容積(extracellular volume：ECV)の拡大を伴う線維性瘢痕やびまん性線維化を反映している．遅延造影 MRI は限局性線維化を高精度に診断できるが，びまん性線維化については感度が低下する．しかし，造影前後の T1 マップ，ヘマトクリットの計測から，ECV の定量マップを求めることができ，この ECV マップはびまん性線維化についても相応の信頼性があることが知られている．

　T1 マップは，心電ゲート下で拡張期にプレパレーションパルス(反転パルスあるいは飽和パルス)を印加後，シングルショット撮像を行って T1 緩和曲線をプロットすることによって得る．複数心拍にわたって計測を行い，充分な T1 回復を待って次のプレパレーションパルスを印加する．1 回の息止めの間に，異なるプレパレーション時間で数回の計測を行い，コントラストの異なるデータを充分な回数収集すれば正確な T1 を定量できる．呼吸の動きを補正するために，自動位置補正ソフトウェアが必要となる場合もある．最後に，ピクセル単位で多変数カーブフィッティングを行い T1 緩和曲線を推定する．

　図 86.1 は，心筋アミロイドーシスにおいて，T1 マップによるびまん性線維化を評価

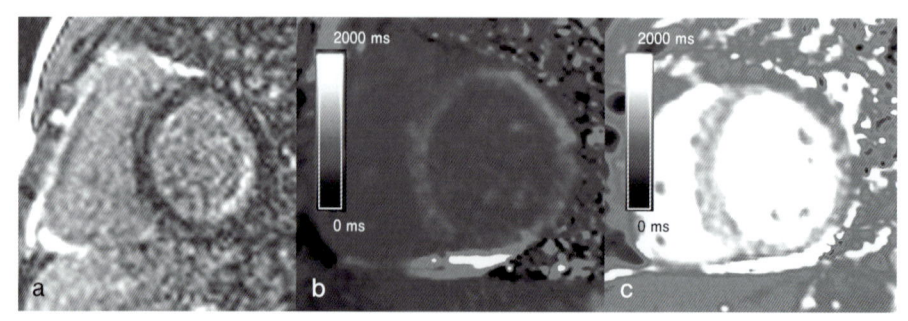

図 86.1　T1 マップ　心筋アミロイドーシス．a：造影後 IR，b：T1 マップ(造影前)，c：T1 マップ(造影後)．

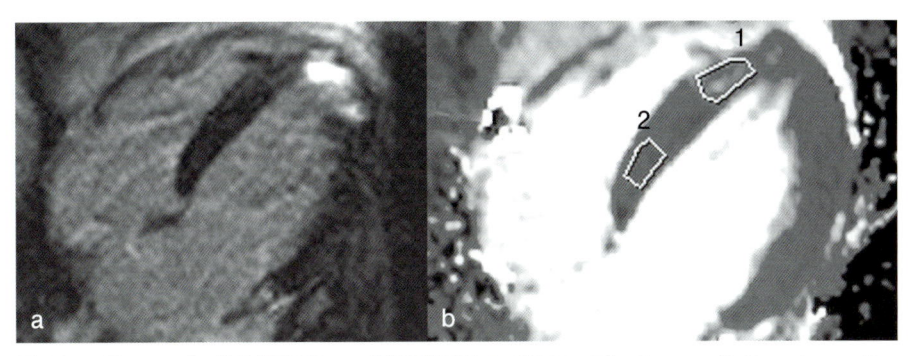

図 86.2 T2マップ　急性筋梗塞．**a**：遅延造影 IR，**b**：T2 マップ．〔Jeremy Collins, James Carr 両氏のご厚意により掲載〕

できた症例である．造影後 IR(**a**)では内膜下のびまん性増強効果が認められる．造影前(**b**)および造影後(**c**)の T1 マップは，T1 に斑状の不均一が認められる(心筋の病変を明瞭にするためウィンドウ値の設定は大きく異なっている)．この症例の細胞外液容積は 45% 程度で正常範囲よりも増加していた．細胞外液容積は，T1 マップ上で関心領域を設定することにより求められる．

近年，定量的 **T2 マップ**が，心筋の含水量を変化させて T2 を延長するような病変，たとえば急性心筋梗塞，心筋炎，心臓移植拒絶反応などの評価に有用であることが示されている．T2 マップは T2 強調像による質的評価の限界を補い，心筋浮腫の診断の精度と信頼性を向上させることができる．T2 緩和の計測には，マルチセグメント・マルチエコー SE，あるいはシングルショット法により，プレパレーション時間を変えて撮像する．それぞれ数心拍にわたって拡張期にデータを収集し，磁化の回復を待って撮像を繰り返す．さらに必要に応じて体動補正を加え，ピクセル単位で単指数関数緩和の仮定の下に T2 フィッティングを行う．

図 86.2 は急性心筋梗塞の例である．遅延造影 IR(**a**)では，心尖部に全層性増強効果が認められる(矢印)．T2 マップ(**b**)は，中隔基部(2)では正常 T2(48 ms)を示しているが，瘢痕に隣接するバイアブルな心筋(1)は T2 が延長している(72 ms)．

同様に心筋の **T2*計測**は，鉄沈着の評価に有用であり，サラセミア(thalassemia major)における輸血後過剰鉄沈着に対するキレート剤治療計画，治療後のモニタリングに応用されている．T2*マップは，心電同期によるマルチセグメント・マルチエコー GRE で，複数の T2*緩和を計測することにより得られる．アーチファクト軽減のため black-blood 法を併用するが，磁化率効果のためピクセル単位の T2*マップを作ることは難しく，ROI(region of interest)解析が一般的である．拡張期に数心拍にわたってデータを収集し，単指数関数にフィッティングする．TE を長く設定することにより SN 比を改善することができる．

87 MR マンモグラフィ：ダイナミック造影
MR Mammography：Dynamic Imaging

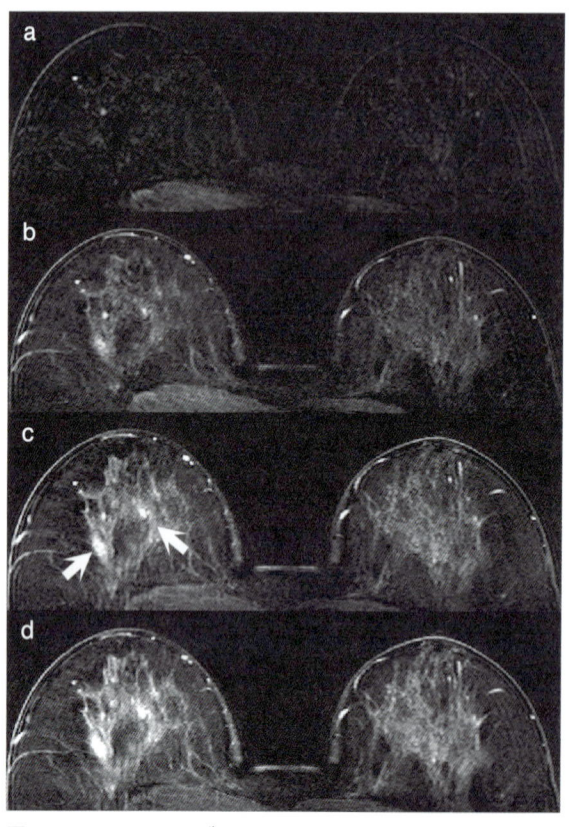

図 87.1　MR マンモグラフィ　a：造影直後, b：1 分後, c：3 分後, d：5 分後. 矢印：乳癌.

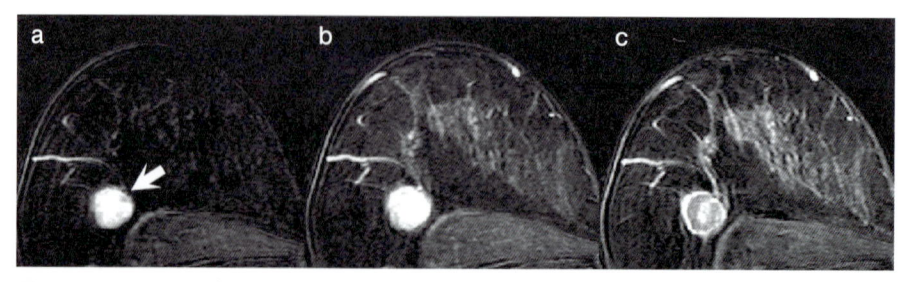

図 87.2　MR マンモグラフィ　図 87.1 と同じ症例. a：造影直後, b：1 分後, c：3 分後. 矢印：リンパ節転移.

乳腺 MRI の T1 値, T2 値は, 良性疾患, 悪性疾患のオーバーラップが大きいため, あまり良悪性鑑別の役には立たない. **ダイナミック造影**の導入は, 乳腺腫瘍の診断に大きな進歩をもたらしたが, これには最新のハードウェア, ソフトウェアが必要である. 専用の乳腺コイルは必須で, MRI ガイド下生検が可能な新しいコイルもある. 両側乳腺をダイナミック造影下にスライス厚 2 mm 以下, 空間分解能 1 mm^2 以下で撮像するためには, パルス系列への要求も大きなものとなる. ガドリニウム静注後, 時間分解能 1 分, 撮像時間 5 分程度の 3D GRE を撮像する. 脂肪の高信号を抑制するため, 造影前の画像をサブトラクションする (図 87.1). あるいは脂

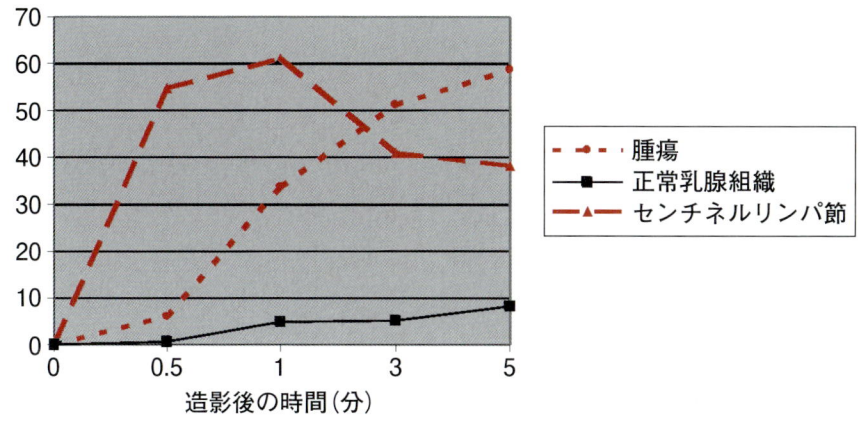

図87.3 造影効果の経時的変化

　肪抑制，選択的水励起が行われることもある．閉経前の女性では，月経周期の6〜16日に撮像するとよい．これ以外の時期では，内分泌刺激による正常組織の造影効果が認められ，悪性腫瘍の鑑別が難しくなることがある．

　悪性を示唆する所見としては，不整な輪郭，乳管に沿う造影効果，辺縁部から始まる造影効果，プラトーあるいは早期washoutを伴う早期濃染などがあげられる．図87.1は，造影直後，1分後，3分後，5分後のダイナミック造影像で，右乳腺に高度の早期濃染，プラトーを示す病変があり(矢印)，悪性を示唆する所見である(組織検査の結果，浸潤性乳管癌であった)．図87.2は，同じ症例の造影直後，1分後，3分後であるが，大きなリンパ節(矢印)があり，早期濃染，早期washoutを示す典型的な悪性病変の所見が認められる．ROIを設定して造影効果の経時的変化を解析するのが普通である(図87.3)．しかし，良性，悪性の造影パターンにもオーバーラップがあるので，X線マンモグラフィの所見と合わせて解釈する必要がある．

88 MR マンモグラフィ：シリコン
MR Mammography：Silicone

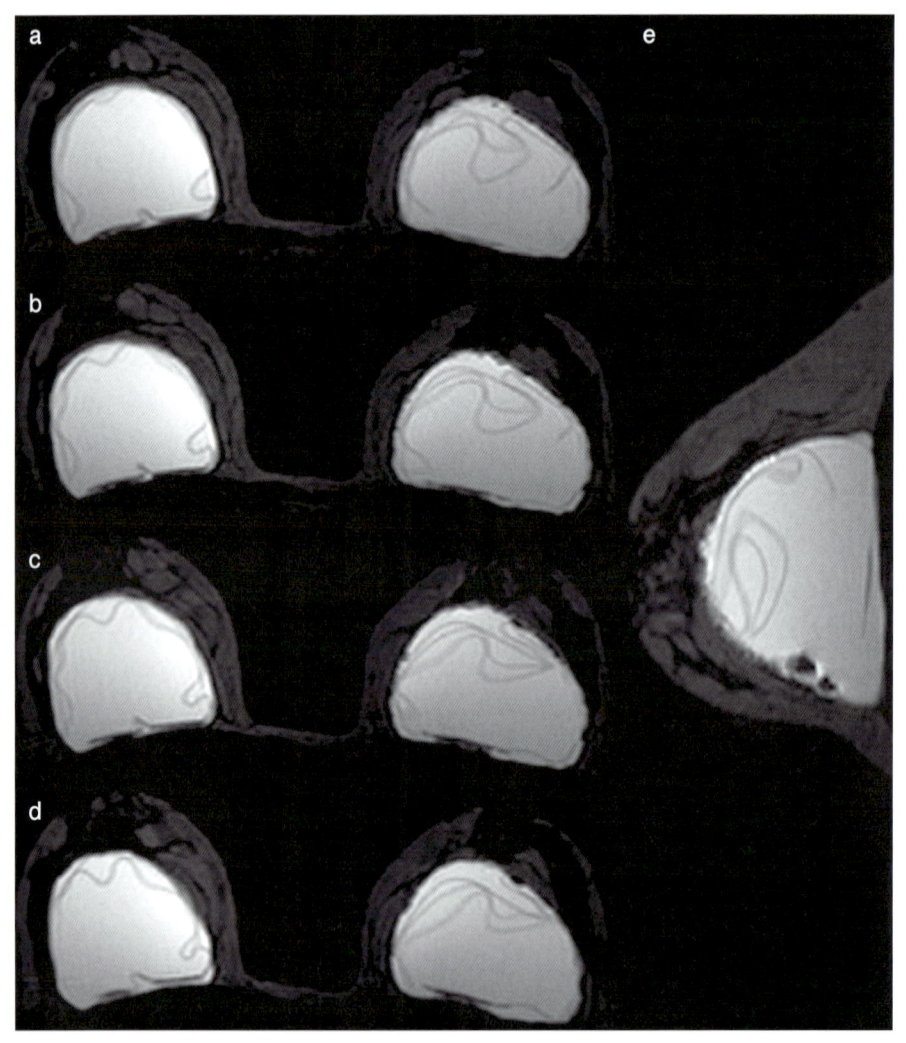

図 88.1 MR マンモグラフィ　シリコンインプラント挿入後．a〜d：横断像，e：矢状断像（左乳腺）．

　図 88.1 は，**シリコンインプラント**挿入乳腺の横断（水平断），および左乳腺の矢状断である．水および脂肪を抑制しているが，シリコンは高信号に描出されている．両側ともインプラントの被膜が内翻して，シリコンが漏出しているが線維被膜の内側に留まって

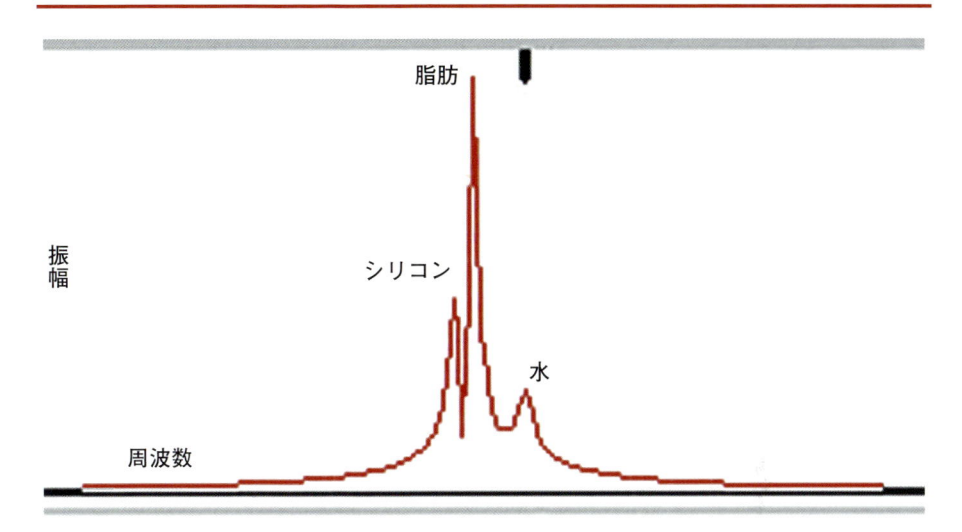

図 88.2　プレスキャンの共鳴周波数

　いる．被包化漏出(encapsulated leak)あるいは被膜内破裂(intracapsular rupture)といわれる状態である．破裂を示唆する最も確実な MRI 所見は，"リングイーネサイン(linguine sign)"といわれる波状の輪郭である．この症例では特に左側でよくみえるが，シリコン内に曲線が多数みえており，インプラントの被膜が虚脱，内翻してその周囲にシリコンが存在することを示している．

　乳腺インプラントにおける MRI のおもな適応は破裂の有無の評価で，破裂がある場合はその量と部位を記載する必要がある．一般的な撮像法は，IR 併用 2D FSE(→29)で，反転時間 TI は**脂肪抑制**(1.5T では約 100 ms)，あるいは**シリコン抑制**(同 400 ms)に設定する(図 88.1)．シリコンのみを描出する場合は，脂肪と水を抑制する必要があり，このためには TI を脂肪抑制に設定した IR と(→42)，**周波数選択的水抑制法**を併用する．周波数選択的水抑制法は，周波数選択的脂肪抑制法(→40)と同様な手法であるが，励起パルス前に印加するプレパレーションパルスを水の共鳴周波数に一致させる．ただしこの場合，静磁場に高度の均一性が要求される．脂肪やシリコンが多い場合，MRI 装置のプレスキャンが不正確になる場合があり，水の中心周波数を確認する必要がある．プレスキャンの周波数分布を見ると，左から右へ，シリコン，脂肪，水の 3 つのピークがみえる(図 88.2)．脂肪のピークは，水のピークを基準として -3.3 ppm，シリコンのピークは脂肪と一部オーバーラップして -4.5 ppm に現れる．これを確認して，水の共鳴周波数を飽和する設定で撮像すればよい．

89 インターベンショナル MR
Interventional MR

　MRIガイド下に，ラジオ波(RF波)，集束超音波(focused ultrasound)，レーザー，冷凍凝固などを用いて，腫瘍を切除する方法がある．

　ラジオ波焼灼術(RF ablation)は，肝細胞癌，手術不能な肝転移などに広く用いられている．CTガイド，MRIガイドいずれを用いるかの判断には，腫瘍と正常組織と識別能，残存腫瘍の描出能が重要である．いずれの場合も造影剤を使用すると識別しやすくなるが，手技中に1回しか使えないのが普通である．MRで組織の温度を計測することも可能で，治療効果のモニタリングに重要な役割を果たす．焼灼範囲の確認にあたっては，治療直後に造影MRIを撮像するのが原則である．非造影T1強調像は焼灼術中のモニタリングに有用である．T2強調像は，術直後には焼灼範囲を過小評価する傾向がある．

　図89.1は，径8 mmの胆管細胞癌の転移の症例で，治療前(**a**)，治療後(**b**)の造影T1強調像，非造影T1強調像(**c**)，T2強調像(**d**)を示す．MRIは，CT，超音波よりも肝腫瘍に対する感度が高く，さまざまな撮像法を組み合わせることによってモニタリングの精度も向上する．

　MRIガイド下に行う経皮的な**集束超音波**(MR-guided focused ultrasound：MRgFUS)による腫瘍切除は，欧州連合および米国で，子宮筋腫，骨転移の疼痛に対する緩和治療について認可されている(→訳注8)．このほか，脳，乳腺，肝，膵，前立腺などの腫瘍についても評価が進んでいる．

　ラジオ波焼灼術，レーザー焼灼術など，温熱による治療も，MRの温度計測下に施行でき，病変の手前に位置する正常組織を温存できる．ラジオ波焼灼術の場合，治療範囲の決定，術中のガイド，温度計測，術後評価を，すべてMRで行うことができる．有痛性骨転移では，治療による凝固壊死と除神経効果により，症状緩和が得られる．

　このほかの選択肢として，レーザー焼灼術(laser ablation)，凍結壊死融解治療法(cryoablation)がある．**レーザー焼灼術**の利点は，MRでリアルタイムの温度計測が可能である点である．水分子のプロトンの温度感受性を利用して，GREの位相変化によって温度を計測することができ，ピクセル単位で位相変化から推定される温度変化に換算する．臨床経験の蓄積は浅いが，今後有望な方法と考えられる．

　小腎細胞癌に対するMRIガイド下**凍結壊死融解治療法**は，良好な初期成績が得られている．CTが広く用いられているが，等吸収の病変が多いことから至適な方法とは言いがたい．CTフルオロスコピーは一断面に限られ，相応のX線被曝もある．これに対してMRIは，ラジオ波焼灼，MRgFUSの場合と同様，優れたコントラスト，任意の断面における高速なリアルタイム画像，術中のリアルタイムなモニタリングが可能である．

　図89.2は，左腎上極の小腎細胞癌に対する凍結壊死融解治療における術前(bSSFP)(**a**)および術後(HASTE)(**b**)の画像である．術前の腫瘍は高信号であるが，術後の

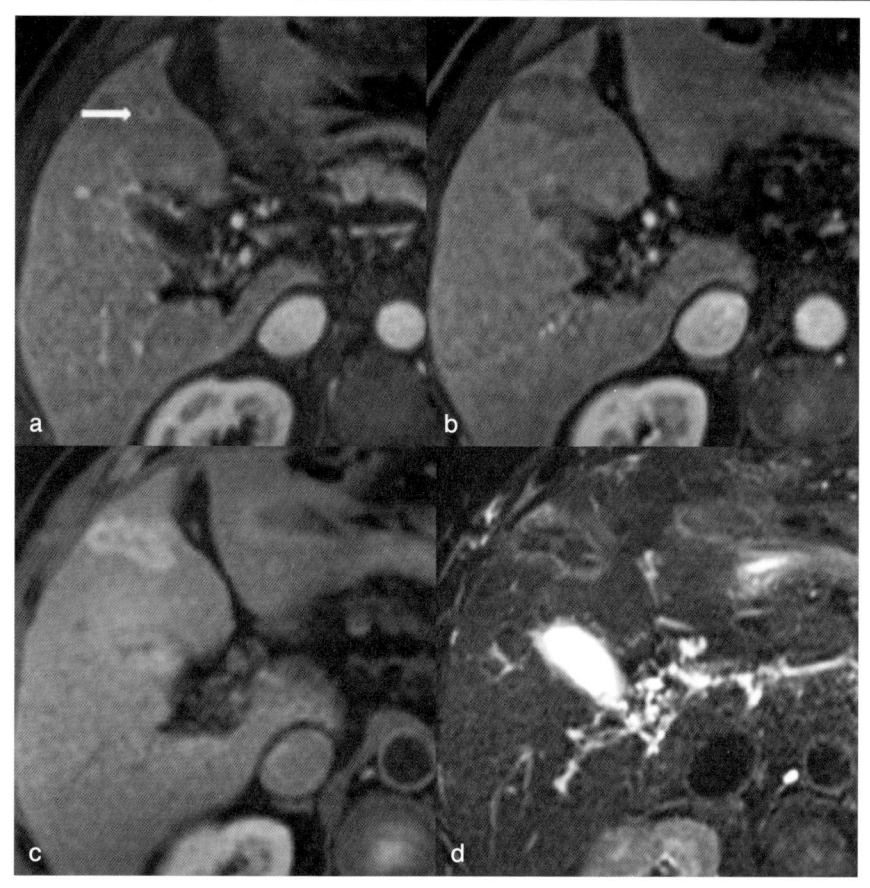

図89.1　肝腫瘍のラジオ波焼灼術　a：治療前造影T1強調像，b：治療後の造影T1強調像，c：非造影T1強調像，d：T2強調像．矢印：腫瘍．（Rempp H, et al：Invest Radiol 2013；48(6)：429-436 より許可を得て転載）

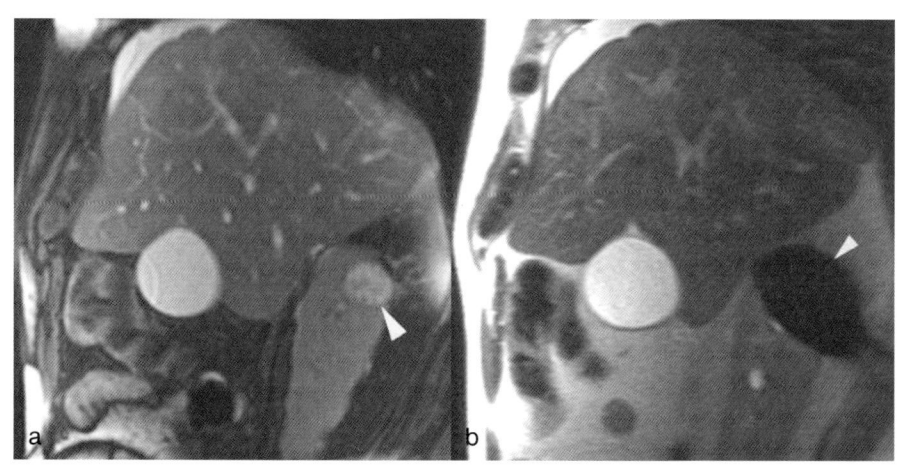

図89.2　腎細胞癌の凍結壊死融解治療　a：術前bSSFP，矢頭：腫瘍．b：術後HASTE，矢頭：術後変化．（Ahrar K, et al：Invest Radiol 2013；48(6)：437-444 より許可を得て転載）

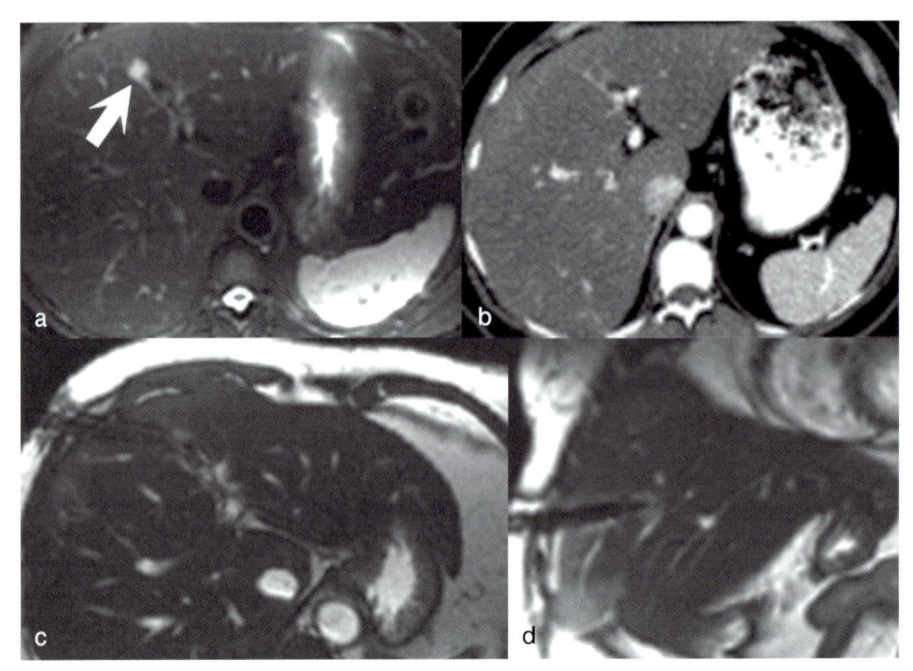

図89.3　肝生検　a：T2強調像，b：造影CT，c：MRIガイド下生検中のbSSFP横断像，d：同斜位断像．矢印：腫瘍．（Kamran Ahrar氏のご厚意による）

HASTEでは可動プロトンに乏しいため低信号を示すアイスボールが，充分なマージンをもって病変部を置換していることがわかる．

　悪性腫瘍の生検もMRIガイド下でルーチンに行われている．適応は広いが，特に乳腺，前立腺に有用である．このほか，CTや超音波では観察しにくい肝頂部の小さな腫瘍，腎の等吸収性腫瘍，筋骨格系病変などもよい適応である．図89.3は肝S4に悪性腫瘍が疑われた症例である．T2強調像(a)，造影CT(b)，MRIガイド下生検中のbSSFP横断(水平断)像(c)，同斜位断像(d)を示す．病変(a，矢印)はCTでは同定が難しいた

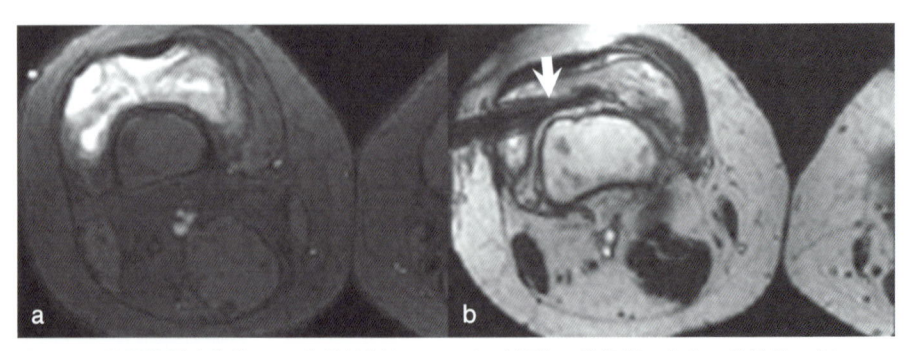

図89.4　膝関節腫瘤生検　a：脂肪抑制bSSFP，b：造影T1強調像．矢印：生検針．（Kamran Ahrar氏のご厚意による）

めに MRI ガイド下生検が行われ，硬化性血管腫の診断が得られた．

図 89.4 は膝関節痛を訴え色素性絨毛結節性滑膜炎（pigmented villonodular synovitis：PVNS）を疑われた症例で，脂肪抑制 bSSFP（a），造影 T1 強調像（b）を示す．b には生検針がみえている．組織検査の結果，急性，慢性の炎症所見が混在していたが，PVNS の所見は認められなかった．

X 線マンモグラフィや超音波検査に映らず MRI でのみ認められる病変，特に BIRADS カテゴリー 4〜5 の症例については，MRI ガイド下**吸引式乳腺生検**（vacuum-assisted biopsy：VAB），あるいはフックワイヤやクリップの術前留置の適応である．これはすでに確立された手技で，成功率が高く，合併症も少ない（→訳注 9）．

乳癌の診断については，造影 MRI が最も感度が高く，感度 90％ 以上，特異度は X 線マンモグラフィと同程度の 70％ である．MRI で認められる BIRADS 4〜5 の病変の 40％ が，X 線，超音波検査では認められず生検の適応となり，MRI ガイド下生検，あるいは MRI ガイド下マーキング後の通常の外科的生検により組織診断が行われる．特に MRI ガイド下吸引式生検は，侵襲が小さいので好んで行われる．

前立腺癌診断のゴールドスタンダードは，現在のところ超音波ガイド下生検（TRUSBx）であるが，この方法は特異度は高いが感度が低い．初回 TRUSBx による前立腺癌の見逃しは約 25％ で，この場合は再検が必要となる．PSA 高値，TRUSBx 陰性で，MRI で前立腺癌が疑われる症例では，3T 装置による MRI ガイド下**前立腺生検**がルーチンに行われている．充分な画質を得るために，直腸内コイルを用いる．

整形外科領域では，**神経根への薬剤注入**，**膿瘍ドレナージ**を MRI ガイド下に行っている施設がある．腰仙部の神経根痛の治療として，経皮的に神経根周囲に副腎皮質ステロイドや麻酔薬を注入する手技は，ほとんどの場合 X 線透視あるいは CT ガイド下に行われる．このような方法は時間分解能，骨-軟部組織コントラストに優れるが，軟部組織の描出能は充分とはいえず，X 線被曝があることから特に若年者では再検しにくいという問題もある．その点，MRI は安全，高精度，短時間で施行可能で，軟部コントラストが良好で，任意の断面を撮像でき，造影剤を使わなくても薬剤注入のモニタリングもできる．MRI ガイドの成績は，X 線透視，CT に遜色なく，X 線被曝がない利点がある．

腹部・骨盤腔膿瘍において通常の外科的処置の適応にならない症例では，CT あるいは超音波ガイド下の**経皮的ドレナージ**が行われ，成功率は 90％ 以上である．しかし超音波は，観察部位に制約があり，肥満者では画質が低下するなどの制約がある．CT は，横断像しか撮像できず，患者，術者の被曝の問題がある．一方，MRI は軟部コントラスト，液体貯溜の描出に優れ，穿刺方向に応じて任意の断面を撮像できる．ドレナージチューブに生食や希釈した造影剤を注入しておけば，T1 強調，T2 強調の高速撮像でチューブを描出することができるなど数々の利点がある．まだ初期の臨床成績であるが，この方法は効率的かつ安全に施行できることが証明されている．

90 連続移動テーブル
Continuous Moving Table

　連続移動テーブル(continuous moving table)を利用すると，広範囲，全身を同時に撮像でき，複数の臓器や，解剖学的領域を効率的に評価することができる．広範囲のMRA，転移巣の検索にも有用である．

　通常の撮像法では，z軸(体軸)方向の磁場均一性の範囲によって撮像視野(FOV)が制約される．この均一性の範囲を超えて撮像するには，撮像を中止し，テーブルを移動する必要があるが，手間がかかると同時にいろいろなエラーの原因ともなる．体軸方向を最大限に撮像すると，アイソセンターからの距離が大きくなるほど画質は低下し，画像の歪み，ぼけ，脂肪抑制の不均一などが発生する．画像を合成すると，関心領域の正常構造や病変がステーションのつなぎ目にあたって，不明瞭なることも多い．ダイナミック造影で，特に造影剤のファーストパスを撮像する場合は，ステーション間の時相に大きな時間差を避けられない．

　Total Imaging Matrix(TIM)は，予め配置された多数のコイルを任意の組み合わせで電子的にオン・オフできるもので，多臓器の撮像時に手動でコイルを変更する手間をなくすことができる(→訳注10)．これにより，常にマグネット中心であるアイソセンターで撮像可能で，マグネット内で患者を移動する必要がなくなる．アイソセンターで撮像できるので，静磁場均一性，傾斜磁場の線形性ともに最良の部分を使うことができる．

　これを使うことにより，2Dシーケンシャルスライス，2Dマルチスライス，2D/3Dラジアルスキャン，3D冠状断など，さまざまな撮像法が可能である．TurboFLASH，HASTE，シングルショットEPIなどの高速撮像では，1スライス毎にすべてのデータを収集してから次のスライスを撮像するシーケンシャルモードが適しており，すべてのスライスをアイソセンター近傍で撮像できるため最適な画質が得られる．

　この方法は，全身の転移巣検索には理想的な方法である．図90.1は，連続移動テーブルを使用した2Dシーケンシャルスライスによる広範囲撮像の例で，脂肪抑制T1強調冠状断再構成(a)，T1強調in-phase(b)，T1強調脂肪抑制(c)，T1強調opposed-phase(d)，STIR(e)の各画像を示す．

　この方法でも，呼吸運動については特別な方法を講ずる必要がある．自由呼吸下で撮像できる症例もあるが，息止めが必要な場合もあり，息止めを繰り返す場合は，その都度テーブル移動の停止，再開が必要となる．しかし，連続移動テーブルでは，体軸方向の撮像範囲と無関係に息止め時間を設定することができ，息止めをする場所，しない場所を自由に設定できる．将来的には，自由呼吸下の撮像法を拡大し，呼吸運動に左右されない方法を開発することが目標である．

　3D冠状断撮像は，特に撮像範囲が体軸方向，左右方向に広く，前後方向はあまり広くないMRAに好適である．図90.2に示すように，テーブル移動とともに冠状断面のFOV

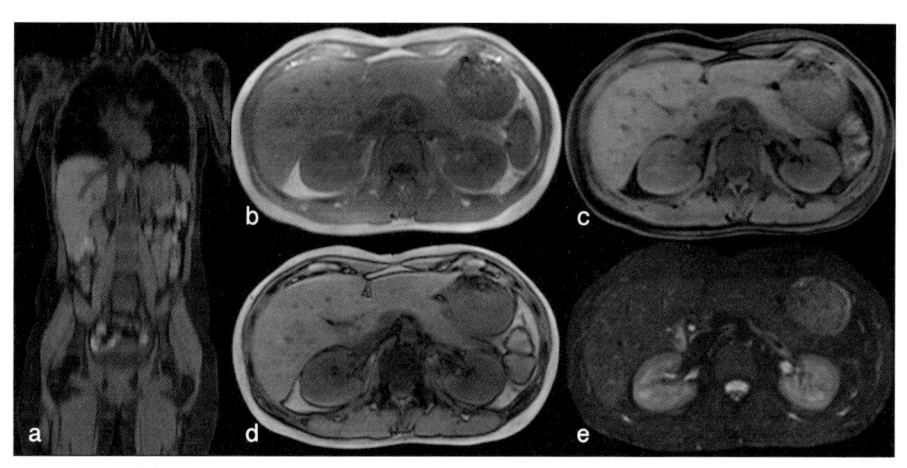

図 90.1　連続移動テーブルによる広範囲撮像　a：脂肪抑制 T1 強調冠状断再構成，b：T1 強調 in-phase，c：T1 強調脂肪抑制，d：T1 強調 opposed-phase，e：STIR．

が移動するので，各データセットは体軸方向にずれのある歪んだデータセットとなるが，前後方向，左右方向に位相エンコードを行い，体軸方向にリードアウトしてフーリエ変換を行うと，ひとつの大きな FOV として画像を再構成することができる（→訳注 11）．この場合，撮像中にポーズを入れる必要はないので時間効率は最大となり，全撮像範囲が内部的に合成されるので境界面のアーチファクトは最小限に抑えられる．

現在では，全身を数分で撮像することも可能であり，1 分で撮像する方法もある．従来，腫瘍のステージングには，部位毎に撮像を繰り返してリンパ節腫大，転移巣を検索する必要があったが，この方法を使えば患者の負担の軽減，撮像時間の短縮，スループット向上が可能となっている．

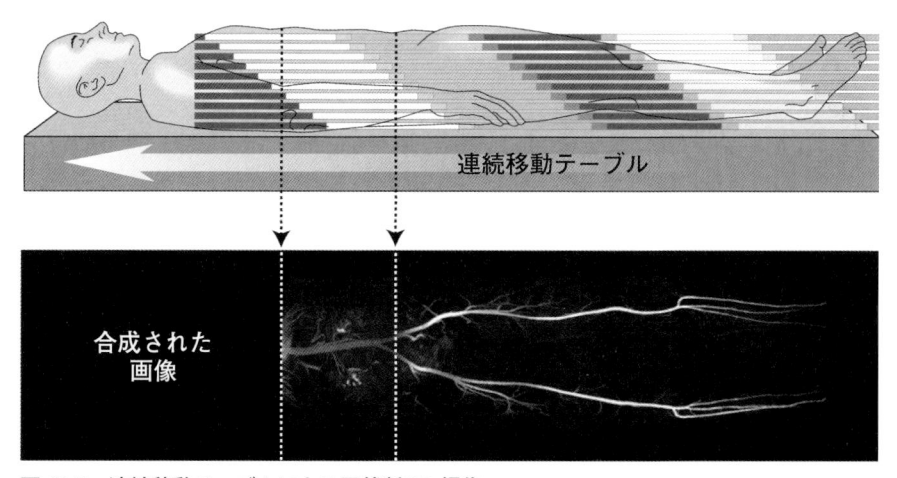

図 90.2　連続移動テーブルによる冠状断 3D 撮像

91 | 全身 PET-MR
Integrated Whole-Body PET-MR

　MRIの良好な軟部コントラスト，CTを凌ぐ形態情報を，PETの機能情報と組み合わせることにより，多くの場面で診断精度の向上をはかることができる．この **PET-MR** は，まだ新しい技術であり，臨床面，研究面ともにその真価についてはまだ未知の部分がある．PETとMRIの融合には技術的にいろいろな困難がある．そのひとつは，一般的な光電子増倍管と結晶シンチレータからなる検出器が磁場の影響を受けやすいことである．したがって，アバランシ・フォトダイオード(avalanche photodiodes：APD)のような，9.4Tにも耐える特別なMR対応検出器が必要とされる(→訳注12)．

　PETでは，定量評価のために **吸収補正** (attenuation correction：**AC**)が必須である．PETのトレーサーが放出する陽電子が陰電子と結合して消滅すると，511 keVの2個の光子が放出される(消滅放射線)．この光子は組織を通過する際に減弱し，検出器に到達した光子のみがPETの信号となる．この減弱率は組織の特性(電子密度，厚さ)，光子のエネルギーによって決まるが，体の中心部では90％にもなる．したがって，体内の各部分で異なる減弱係数のマップによって，PETのデータを補正する必要がある．

　PETにおけるACは，外部X線源によるトラスミッションスキャンを利用する．PET-CTでは，CTを撮像して，CT値(HU)を消滅放射線の511 keVエネルギーレベルに変換して補正データとする．現在のところ，これが最も正確なACの方法で，ゴールドスタンダードとされている．しかし，PET-MRは被写体の減弱係数を測定する方法がないので，別途ACの手段を講ずる必要がある．

　脊椎コイル，頭頸部コイルなど，材質が硬く変形せず，位置も固定された機材(リジッドコイル)によるPET信号の減弱については，直接的なACの方法がある．すなわち，事前にCTでスキャンしておけば，減弱係数の3次元マップ(μマップ)を求めることができる．しかし，体部フレキシブルコイルのように，その形状，位置が患者毎に異なる機材の場合には，減弱係数を正確に予測することが難しく，PET対応コイルが必要となる．

　PET-MRの場合，CTが使えないので，正確な減弱係数マップの作成が最も難しいステップである．吸収補正(AC)をX線吸収係数ではなく，プロトン密度と緩和時定数から求めなくてはならないからである．空気，肺，骨は，MRIではほとんど無信号なので，これらを区別することも難しい．現状では，減弱補正，散乱補正は，**Dixon-VIBE** (→43, 59)による水と脂肪のin-phase画像，opposed-phase画像を利用する方法が採用されている．これによって，脂肪だけの画像，水だけの画像，脂肪と水を含む画像が得られ，これから空気，脂肪，筋肉，肺のセグメンテーションを行うことができる．この方法では，皮質骨は軟部組織に分類される．図91.1は，連続移動テーブルを用いて撮像した冠状断で，T1強調FSE(a)，補正前のPET画像(b)，MR画像をもとに作成した補

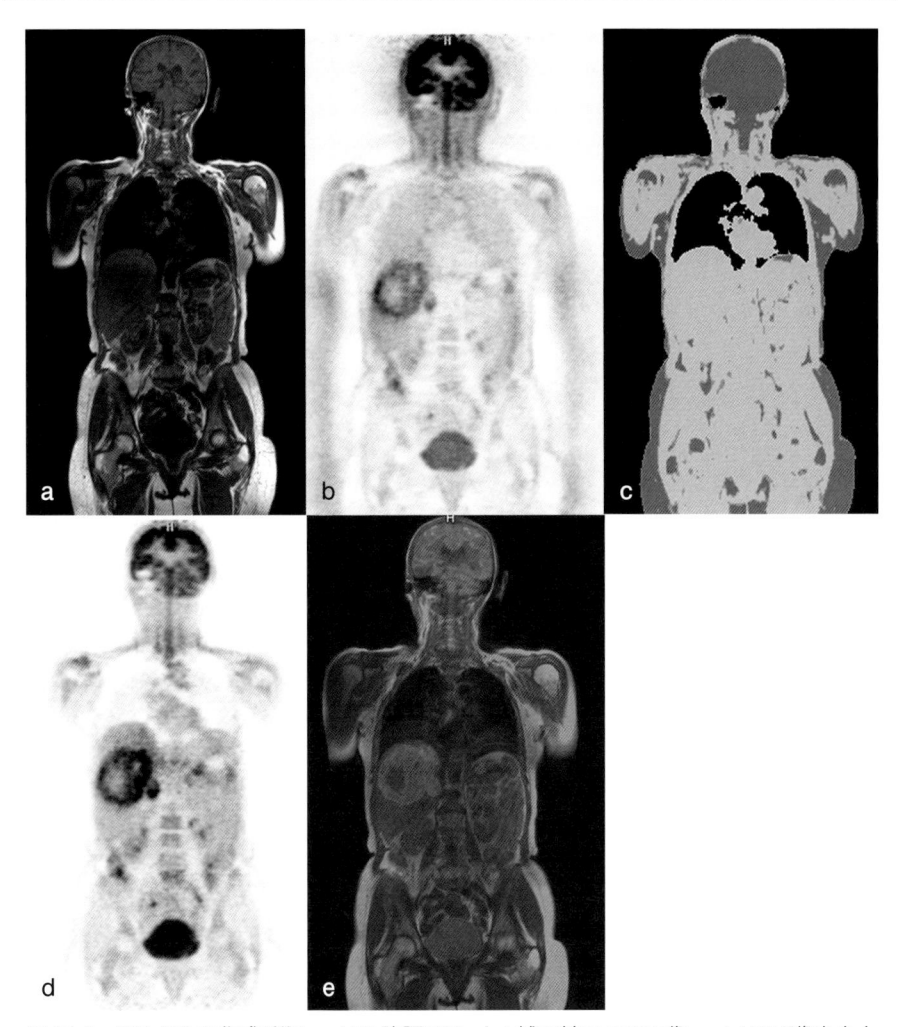

図91.1 PET-MRの作成手順　a：T1強調 FSE，b：補正前の PET 画像，c：MR 画像をもとに作成した補正画像（μマップ），d：補正後の PET 画像，e：T1 強調像と PET の合成画像．

正画像（μマップ）(c)，補正後の PET 画像(d)，T1 強調像と PET の合成画像(e)である．このほか，極めて短い TE(ultrashort echo time)を用いる撮像法によって，空気，肺，骨を識別する方法も提案されているが，現状では撮像時間が長く実用に至っていない．

　PET-CT の患者体位は，仰臥位，ヘッドファーストで，上肢は挙上して頭上のホルダーに固定するのが普通である．撮像時間は，1 ポジションあたり 3 分程度で，頭頂から骨盤底までを 7 ポジションでカバーする．一般的なボクセルサイズは，$4 \times 4 \times 2$ mm^3 程度である．

PET-MRの場合，患者体位は，仰臥位，ヘッドファーストで，上肢は体幹に平行に下げておく．胸部，腹部では，深呼気でPETとMRIを同時に撮像する．使用コイルは頭頸部リジッドコイル(16チャネル)，脊椎リジッドコイル(24チャネル)，最大4つの体部フレキシブルコイル(24チャネル)である．3Tの全身PET-MR装置のFOVは，50×50×45 cm^{3}で，8つの検出器リングを備え，各リングには56ブロックのルテチウム-オキシオルト珪酸塩(lutetium oxyorthosilicate)APDが配置され，各ブロック(32×32 mm^2)は64個のクリスタルからなる．体軸方向には，25.8 cmをカバーし，ボクセルサイズはPET-CTと同程度(4×4×2 mm^3)である．

まず各ポジションで，3方向のスカウト撮像を行い，続いて3D Dixon-VIBEの冠状断像を撮像して吸収補正(AC)を行う．ポジション毎にテーブルを移動するマルチステーション法により，Dixon-VIBE，高分解能T1強調像，T2強調像を撮像する．さらに必要に応じて，ダイナミック造影T1強調像，FLAIR(頭部)，拡散強調画像，灌流画像，BOLD，MRスペクトロスコピーなどを追加する．

図91.2に，PET-MRの標準的なワークフロー示した．T1強調・T2強調FSEは，PETと同時に撮像できる．その後，造影検査や，部位に応じた追加検査(全身の拡散強調画像，頭部のFLAIR，腹部の造影T1強調GREなど)を追加する．PETとMRIは同時に撮像するが，撮像時間はおもにMRIによって決まり，PET-CTと同程度である(1ポジションあたり約3分)．同時に撮像することにより，核種集積，排泄による分布の変動を避けることができる．呼吸運動については体動補正を追加し，画像の定量性，読影の精度を向上させる．図91.3は，同時撮像によってPETとMRIの位置合わせが完璧に

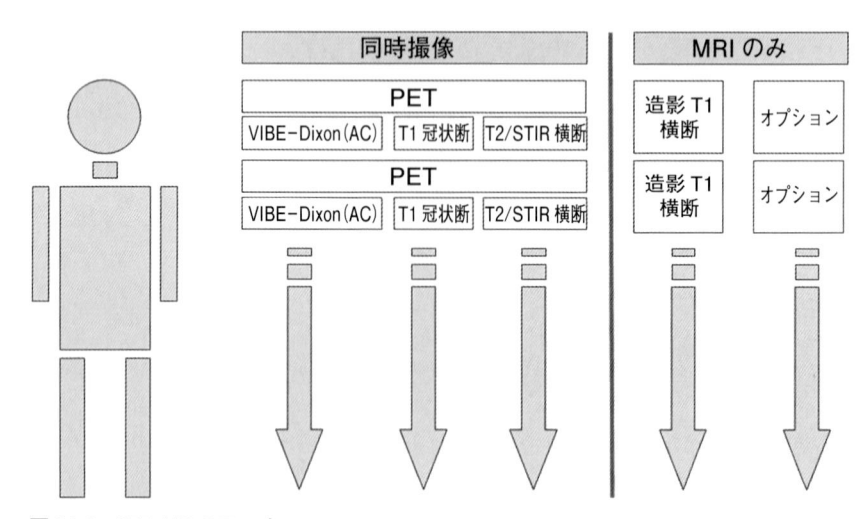

図91.2　PET-MRのワークフロー

行われている例を示す．左肺上葉の腫瘍に FDG が集積している（矢印）．

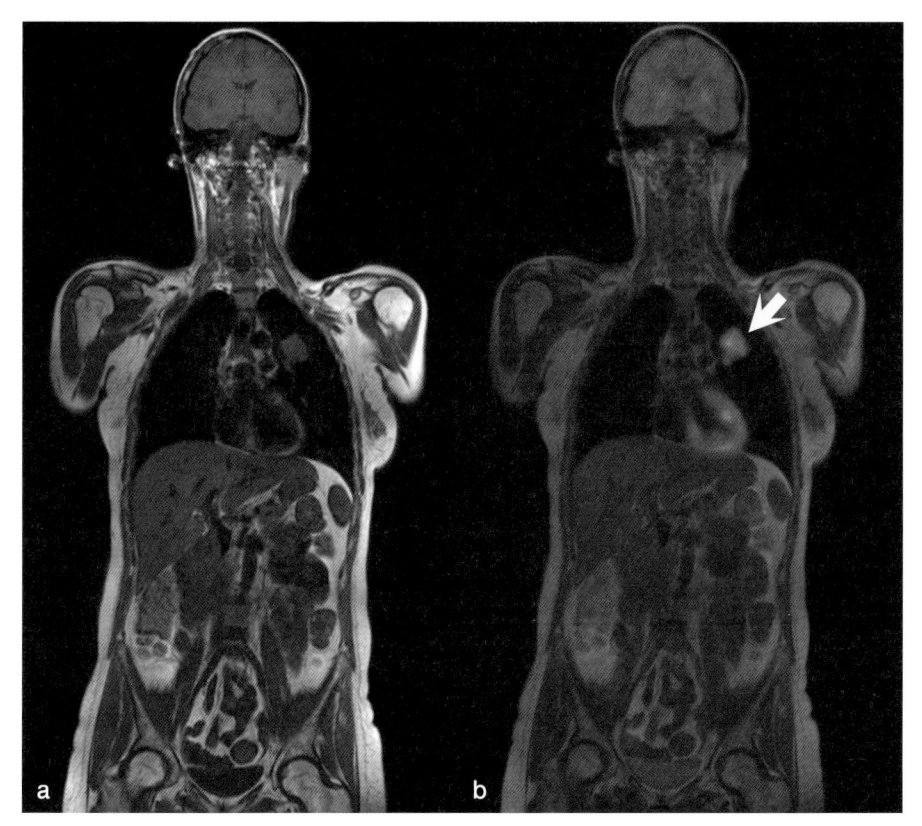

図91.3　PET-MR　a：MRI，b：PET-MRI 融合画像．左上葉の腫瘍に FDG が集積している（矢印）．

Section 4　訳注

訳注1(p. 118)：TurboFLASH は Siemens 社の商標名．実装は異なるが，GE 社では FSPGR，Philips 社では TFE がほぼこれに相当する．

訳注2(p. 128)：VIBE：3D GRE による脂肪抑制 T1 強調像を高速に撮像する方法は各装置メーカーが提供している．それぞれ方法は異なるが，いずれもパーシャルフーリエ法(→116)，ゼロフィル法(→117)などにより，k 空間の中心部のみデータ収集することにより高速化をはかり，息止め下の撮像を可能としている．VIBE(Siemens 社)，THIRVE(Philips 社)，LAVA(GE 社)などがある．

訳注3(p. 148)：NATIVE：Non-contrast mra of ArTeries and VEins．Siemens 社が提供する非造影 MRA．NATIVE TrueFISP は，一定領域のスピンに RF パルスで印(タグ)をつける Time-SLIP (Time-Spatial Labeling Inversion Pulse)法の一種．撮像領域に反転パルスを印加し，静止組織の null point 付近で高信号の流入スピンを 3D TrueFISP でデータ収集する．NATIVE SPACE は，心電ゲート下に最大収縮期，最大拡張期の撮像を行い，サブトラクションを加えて動静脈を描出する方法．

訳注4(p. 151)：CARE：Combined Applications to Reduce Exposure．造影 MRA，造影 CTA において，造影剤が目的とする部位に到達するタイミングをテスト造影によって知るアプリケーション(Siemens 社)．GE 社の Smart Prep，Philips 社の BolusTrak なども同様な機能を提供している．

訳注5(p. 156)：TWIST(Time-resolved angiography With Interleaved Stochastic Trajectories)：Siemens 社の高時間分解能 MRA．k 空間の中央部はすべてデータを収集し，周辺部については，一定の密度で間引いて収集する．(参考文献 J Comput Assist Tomogr 2010；34：678)
　　TREAT(Time-Resolved Echo-shared Angiographic Technique)：Siemens 社の高時間分解能 MRA．3D TurboFLASH を基本とし，k 空間をいくつかに分割して高周波領域の echo sharing を行うと同時に，パラレルイメージング(GRAPPA)，パーシャルフーリエ法を用いる．(参考文献 Invest Radiol 2005；40：40)

訳注6(p. 181)：ATP，アデノシンの静注が行われている．

訳注7(p. 183)：心筋の信号を抑制する最適な TI 時間を設定するためのパルス系列が用意されている機種もある(例：Look-locker 法，Philips 社)．

訳注8(p. 190)：日本では保険診療は認められていないが，一部の施設で前立腺癌，乳癌，肝細胞癌，骨転移などに行われている．

訳注9(p. 193)：日本では MRI ガイド下手技の保険適用が認められておらず，一部の施設で自由診療として行われている．

訳注10(p. 194)：TIM：Siemens 社．多数のコイルがテーブルに組み込まれており，任意の組み合わせで使用できる．連続移動テーブルと組み合わせて，順次切替えながら使うこともできる．

訳注11(p. 195)：連続移動テーブルによる全身 MRI を撮像できる．(参考文献 Magn Reson Med 2002；47：224)

訳注12(p. 196)：avalanche photodiodes：電子が電界内で衝突電離を繰り返すことによって大電流が発生する avalanche 増倍現象を利用したダイオード．通常の核医学装置に用いられるフォトダイオードに比べて極めて高感度だが価格が高い．

V

アーチファクト対策

Artifact Reduction Strategies

92 折り返しアーチファクト
Aliasing

　図92.1, 図92.2 は, 折り返しアーチファクト(aliasing)の例で, いずれも所定の撮像視野(field of view：FOV)の外にある構造が, 折り返して重なっている. 位相エンコード方向は, それぞれ左右方向, 上下方向に設定されている. 図92.1a は3Tで撮像した造影T1強調冠状断像であるが, 頭の左側が右側に, 右側が左側に, それぞれ折り返している. 耳の折り返し(白矢印)が, 橋グリオーマ右半の低信号の部分, および左半の造影効果を示す部分(黒矢印)に重なって, 読影を難しくしている. 図92.2a では, 頸部が画像上部に折り返している(矢印). 図92.2c では, 脊椎の上部が画像の下部に, 下部が上部に折り返している. FOV を大きくしてオーバーサンプリングを行うことにより, このような折り返しは避けることができる(図92.1b, 図92.2b, d).

　折り返しは, いずれの軸方向にも発生する. すなわち, 周波数方向, 位相方向, さらに3D撮像であればスライス選択方向にも発生する. 周波数エンコード方向については, 所定のバンド幅でデータが収集され, 折り返しを発生することなく収集できる最大周波数をナイキスト周波数(Nyquist frequency)(→100)とよぶ. これよりも高い周波数は, FOV外の構造に対応する成分で, これより低周波数の部位から発生したように解釈される. その結果, 画像上は周波数エンコード方向に画像が重なってみえることになる.

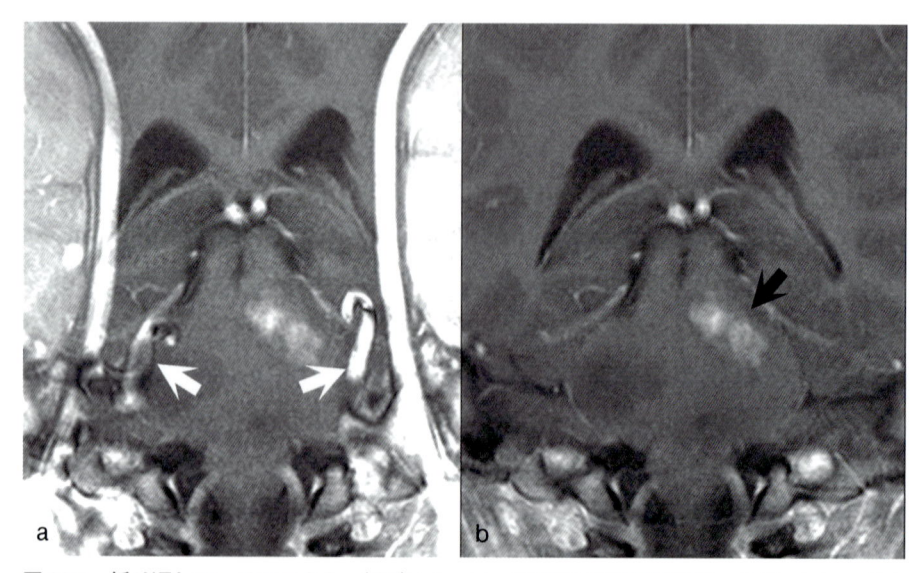

図92.1　折り返しアーチファクト　橋グリオーマ. 造影T1強調冠状断像. 位相エンコード方向：左右方向. a：オーバーサンプリングなし, 白矢印：耳の折り返し. b：オーバーサンプリングあり, 黒矢印：腫瘍の増強効果.

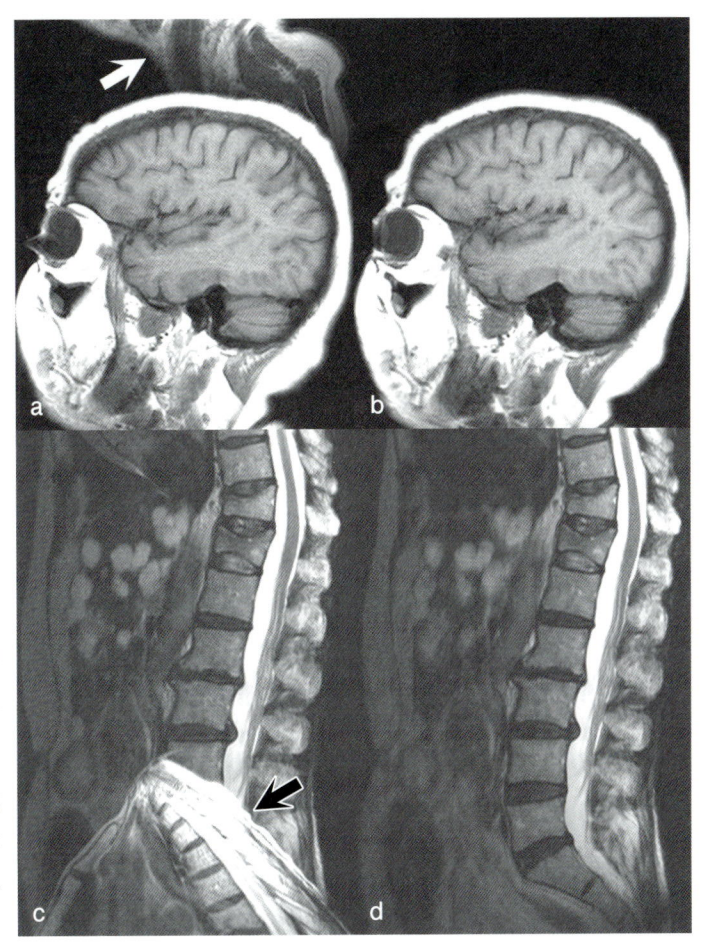

図92.2 折り返しアーチファクト 頭部, 脊椎. 矢状断像. 位相エンコード方向：上下方向. a, c：オーバーサンプリングなし, 白矢印：頭部の折り返し, 黒矢印：仙椎の折り返し. b, d：オーバーサンプリングあり.

しかし，最新のMRI装置では，周波数エンコード方向の折り返しについては，自動オーバーサンプリングによって除去されるのが普通である．オーバーサンプリングは，FOVを拡大し，それに応じて周波数帯域を拡張する方法で，通常はサンプリングレートを増加させることによって実現しており，撮像時間には影響しない．

位相エンコード方向についても，同様な原理で折り返しが起こる．すなわち，オーバーサンプリングが必要である．位相エンコード方向のオーバーサンプリングは，他のパラメータが一定ならデータ収集の増加量に比例して撮像時間が延長する欠点があるが，その一方，SN比が増加する利点もある（→24）．

3D撮像では，スラブ方向の励起範囲が位相エンコード範囲（撮像範囲）よりも大きければ，スライス方向にも折り返しが起こる．この場合も，励起範囲がすべて含まれるように位相エンコードステップを増やすオーバーサンプリングによって，折り返しを除去することができる．あるいは，撮像範囲の両側に飽和パルス（プレサチュレーションパルス）を加えることもひとつの方法である．

93 打ち切りアーチファクト
Truncation Artifacts

　図93.1aは**打ち切りアーチファクト**の例で，脳の周辺部に明暗縞状の構造（リンギングringing）が認められる（矢印）．図93.2aでは，脊椎のT1強調矢状断像で，胸髄内に脊髄空洞症を思わせる構造があり（矢印），これも典型的な打ち切りアーチファクトである．健常ボランティアであるが，脊髄空洞症，中心管拡大と見誤りやすいアーチファクトである．いずれの場合も，ピクセルサイズの設定が大きすぎるためにこのアーチファクトが発生している．すなわち，打ち切りアーチファクトは，FOVを小さくするか，あるいはマトリックス数を増やすかすることにより軽減できる．図93.1b，図93.2bに，マトリックス数を増やした結果を示した．

　MRIでは限られた時間内にデータを収集するため，k空間上に並ぶのは有限個数のデジタルデータである（→14）．このことは必然的に波形の両端を打ち切る（truncate）することになる．MR画像は，位相エンコード，周波数エンコードを経て得られたk空間上のデータにフーリエ変換を施して再構成するが，このような不完全に打ち切られたデータをもとにフーリエ変換を行わざるをえない．この結果，できあがった画像はいずれのピクセルをとっても理想のデータとは異なるものとなる．特に信号強度が大きく変化するような部位では，これがアーチファクトとして目立ちやすい．これはフーリエ変換が，

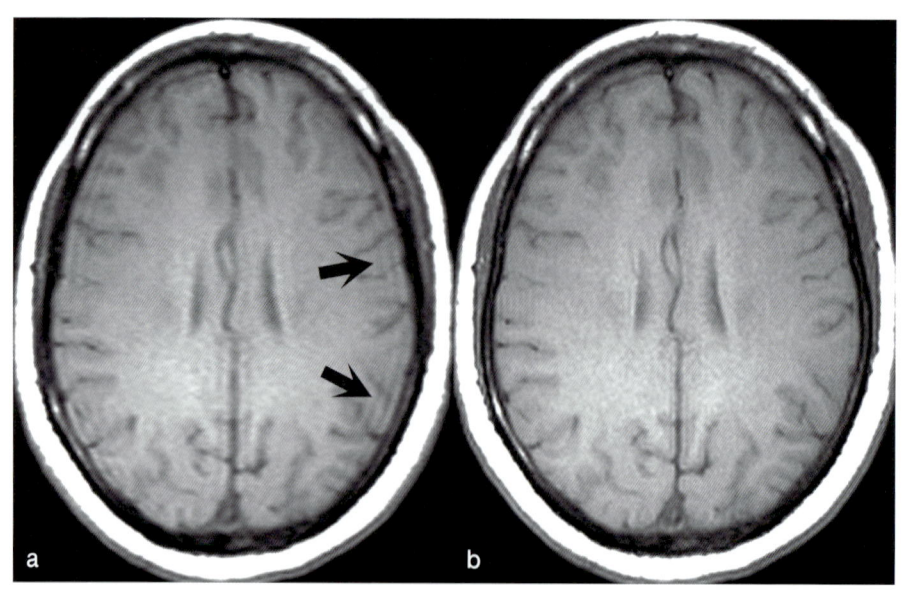

図93.1　打ち切りアーチファクト（頭部）　T1強調像．a：矢印：打ち切りアーチファクト（リンギング），b：マトリックス数増加後．

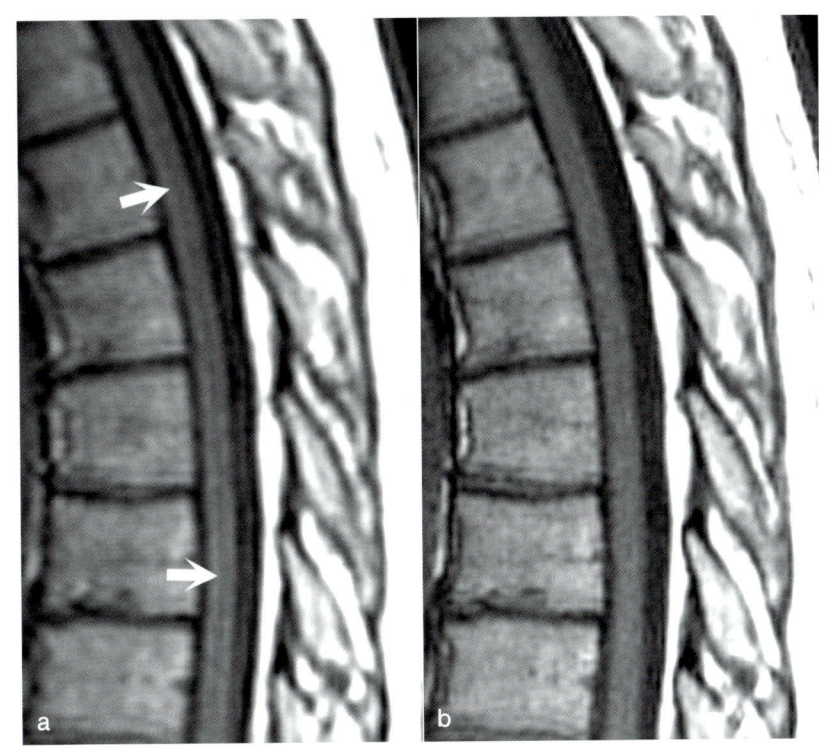

図93.2 打ち切りアーチファクト（脊髄） 健常ボランティア．T1強調矢状断像．a：矢印：打ち切りアーチファクト（リンギング），b：マトリックス数増加後．

どちらかというと緩徐な信号変化に向いており，急激な変化には対応しきれない特性による．

打ち切りアーチファクトは，**Gibbsのリンギングアーチファクト**（Gibbs' ringing）ともいわれ，明暗の縞状構造が交互に出現するものである．この結果，低信号あるいは高信号の辺縁が強調されることになる．打ち切りアーチファクトは，画像のぼけ，歪みの原因になることもあり，いずれもマトリックスの分解能不足が原因である．このアーチファクトを軽減する方法はいくつかあるが，被写体全体の大きさに対するピクセルサイズを小さくすることが基本である．すなわち，FOVを小さくするか，マトリックス数を増やすことにより，アーチファクトは軽減する．しかし，マトリックス数の増加は撮像時間の延長，SN比の低下を招き，FOVの縮小は折り返しアーチファクトの原因となる．したがって，打ち切りアーチファクトの低減を図るにあたっては，このような得失を勘案する必要がある．別のアプローチとして，アーチファクトの原因となる空間周波数を画像フィルタで除去する方法もある（→98）．

94 モーションアーチファクト
Motion：Ghosting and Smearing

図94.1a はゴーストアーチファクト (ghosting) の例である．**ゴースト**は位相エンコード方向に発生し，この場合はそれぞれ上下，左右方向に認められる．いずれも，位相エンコード方向に折り返しアーチファクト (→92) も発生していることがわかる．図94.1，図94.2は，k空間周辺部，すなわち高空間周波数データ収集中の体動によるゴーストである（矢印）．このため，高信号の構造の輪郭がゴーストとなって現れている．図94.2a は，モーションアーチファクトのない頭部T1強調像である．**b** では軽度の体動によって少数のゴーストが出現し，**c** では体動が大きくなりゴーストも増加している．ここには映っていないが，拍動する血管のような撮像時間全体にわたる周期的な動きでは，その構造全体のゴーストが独立して現れることもある (→107)．

ブラーリング (blurring) もゴーストの一種で，撮像時間全体にわたる緩徐な信号変化により，被写体の輪郭が不明瞭になるものである．**スメアリング** (smearing) は，k空間の中心部の撮像中にデータ収集が障害された場合に発生するもので，位相エンコード方向に沿って，画像に含まれるすべての構造からの偽像が画像全体に汚く重なるものである．

ゴーストは，被写体の一部あるいは全体の信号が，本来とは異なる部分に出現する現象である．その現れ方は，データ収集中，どのようなタイミングで，信号にどのような変化が加わるかによって異なる．T1強調像における脂肪など，高信号の構造は最もゴーストの原因になりやすい．ゴーストは，理論的には周波数エンコード方向，位相エンコード方向，いずれにも発生しうるが，実際

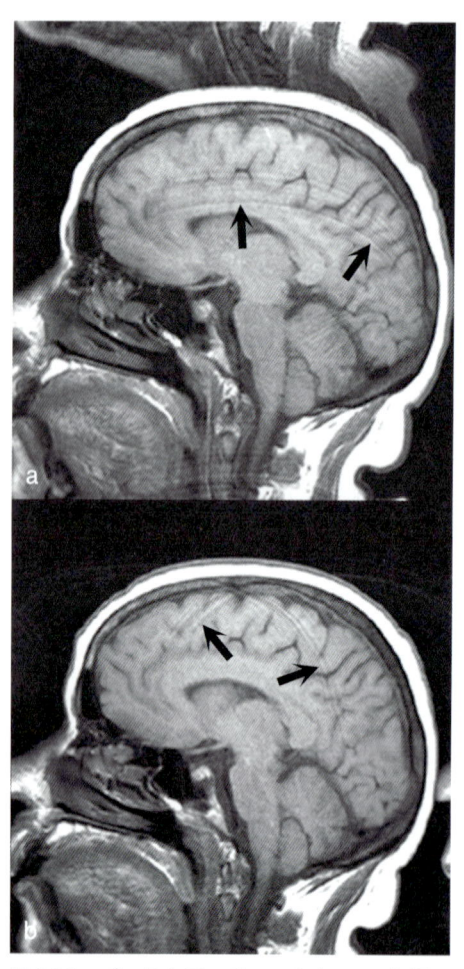

図94.1　ゴーストアーチファクト　a：位相エンコード：上下方向，**b**：位相エンコード：左右方向．矢印：ゴースト．

にはほとんどが**位相エンコード方向**にみられる．これは，位相エンコード方向のデータ収集時間が数百 ms 以上と比較的長く，この間にゴーストの原因となる体動など，信号の変化が起こりやすいことに起因する．これに対して，周波数エンコード方向のデータ収集は数 ms で，体動がこのような短時間に大きなアーチファクトを引き起こすようなことはない．周波数エンコード方向のデータ収集時間がもっと長ければ，理論的にはアーチファクトは発生するが，臨床 MRI ではそのようなことは考えにくい．ゴーストアーチファクトは，病変を不明瞭にしたり，逆に偽病変を作り出すこともある．すなわち，ゴーストは SN 比を低下させ，病変や組織の検出率を低下させる原因である．

　ゴーストは，MRI 装置や環境に起因するエンコードの不適切によるもので，データ収集中あるいは収集間の動きによって発生する．データ収集間に動きがあると，ある 1 点のデータが異なる部分からのデータに置き換わり，位相エンコード毎に信号強度が変化することになる．これがゴーストとなって現れる．このような巨視的な動きの原因には，体動，呼吸，心拍動，腸管蠕動，大血管の拍動などがある（→107）．大血管の拍動は，位相シフト，飽和効果などデータ収集中のアーチファクトの原因となる．

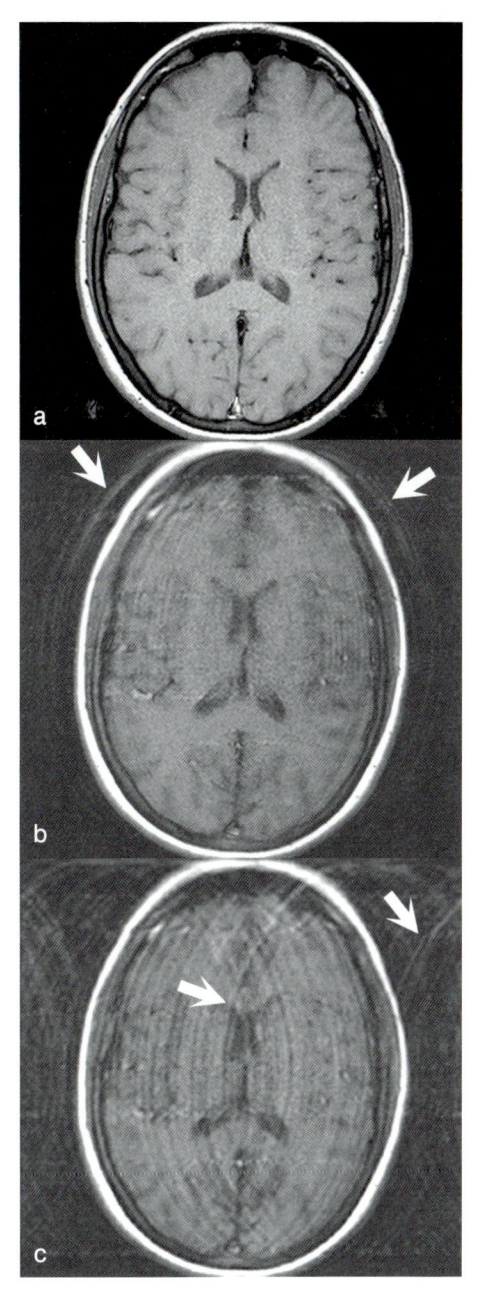

図 94.2　ゴーストアーチファクト　a：体動なし，b：軽度の体動，c：大きな体動．矢印：ゴースト．

95 モーションアーチファクトの軽減：トリガー，ゲート，ナビゲータエコー

Motion Reduction：Triggering, Gating, Navigator Echoes

　MRIの大きな短所が体動によるアーチファクトであることは，過去も現在も変わるところがない．体動の原因としては，患者の不具合，疼痛，意識障害，非協力などのほか，心拍動，呼吸，腸管蠕動なども画質を大きく損なう原因である．非協力的な患者の検査にはBLADE(→96)のような体動補正機能をもつ最新のパルス系列を使うこともできるが，胸腹部の場合は特別なトリガー法，ゲート法などの技術が必要となることが多い．

心電トリガー法

　1秒以下で撮像可能なパルス系列もあるが，心臓MRI(→82～86)をアーチファクトなく，充分な分解能，SN比で撮像するには，やはり特別なトリガー技術が必要である．心臓トリガー(cardiac triggering)は，心拍に関連する生理学的な信号をモニターする方法で，実際には**心電トリガー**あるいは**脈波トリガー**を利用する．心電図(ECG)の装着にあたっては，皮膚火傷を防ぐためにMRI対応リード線が必要である．一般に最も波形が大きく検出しやすいR波を使ってパルス系列のトリガーとする．手指，足趾の脈波をトリガーとすることもできる．脈波トリガーは簡便である利点がある一方，指の動きの影響，末梢血管疾患や寒冷時に脈波が弱くなる，R波にわずかに遅れる，などの問題がある．

　心臓MRIでは，まずシングルフェーズ，マルチフェーズ(シネ)のいずれかを選択する必要がある(ここでいうフェーズは，心位相のことでプロトンの位相ではない)．マルチフェーズ撮像によるシネMRIは，心室の機能・形態，弁膜の機能，心腔・弁輪・大血管内のフローの状態などを観察するために用いられる．

　シネMRIの撮像には，SSFPなどを使うが，TRを非常に短く設定する．これによって，1心周期中に同一スライスを何回も撮像することができる．この時，心電図あるいは脈波をモニターして，**プロスペクティブトリガー**(prospective triggering)あるいは**レトロスペクティブゲート**(retrospective gating)を行う．レトロスペクティブ法では，心電図を記録しながら心周期中に連続的に撮像する．これによって，収集されたk空間上のデータはそれぞれ心位相に関するタイムスタンプをもつことになり，すべてのデータを収集後，そのデータを心周期の各時相に応じて並べ替え，それぞれ別のk空間を作ることができる．プロスペクティブ法では，平均心拍をもとに不整脈を除去し，R-R間隔が異常に長かったり，あるいは短かったりする場合，そのデータを後から捨てる．さらにこの不整脈除去機能(arrhythmia rejection)は，自動的に撮像時間を延長して捨てたデータを収集しなおす機能も備えている．

　シングルフェーズ法には，プロスペクティブ法が向いている．この場合は，1回の息止めで1スライスを撮像し，いわゆるblack-blood法(→63, 69)によって心筋を高画質に

描出できる．心電トリガーによるプロスペクティブ法では，QRS 波を検出して撮像を開始する．QRS 波から撮像開始までのトリガーディレイ（trigger delay）は任意に設定できるが，通常 R-R 間隔の 60～80％ とする．これによって拡張終末期にセグメントデータを収集できる．拡張終末期は，心腔は収縮せず拡張期充盈が終了する時相で，心腔内に大きなフローがないため，心拍動，血流によるアーチファクトの影響を最も受けにくい時期である．トリガー毎に一定数の位相エンコードステップを収集し，スライス全体の再構成に必要なデータを収集していく．つまり，各心拍毎に k 空間の一部分をセグメントとして収集することになる．たとえば，FSE のマトリックス数が 256×160，ETL が 32 の場合，k 空間全体のデータを収集するには 5 回（=160/32）のトリガーが必要となり，TR が 2(R-R) 間隔を含むとすれば 10 心拍に相当することになる．

図 95.1 は，急性肺水腫の心臓 MRI である．心電ゲート下レトロスペクティブ法，SSFP による 4 腔断面像で，収縮期(a)，拡張期(b)の像を示す．左心房に大きな不均一な低信号腫瘤があり，拡張期に僧帽弁を越えて左心室に逸脱している．c は SSFP のシネ MRI，2 腔断面像で，腫瘤の左心房後壁への付着が明瞭に描出されている（矢印）．マルチフェーズ・ダイナミック SSFP によって，左心房粘液腫の位置，付着部位，僧帽弁を越える逸脱による肺静脈うっ滞，これに伴う肺水腫を診断できた例である．図 95.1d

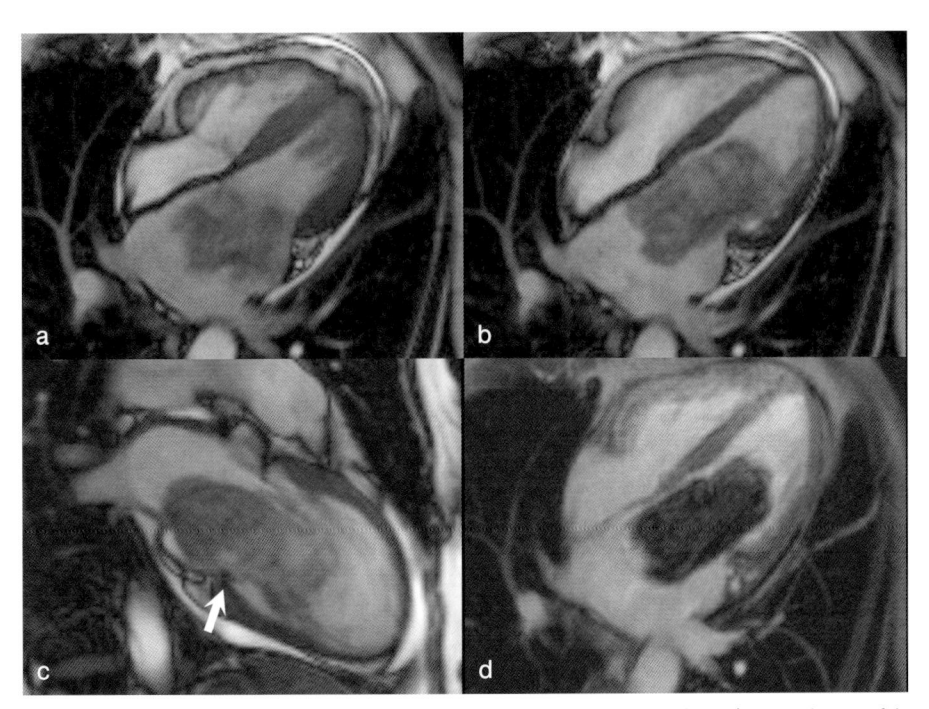

図 95.1　心電ゲートによる心臓 MRI　左心房粘液腫（51 歳女性）．a：心電ゲートレトロスペクティブ法，SSFP，収縮期．b：同，拡張期．c：シネ MRI，矢印：粘液腫．d：心電トリガープロスペクティブ法，造影 T1 強調 IR 像，拡張期シングルフェーズ撮像．

は，プロスペクティブ心電トリガー併用，造影 T1 強調 IR 像による拡張期シングルフェーズ撮像で，周囲の血液に比して低信号の腫瘤が認められる．

呼吸ゲート法

　胸腹部の MRI は，呼吸運動の影響を受ける．新生児，小児では，X 線被曝がなく軟部コントラストに優れる MRI が CT に優先して行われることが多いが，特に息止めができないこの年齢では，呼吸運動のアーチファクトが大きな問題となる．成人においても息止めができない場合は，画質が大きく損なわれる．この問題を解決するには，いくつかの方法がある．

　最も簡単な方法は，1 回撮像あたりの時間を短縮して，短時間の撮像を何回か繰り返す方法である．短時間ならば息止め可能な症例では，この方法が利用できる．

　非協力的な患者の場合は，平均加算回数(number of signal averages：NSA)を大きくする方法もある．NSA を増やすことにより，静的な構造の信号強度は増加し，動きによるゴーストは低減する．しかし，撮像時間が延長し，アーチファクトを除去することはできないので現在ではほとんど使用されない(→112)．

　さらに呼吸をモニターする方法として，呼吸ゲート，呼吸補正の方法がある．いずれも胸部にベローズを巻いて呼吸運動をモニターする．吸気で伸展，呼気で収縮するベローズの動きを電気信号に変換して利用する．

　呼吸ゲート(respiratory gating)は，呼吸位相の一部，一般的には呼気終末期だけデータ収集を行う方法である．呼気終末期には，胸壁，腹壁がほとんど静止するので，画質を損ねるゴーストアーチファクトを低減できる．TR は呼吸数に応じて設定する．しかし，効果が不確実で，セットアップ，撮像に時間がかかることから，現在ではあまり行われない．

　呼吸補正(respiratory compensation)は，呼吸位相リオーダリング(respiratory phase reordering)，ROPE(Respiratory-Ordered Phase Encoding)ともいわれる．この方法は，呼吸位相の全体にわたって撮像(位相エンコード)を行い，最大の(プラス側の)位相エンコードステップを最大吸気相，最小の(マイナス側の)エンコードステップを最大呼気相に割り当て，この間のステップを呼吸位相に沿って滑らかに変化するように配分して収集する．呼気相だけデータ収集を行う呼吸ゲートと異なり，中間相でもデータ収集するので時間が無駄にならない．さらに，k 空間の中心部に呼気相を長く割り当てることにより，画質の向上をはかる方法もある．しかし，呼吸ゲートと同様，この方法も現在はあまり利用されない．

ナビゲータエコー法

　撮像前に**ナビゲータエコー**を追加することにより呼吸をモニターする，洗練された方法である．ナビゲータエコーから得られた情報は，レトロスペクティブ法，プロスペクティブ法いずれの補正に使用される．臨床的に最も広く使われているものは，腹部領域の撮像で横隔膜の動きをモニターするものである．この場合，横隔膜を挟む上下方向の

狭い領域について，ナビゲータエコーを収集する．この胸腹部境界域の1D画像上では，その経時的な輝度変化が横隔膜の位置に対応する．PACE(Prospective Acquisition CorrEction)は，このような方法のひとつである(→69)．

図95.2a は，下部胸部から上腹部の冠状断スカウト画像で，右横隔膜を上下にまたぐ長方形はナビゲータエコーの領域である．**b** はここから自由呼吸下に得られた経時的な1D画像である．**c** はナビゲータエコーを使用して，事前に設定された横隔膜位置の範囲に限って撮像された上腹部の横断像である．**d** はナビゲータエコーを使用しない場合で，モーションアーチファクトによる著しい画質劣化のため，診断に耐えない画像である．

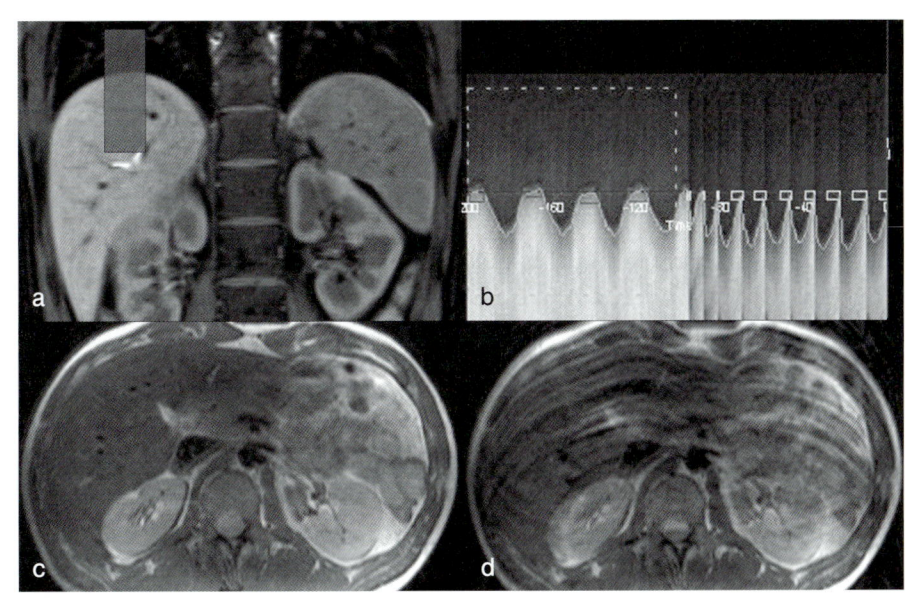

図95.2 ナビゲータエコーによる腹部MRI　**a**：冠状断スカウト画像，長方形はナビゲータエコーの領域．**b**：ナビゲータエコー画像．**c**：上腹部横断像，ナビゲータエコー併用．**d**：同上，ナビゲータエコーを使用しない場合．

96 BLADE（PROPELLER）

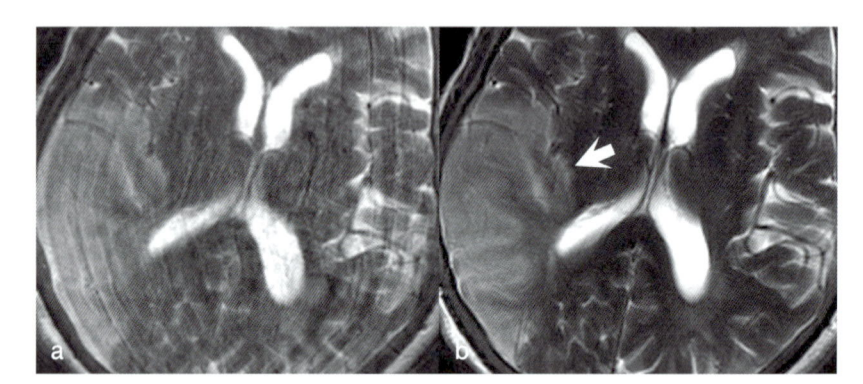

図96.1　BLADE：T2強調像　中大脳動脈領域梗塞．a：T2強調像，b：BLADE併用，矢印：脳梗塞．

　撮像時間が短縮しても，体動によるアーチファクトによる画質劣化は依然として問題である．**BLADE（PROPELLER）**は，このようなモーションアーチファクトを低減する画期的なアプローチのひとつである．マルチエコーのデータでk空間を埋めていく際，通常の平行線ではなく，斜め方向に収集しこれをプロペラのように少しずつ回転しながら埋めていく．これによってモーションアーチファクトが軽減する理由は，おもにk空間の軌跡がゴーストを起こしにくいこと，次いで面内の回転，平行移動による補正が可能であることにある．
　BLADEは，当初はT2強調FSEに導入され，その後FLAIRにも拡張されている．図96.1は，広範な中大脳動脈領域梗塞（矢印）のT2強調像で，通常の撮像方法（a）とBLADE（b）を比較したものである．通常の撮像では顕著なゴーストによる画質劣化があ

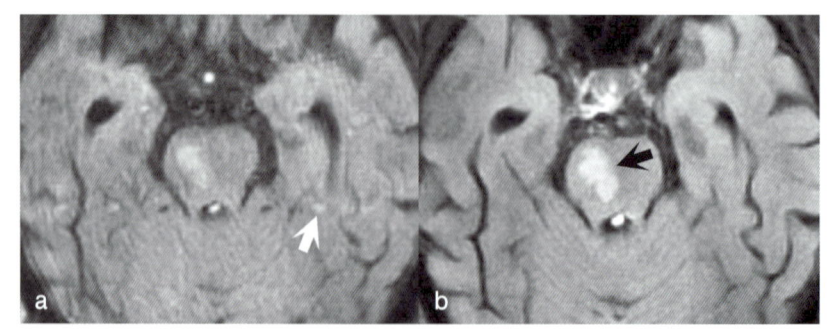

図96.2　BLADE：FLAIR　脳幹梗塞．a：FLAIR，白矢印：拍動アーチファクト．b：BLADE併用，黒矢印：脳梗塞．

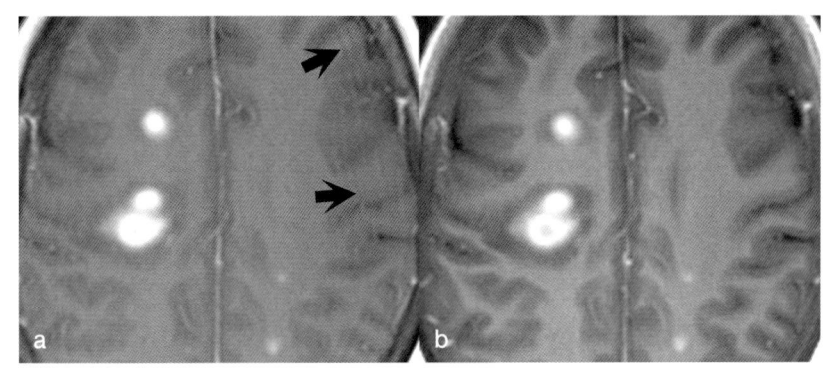

図 96.3　BLADE：TurboFLASH　多発性硬化症．a：造影後 FLASH，b：造影後 BLADE 併用 TurboFLASH．矢印：モーションアーチファクト．

る．図 96.2 は脳幹梗塞の症例で，通常の撮像方法(a)と BLADE(b)を比較したもので，通常の撮像では拍動アーチファクト(白矢印)があるが，BLADE では橋の梗塞巣がより明瞭に描出されている(黒矢印)．同じ条件で比較すると，BLADE の撮像時間は，k 空間のオーバーサンプリングのために約 50% 延長するが，SN 比は向上する．

　T1 強調 BLADE は開発段階である．基本的な T1 強調撮像法である SE，FLASH はいずれもエコートレインを欠くため BLADE を適用できない(→訳注 1)．図 96.3 は，多発性硬化症の症例で，3T 装置の造影 T1 強調像を FLASH(a)，BLADE 併用 Turbo-FLASH(b)で比較したものである．FLASH の撮像時間は 1 分以下であるが，それでも体動によるアーチファクト(矢印)が大きい．一方，BLADE はアーチファクトがまったくない．

　BLADE は拡散強調画像にも応用することができ，画像の歪み，磁化率アーチファクトの大きい EPI に代わる方法となる．ただしこの場合，SN 比の低下，撮像時間の延長が短所となる．図 96.4 は，左視床の急性期梗塞(白矢印)の症例で，3T 装置における EPI (a)，BLADE 併用 FSE(b)を比較したものである．EPI はパラレルイメージングファクター 4 で撮像されているが，前頭洞の磁化率アーチファクト(黒矢印)が顕著である．BLADE にはアーチファクトがない．このようなアーチファクトはしばしば後頭蓋窩でも発生して，診断の妨げとなることがある．

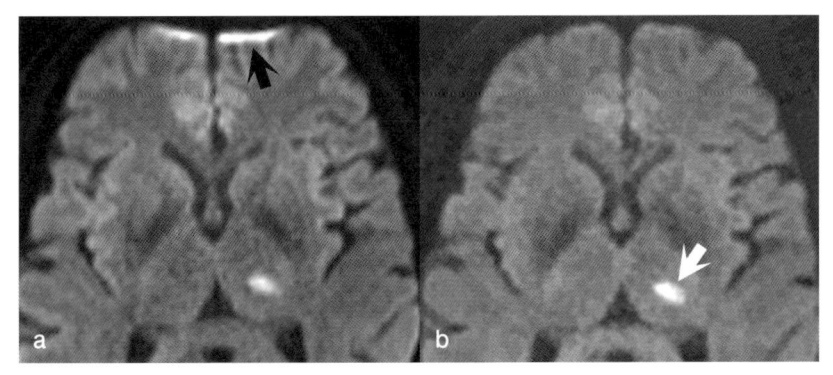

図 96.4　BLADE：拡散強調画像　急性期視床梗塞．a：EPI，黒矢印：磁化率アーチファクト．b：BLADE，白矢印：脳梗塞．

97 腹部の体動補正
Abdomen：Motion Correction

　呼吸，心拍など生理的体動は，画質を低下させるモーションアーチファクトの原因となる．MRI装置はこのような生理的体動を軽減，削除するハードウェア，ソフトウェア，各種オプションを備えているのが普通である．MRIのモーションアーチファクトは，データ収集中の被写体の移動が原因である．通常のSE，GREでは，k空間上で直交座標のラインに沿って，一定の時間内(TR)にデータを収集する．FSEではTR毎に数本のラインを収集する．いずれにせよ，1枚のスライスのデータをすべて同時に収集するわけではないので，このTR時間内に被写体が移動すると空間エンコードの際にずれを生ずる．このデータを再構成すると，画像上はブラーリングやゴースト(→94)となって現れる(図97.1)．

　呼吸運動を除去する最も簡便かつ効率的な方法は息止めである．高速に撮像可能なT1強調GRE，T2強調GREでは，息止め下に撮像が可能で，呼吸の影響を最小限にとどめることができる．しかし撮像には(ごく最近までは)少なくとも25秒を要し，空間分解能，スライス数に制約があった．また患者の身体的，精神的条件，年齢などによっても制約されることがある．HASTE(→34)，TrueFISP(→51)，EPI(→44)は，1スライスずつすべてのデータを収集するシングルスライス撮像法であるが，非常に高速なので多くの場合，呼吸運動をほとんど無視することができ，アーチファクトも最小限に抑えられる．しかしこの場合も，スライス間で解剖学的構造の位置移動は避けられない．広い範囲にわたって解剖学的に一貫性のある画像を得るには，ゲート法など新しいソフトウェア，ハードウェア技術が必要となる．

　ハードウェアによるゲート法には，ベローズを胸部に巻いて呼吸運動をモニターする

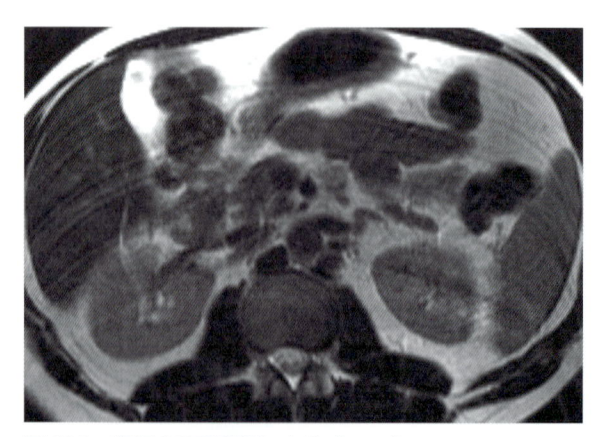

図97.1　腹部の呼吸運動によるゴースト

方法がある（→95）．この場合，事前に設定した呼吸位相の範囲のみデータを収集する．これによってアーチファクトは大幅に軽減するが，撮像時間が2倍以上かかるので，現在はあまり用いられない．ソフトウェアによるゲート法としては，ナビゲータエコーやelastic motion correction法があり，息止めや超高速撮像に代わる呼吸アーチファクト軽減手段として重要である．この場合は，ハードウェアも患者の協力も不要である．最も簡単な1Dナビゲータエコーは，横隔膜の位置によって胸腹部の上下運動を追跡するRFパルスを追加するものである．このナビゲータエコーの情報を使って，呼吸位相の一定部分でデータ収集をトリガーしたり，呼吸運動に応じて画像の上下位置を補正したりすることができる．

以上をまとめると，呼吸による臓器移動を補正する方法としては，次の5つがある．
1．患者に息止めを指示する．
2．ベローズを使ってトリガーする．
3．ナビゲータエコーを使って，呼吸位置に応じて収集データを取捨選択する．
4．ナビゲータエコーを使って，呼吸位置に応じて収集データを並べ変える．
5．ダイナミック撮像を繰り返す場合，ソフトウェアによる後処理で補正する．

ナビゲータエコー（navigator echo）は，肺/肝境界の動きを追跡することにより腹部画像の画質を向上する方法であるが（→95），重要かつ技術的にも優れているので，ここでさらに解説を加える．ナビゲータエコーを得るためには，肝頂部をまたいで頭尾方向に細長い長方形領域を励起する．肺/肝境界の呼吸移動による1D画像情報を，呼吸運動の指標とする．これを使って，データ収集を吸気相あるいは呼気相，いずれで行うかを決めることができる．肝臓の動きの範囲によって，データ収集をオン，オフするのが一般的である．

ナビゲータエコーを，自由呼吸下の撮像ではなく，息止め時間の短縮を目的として利用する場合は，大きなマルチスライスデータをいくつかの小さなグループに分割することにより，各グループの息止め時間を短縮することができる．各撮像毎に異なる横隔膜の位置は，傾斜磁場を調整することによって，スライス間の重なりやギャップが出ないように補正する．

肝疾患のようにダイナミック造影が有用な場合は，息止め下に高速3D撮像を何度か繰り返すが，患者がその都度同じ位置で息止めすることは難しいことが多く，画像の比較やサブトラクションが難しくなる．最新のソフトウェアelastic motion correctionは，このような誤差を補正し，診断や画像処理を容易にすることができる（→訳注2）．

98 画像フィルターによるアーチファクト対策
Filtering Images(to Reduce Artifacts)

　MRI装置には画像の見かけを改善し，アーチファクトを軽減するさまざまなフィルターが用意されている．メーカーによって仕様の詳細は異なるが，基本的には類似のものである．フィルターには，k空間上に適用する**k空間フィルター**(raw data filtering)，再構成後の画像に適用する**画像空間フィルター**(image data filtering)がある(→111)．ここでは，撮像法，ハードウェアに起因するアーチファクトを軽減する目的に使われるフィルターをいくつか紹介する．

　まず，デジタルデータの不備，すなわち**打ち切りアーチファクト**(truncation artifact)(→93)に対応するフィルターについて述べる．Gibbsのリンギングアーチファクトともよばれるこの現象は，輝度が急速に変化する臓器の辺縁部，境界部に，余分な線状構造，リンギングとして認められるもので，頭蓋/空気，脊髄/脳脊髄液の境界にしばしば発生する．この打ち切りアーチファクトは，MR信号が離散的に収集されることによるもので，低空間分解能の画像ほど目立ちやすい．特に大きなピクセルが並ぶ長軸方向に発生しやすく，このため位相エンコード方向に多くみられる．k空間上で，ハニングフィルター(Hanning filter)，ガウスフィルター(Gaussian filter)などベル型のフィルターを適用して，k空間辺縁部に向けて滑らかな減衰を加えることで，このアーチファクトを軽減することができる．

　次に，撮像視野(FOV)辺縁部の**空間的歪みに対するフィルター**を紹介する(→99)．この画像の歪みは，傾斜磁場の線形性が失われたり，静磁場強度の不均一によって発生するもので，画像辺縁部の歪み，輝度低下として現れる．変形の度合いを計算で求め，これを補正する画像空間フィルターがあるが，変形が強い場合はその機能に制約があり，空間分解能が犠牲になる．したがって，撮像に際して被写体をできるだけマグネットの中心に置くよう配慮することが重要である．傾斜磁場の線形性については補正が組み込まれているのが普通であるが，静磁場強度の補正はさらに難しい．

　3つ目は，FOV内の信号強度の不均一を補正する，**感度補正フィルター**(signal normalization filter)である．この種のフィルターは，マルチチャネル・フェーズドアレイコイルが広く使用されるようになり，その重要性が増している(→12)．マルチエレメント・マルチチャネルコイル信号強度不均一は，特に腹部で目立ち，コイルに近い腹側，背側は高信号であるが，コイル感度の低い腹部深部は低信号となる．感度補正フィルターは，コイル近傍の高信号部分と中央部の低信号部分をバランスさせて，画像全体の輝度を均一にするよう作用する．図98.1は，8チャネルコイルによる脂肪抑制併用FLAIRで，フィルターを使用しない場合(a)，使用する場合(b)を比較したものである．フィルター適用前の画像では，脳の辺縁部でアーチファクトによる信号上昇があり，右後頭葉の術後グリオーシスの範囲の同定を困難にしているが，フィルター適用後は

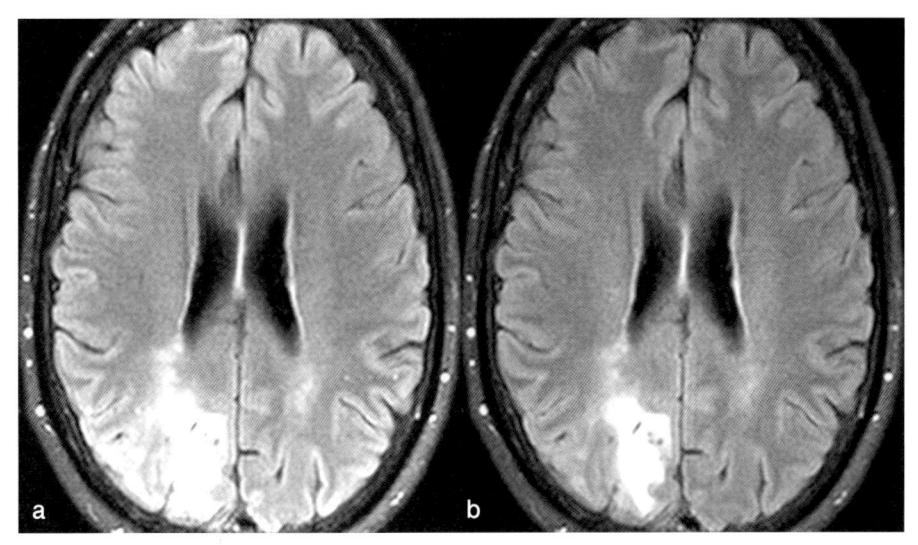

画像フィルターによるアーチファクト対策　**217**

図 98.1　感度補正フィルター　右後頭葉腫瘍術後．8 チャネルコイルによる脂肪抑制併用 FLAIR．a：フィルター適用前，b：フィルター適用後．

FOV 全体にわたって均一な輝度が得られている．図 98.2 は L5/S1 椎間板ヘルニア術後の造影 T1 強調像で，左 S1 神経根周囲の瘢痕に増強効果が認められる．一般に胸腰椎の MRI では，表面コイルに近い部分の描出が，フィルターの使用で改善され，FOV 全体を一定のウィンドウ幅，ウィンドウ値設定で表示することができるようになる．図 98.2 においても，フィルター適用前（a）は皮下脂肪組織が強い高信号を示しているが，フィルター適用により FOV 全体にわたって均一な輝度となり（b），コイル近傍の病変の診断が容易となっている．

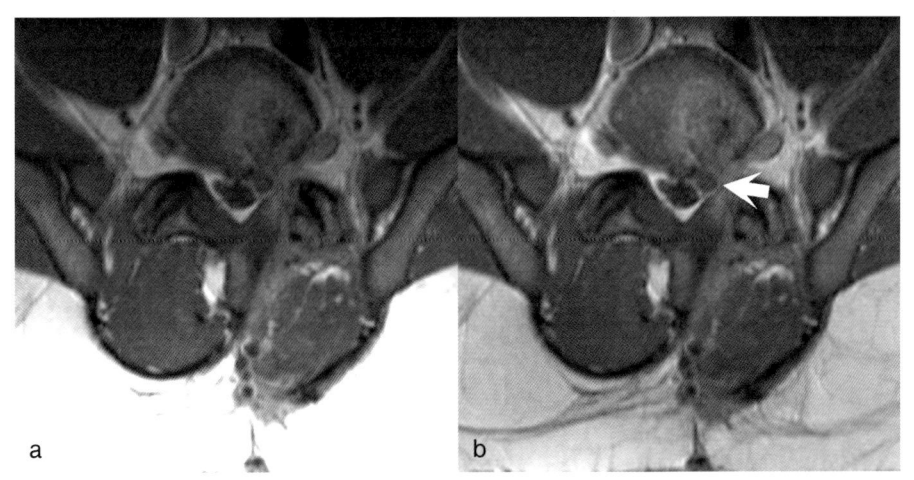

図 98.2　感度補正フィルター　L5/S1 椎間板ヘルニア術後．造影 T1 強調像．a：フィルター適用前，b：フィルター適用後，矢印：術後瘢痕．

99 幾何学的歪み
Geometric Distortion

　図99.1a, 図99.2a は，それぞれ画像の下部，上部に相当な歪みがある．図99.1a は，大腿骨が内側に弯曲しており(矢印)，図99.2a では腰椎の上部が次第に縮小しているようにみえる(矢印)．これはいずれも，傾斜磁場の線形性が失われた結果である．事実上すべてのMRI装置において，傾斜磁場には何らかの非線形性が存在する．これはおもにコイル設計に当たって，傾斜磁場以外のパラメータを優先して最適化するためである．しかし実際には，ユーザの目に触れないところでこれを補正する後処理が施されており(図99.1b, 図99.2b)，これほど歪んだ画像を目にすることは少ない．

　MRIでは，**幾何学的な歪み**はしばしば認められる．すべての幾何学的歪みは，MR信号を位相エンコードあるいは周波数エンコード時のエラーに起因する，位置情報のミスマッピングによるものである．その原因はさまざまで，内因性の場合と外因性の場合がある．磁石の製造に当たっては，磁場均一性に細心の注意が払われるが，それでもわずかな不均一を避けることはできない．傾斜磁場についても同様で，多少の非線形性が存在する．傾斜磁場に非線形性があると，コイル内の磁場が線形に変化しないので歪みの原因となる．

　静磁場 B_0 の不均一による歪みの補正は難しいが，**傾斜磁場の非線形性**による歪みは予測可能で，患者毎に変わることはなく，補正可能である．これに関しては，ほとんどの装置で，不正な位置情報をマップし直して最終的に正しい位置に表示するような後処理が行われている．ただし重要なことは，このような方法で位置情報のエラーは修正可能であるが，非線形による空間エンコードのエラーによって失われた空間分解能は回復できないことである．たとえば図99.2 では，画像上部の空間分解能が低下している．一般に，傾斜磁場の非線形による幾何学的歪みは，マグネットの z 軸方向の端部で最大となる．

　幾何学的歪みの原因のなかでも，予測できないものについては補正が難しい．そのような例としては，1) 組織の磁化率の違い(→101)，2) 体動，3) 金属異物(→103)，4) 傾斜磁場の高速なオン/オフによる渦電流，5) ユーザの不注意による傾斜磁場の調整・較正不良などがある．

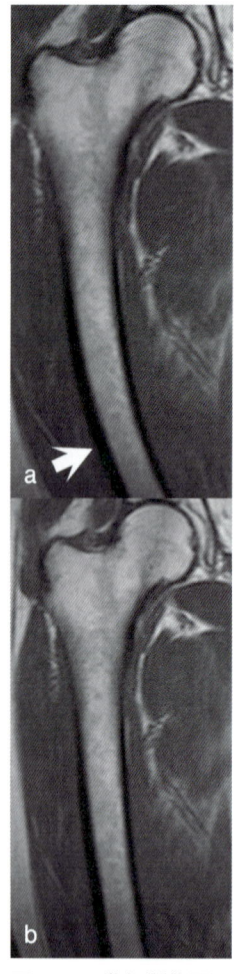

図99.1　幾何学的歪み (傾斜磁場の非線形性)
a：補正前，b：補正後．矢印：大腿骨の内側への弯曲．

幾何学的歪み **219**

幾何学的歪みは，画像の解釈を左右することがあるので，すべての MR 技師が留意すべき問題である．たとえば，空間的な歪みがある場合，後処理による補正によって歪みがないようにみえても，ある横断（軸位断）の平面が実際には曲面である，ということが起こりうる．この場合，画像と本来の断面との間には相応のミスマッチがあり，小さな病変が見逃される可能性があるので，これを

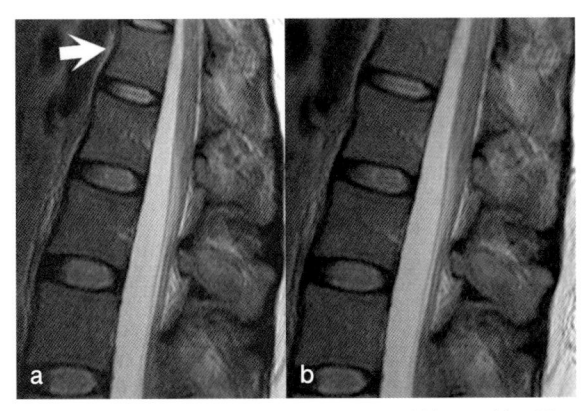

図 99.2　幾何学的歪み（傾斜磁場の非線形性）　a：補正前，b：補正後．矢印：上部腰椎の大きさの異常．

知っておくことは極めて重要である．スライスに歪みがあるかどうかを判断する方法はいくつかあるが，図 99.3 には，腹側にかけた帯状のプレサチュレーション（→106）を見て判断する例を示している．L5 の関節間部欠損（黒矢印）は，補正前（a），補正後（b）いずれの画像でも明瞭に認められ，下部腰椎の歪みは一見はっきりしない．しかし，プレサチュレーションの帯を見れば，厚さが不均一で下端が広がっていることがわかる（矢印）．

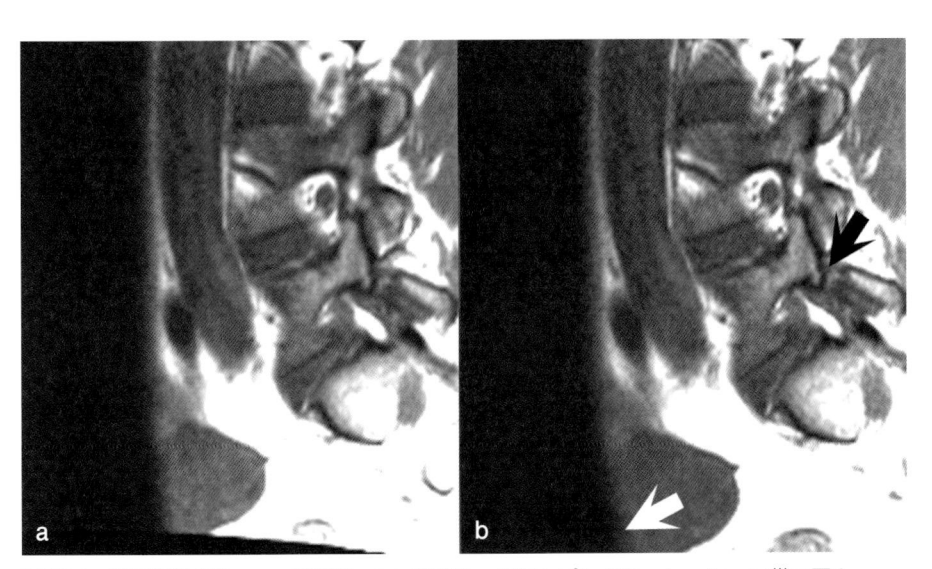

図 99.3　幾何学的歪み　a：補正前，b：補正後．矢印：プレサチュレーション帯の歪み．

100 化学シフト：バンド幅
Chemical Shift：Sampling Bandwidth

　化学シフトアーチファクト(chemical shift artifact)は，リードアウト(読み取り)方向(周波数エンコード方向)に，しばしば認められるアーチファクトである．化学シフトアーチファクトは，脂肪，水の含有量が大きく異なる組織の境界面で顕著となる．図100.1，図100.2は，いずれもリードアウトは上下方向である．

　化学シフトの大きさは，撮像時に設定する受信バンド幅(Hz/ピクセル)によって決まり，バンド幅が狭いほどアーチファクトは大きくなる．画像上は，脂肪/水境界に，明るい線(黒矢印)，暗い線(白矢印)が縞状に現れたり(図100.1)，あるいは水が脂肪に対してずれてみえる(図100.2)．図100.2ではaは広いバンド幅(300 Hz)，bは狭いバンド

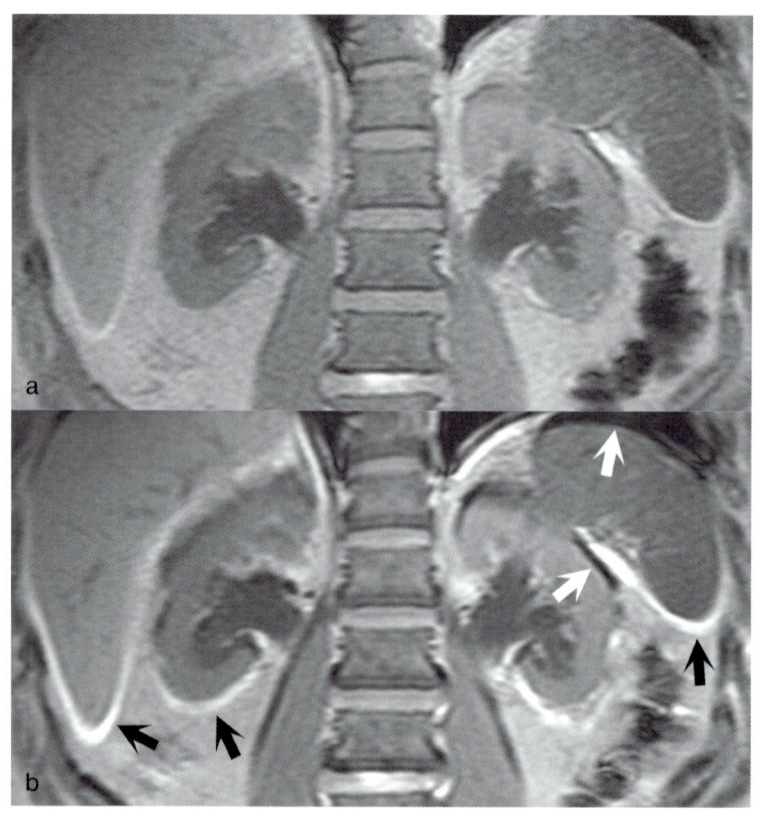

図100.1　化学シフトアーチファクト　a：バンド幅250 Hz/ピクセル，b：バンド幅60 Hz/ピクセル．黒矢印：化学シフトによる明るい線，白矢印：化学シフトによる暗い線．

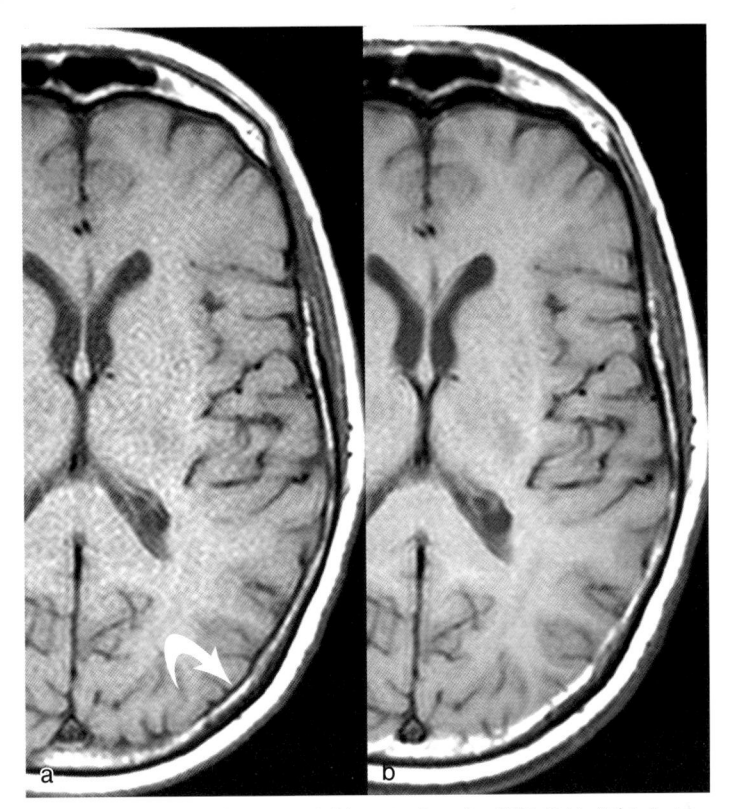

図100.2　a：バンド幅300 Hz/ピクセル，b：バンド幅60 Hz/ピクセル．矢印：頭蓋内板の低信号．

幅(60 Hz)で撮像されているが，bでは頭皮，板間層の脂肪に対して脳実質が背側にずれており，このためaでは黒い頭蓋内板(矢印)が，bではみえなくなっている．バンド幅の表示は，MRI装置メーカーによって異なり，1ピクセルあたりの周波数(Hz/ピクセル)，あるいは撮像領域全体に含まれる周波数(ナイキスト周波数Hz)で表示する(→訳注3)．たとえば，130 Hz/ピクセルで撮像する場合，周波数方向のピクセル数256の画像であれば，撮像領域内では，256ピクセル×130 Hz/ピクセル＝32 kHz＝±16 kHzとなる．

　バンド幅を充分広くすると，化学シフトアーチファクトはほとんど目立たなくなるが，そのかわりSN比が低下し，ざらついた画像となる(図100.1a，図100.2a)．したがって，バンド幅の選択は，SN比の低下に対して化学シフトをどこまで許容できるかで考えることになり，この考え方自体は難しいものではない．リードアウト方向の解像度は256～512が一般的で，ナイキスト周波数はデータ収集時間の逆数となる(→92)．1.5T装置の場合，バンド幅は130～195 Hz/ピクセル程度，3Tではさらに広く設定し，脂肪抑制を併用すれば，化学シフトアーチファクトはほとんど問題とならない．

101 磁化率アーチファクト
Artifacts：Magnetic Susceptibility

　外部から与える磁場とそれによる物質の磁化の関係は，物性のひとつ，**磁化率**（magnetic susceptibility）で与えられる．隣接する組織の磁化率の違いは，**磁化率勾配**（susceptibility gradient）といわれ，局所磁場の不均一の原因となり，共鳴周波数の非線形分布を生む結果となる．傾斜磁場は位置情報のエンコードに使用されるため，その非線形性は画像の歪み，信号強度の不均一の原因となる．

　図101.1は，このような磁化率変化によるアーチファクトの例である．aは組織内の磁化率にほとんどばらつきがなく，局所磁場と位置情報の線形性が保たれている正常の画像である．bはFOV内に金属性紙クリップを置いた状態である．強磁性物質による磁気双極子が，クリップの範囲をはるかに越えて磁場を変化させている．画像再構成は，磁場と位置の線形性を前提としているので，磁場が強くなれば位置がずれて表示されることになる．また，本来の共鳴周波数をもつ組織が少なくなることから，その部分の信号強度は低下し，無信号（signal void）となることもある．強磁性物質から離れた部位ではこの効果は消失するが，逆に磁場が増強して共鳴周波数が高くなった部分の信号がそれと同じ周波数の部位に重なり，高信号の領域が現れる．図101.2は，金属スクリューによる脊椎前方固定術後の症例の，FSE T2強調像である（3T，スライス厚2 mm，撮像時間3分）．C6-7高位に椎間板ヘルニア（黒矢印）があり，その尾側が固定されている．C5，C6椎体前部の金属スクリュー（白矢印）の近傍は無信号となり，その周囲に高信号

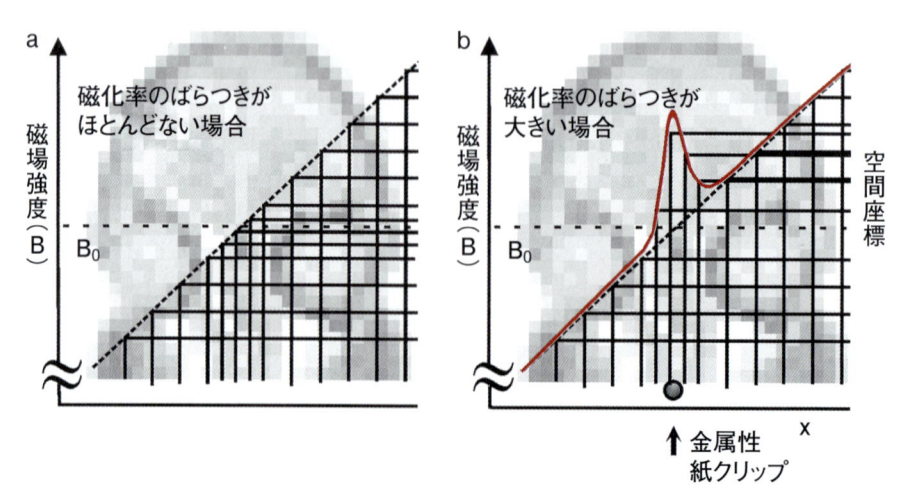

図101.1　磁化率アーチファクトの原理　a：正常，b：金属クリップを置いた場合．

が認められる．

　強磁性物質による磁場の非線形性は，周波数エンコード以外にも大きな影響を及ぼす．すなわち，スライス選択に影響して，スライスプロファイルが歪む結果となる．さらにGREでは，局所の共鳴周波数のずれによる急速なディフェージングの結果，大きな無信号域となる．出血性病変の診断などで，磁化率勾配に対するGREの感度を高めるには，ディフェージングの時間を長くする，すなわちTEを長く設定するとよい．また受信バンド幅を狭くしてSN比を上昇させると，データ収集時間が延長してTEも延長することから，両者を組み合わせて用いることもできる．

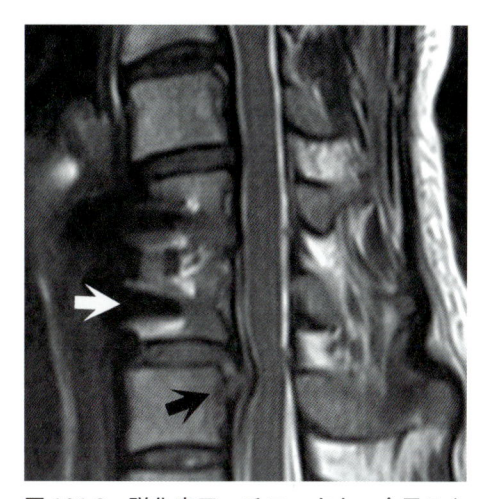

図101.2　**磁化率アーチファクト**　金属スクリューによるC5，C6前方固定術後．FSE T2強調像．白矢印：金属スクリュー，黒矢印：椎間板ヘルニア．

　図101.3はバンド幅を変化させる例である．スライス選択傾斜磁場（GS），RF波，位相エンコード傾斜磁場（GP）を一定とすると，バンド幅を狭くすることによりデータ収集時間が延長するのでTEも延長する．撮像領域のリードアウト（読み取り）方向に相当する周波数，1ピクセルあたりの周波数（Hz/ピクセル）は，いずれも受信バンド幅とよばれるので紛らわしいが，基本的に同じものである（→100）．ノイズはすべての周波数にわたって均等に分布するので，バンド幅が狭いほど，ノイズは少なく，SN比は大きくなる．

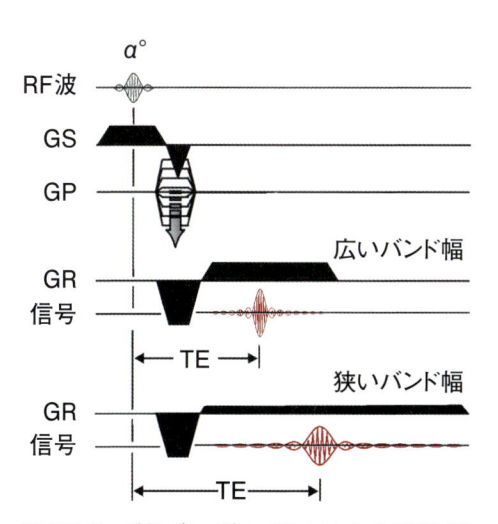

図101.3　**受信バンド幅**　GS：スライス選択傾斜磁場，GP：位相エンコード傾斜磁場，GR：リードアウト傾斜磁場．

102 磁化率効果の強調
Maximizing Magnetic Susceptibility

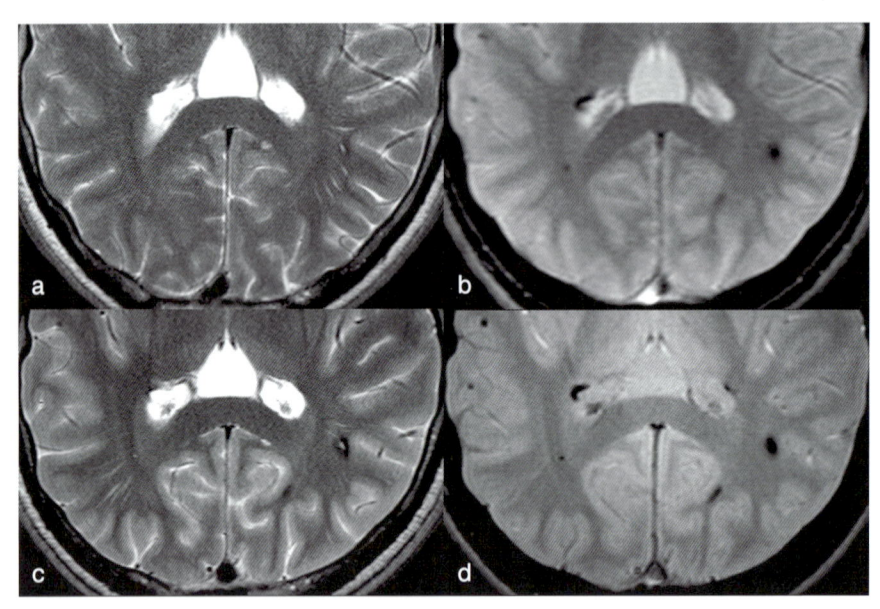

図 102.1 磁化率効果：静磁場強度，撮像法による違い　多発海綿状血管奇形．a：1.5T, FSE. b：1.5T, GRE. c：3T, FSE. d：3T, GRE.

　図 102.1 は多発海綿状血管奇形の症例で，FSE T2 強調像(a, c)，GRE(b, d)，1.5T(a, b)，3T(c, d)を比較したものである．小さな低信号として認められる病変は，**磁化率効果**(局所磁場勾配)による位相のディフェージングが大きい GRE のほうが明瞭である．輪郭も明瞭で，検出率も高い．また磁化率効果は静磁場強度が大きいほど強く，この場合は 3T の GRE(d)が最も明瞭である．磁化率効果に関連する新しい技術についてはすでに解説した(→57)．

　出血の MRI 所見は，血腫の経時的変化によって異なり，超急性期(〜24 時間)から慢性期(14 日〜)まで，著しく変化する．出血の信号強度は，出血の部位によっても異なる．実質内の出血では，経時的にデオキシヘモグロビン，血球内メトヘモグロビン，血球外メトヘモグロビンを経て，最終的にヘモシデリンとなる．T1 強調像では，超急性期，急性期には水分量の増加を反映する T1 延長のため，等〜低信号である．デオキシヘモグロビンがメトヘモグロビンに変化すると，水分子のプロトンとメトヘモグロビン中の常磁性 Fe^{3+} の相互作用によって T1 が短縮し，高信号となる．

　T2 強調像の場合はもう少し複雑で，血液成分の常磁性物質の磁化率効果による磁場不均一が，多彩な変化を示す．**磁化率**(χ)は，静磁場中の物質が磁化される程度を示す

ものぞ，数学的には外部磁場(H_0)とこれによって誘導される磁場(B_0)の比である（厳密には$B_0 \propto [1+\chi] H_0$）．磁化率の変化は局所磁場勾配を生み出し，ディフェージングを起こす．血液凝固に伴い，急性期ではデオキシヘモグロビン，亜急性期早期には血球内メトヘモグロビン，慢性期にはヘモシデリンやフェリチンが磁化率を変化させ，$T2^*$緩和による低信号を示すようになる．

磁化率効果による信号低下は，撮像法，パラメータ，磁場強度によって変化し，これは金属アーチファクト（→103）の場合と同様である．出血の診断にあたっては，$T2^*$コントラストによる低信号を強調することにより病変検出率を向上することができる．FSE は 180°パルスによって位相を反転して局所磁場不均一による位相散乱を補正するが，GRE はこれを補正しないので $T2^*$ コントラストが強く，信号低下が大きい．さらに $T2^*$ コントラストを増強するには，TE を長く，ボクセルサイズを大きく，強い静磁場強度を使用すると効果的である．3T の画像では，淡蒼球，黒質，赤核，歯状核などの鉄沈着が，拡散強調画像，FLAIR などで明瞭な低信号となるのもこの理由による．$T2^*$ コントラストを最適化することにより，GRE は FSE ではみえない出血，鉄沈着を描出できることもある．

図 102.2 は，くも膜下出血の症例における，1.5T 装置の T2 強調 FSE，FLAIR，GRE を比較したものである．出血の主成分はデオキシヘモグロビン，血球内メトヘモグロビンである．FLAIR では，くも膜下腔にわずかな高信号があるが，GRE では脳溝，Sylvius 裂内の低信号（矢印）が明瞭である．しかし，$T2^*$ 効果による信号低下は周囲の脳実質の輪郭を不明瞭にして，病変を誤診したり，出血そのものの診断を難しくすることもある．したがって，臨床的には FSE と GRE は，出血の診断においては互いに相補的な関係にあるといえる．

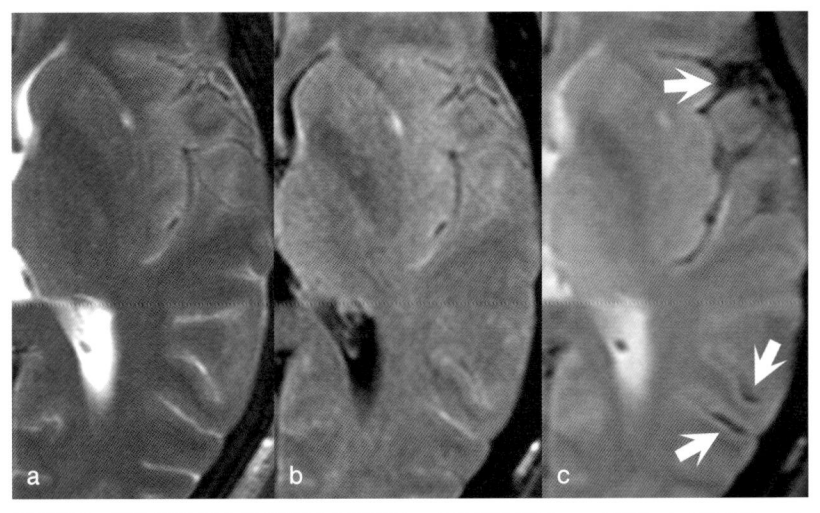

図 102.2　磁化率効果：撮像法による違い　くも膜下出血．a：FSE，b：FLAIR，c：GRE．矢印：脳溝内のくも膜下出血（低信号）．

103 金属アーチファクト
Artifacts：Metal

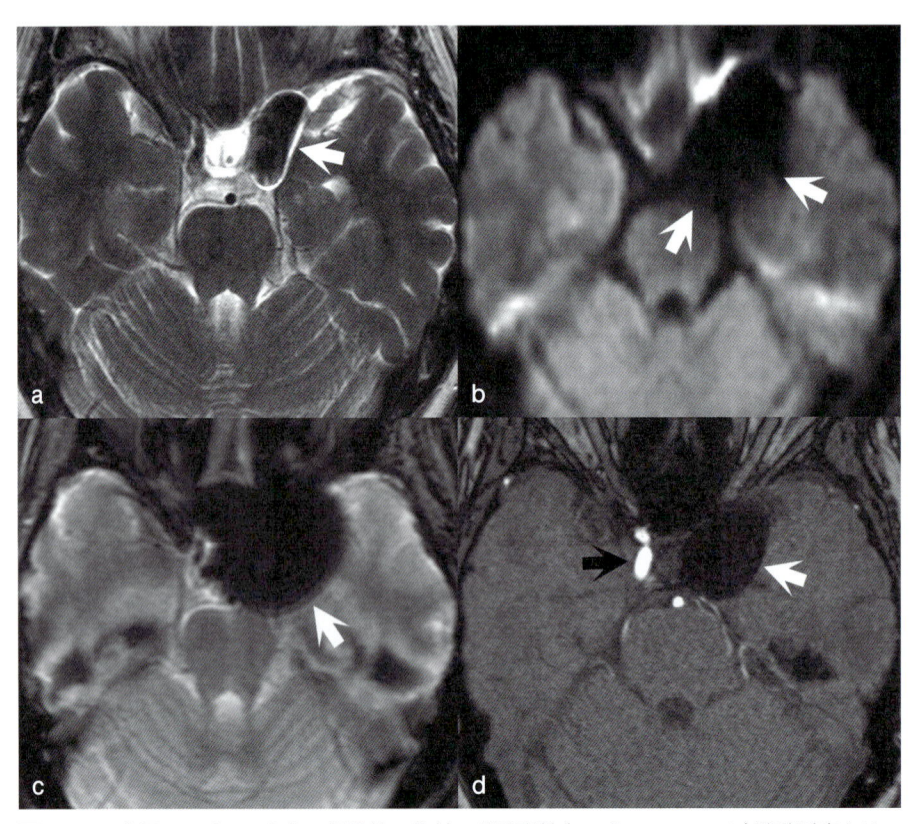

図103.1　金属アーチファクト：撮像法の比較　非強磁性(nonferromagnetic)脳動脈瘤クリップ(1.5T)．a：FSE，b：拡散強調画像(シングルショット EPI)，c：2D GRE，d：3D GRE(TOF MRA)．

　図103.1 は，1.5T 装置における非強磁性(nonferromagnetic)脳動脈瘤クリップによるアーチファクトである(白矢印)．FSE(a)は，多くの再収束パルスを使用するため，歪みが最も少ない．シングルショット EPI による拡散強調画像(b)(→44)は，このなかでは最も歪みが大きい．パラレルイメージングを併用しているためかなりアーチファクトは軽減されているが，それでも FSE に比べると大きいことがわかる．GRE(c)は，再収束パルスを使用しないので，アーチファクトが大きい．3D TOF MRA(元画像，d)(→66)は，TE が短くボクセルサイズも小さいので，2D GRE(c)に比べると歪みは小さい．右内頸動脈の遠位部(黒矢印)は正常にみえているが，左側はクリップのため消失している．この結果，MIP 像では左中大脳動脈が欠損してみえる．このように，一般に金属

アーチファクトは原因となる物体の周囲に限局するものであるが，解剖学的に離れた位置に影響を及ぼすこともある．またこの症例は，MRAで元画像を参照することの重要性もあらためて教えてくれる．

強磁性物質，非強磁性物質は，いずれも顕著なアーチファクトの原因となる．その程度は，磁化率に応じて変化する（→101）．金属アーチファクトの画像上の現れ方には，3通りある．すなわち，1) **幾何学的歪み**（特に金属の辺縁部），2) 金属周囲の段階的あるいは急激な**信号消失**（signal void），3) 金属周囲の境界明瞭な**信号増強**（pile-up），が認められる．また，幾何学的歪みはスライスエンコード方向に広がって，ポテトチップのような曲線の輪郭を作る．

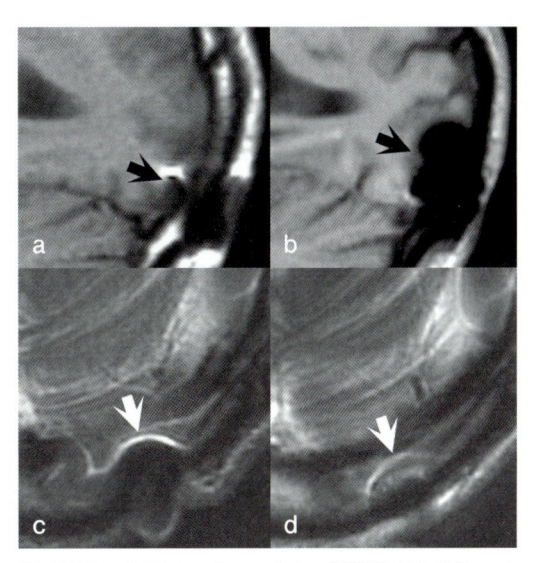

図 103.2　**金属アーチファクト：磁場強度の比較**　皮下金属片．**a**：T1 強調 FSE，1.5T．**b**：T1 強調 GRE，3T．黒矢印：アーチファクト．**c**：T2 強調像（バンド幅 81 Hz/ピクセル），1.5T．**d**：T2 強調像（バンド幅 355 Hz/ピクセル），3T．白矢印：アーチファクト．

強磁性物質は，その定義により，大きな正の磁化をもつ．金属とその周囲の磁化率の差が，局所的な磁場勾配を作り，被写体周囲の磁場を変化させる結果，傾斜磁場が作る共鳴周波数のエンコード情報が失われる．すなわち位置情報にエラーが発生する．さらに，傾斜磁場のオン・オフが，金属に渦電流を発生し，これも局所磁場を変化させる原因となる．**非強磁性物質**は，小さな正の磁化をもち，同様なメカニズムで画像の歪みを引き起こすが，より軽度である．

金属アーチファクトは，撮像法の選択によって強くも弱くもなる．ボクセルサイズを小さく，TE を短く，エコー間隔を短く，バンド幅を広くすることは，いずれもアーチファクトを軽減させる方向に働く．しばしば誤解されているのは，金属アーチファクトは 1.5T より 3T で強い，という点である．全く同じ条件であればこれは正しい．しかし，一般に 1.5T と 3T で同条件で撮像することはない．**図 103.2** は，T1 強調矢状断像（a, b），T2 強調横断像（c, d）で，1.5T（a, c），3T（b, d）を比較したものである．皮下の小さな金属片がアーチファクトの原因である．T1 強調像では，アーチファクトは 3T のほうが大きい（黒矢印）．しかしこれは，磁場強度の差によるものではなく，3T では GRE，1.5T では FSE で撮像されているためである．T2 強調像では 3T のほうがアーチファクトが小さいが（白矢印），これもバンド幅が 1.5T では 81 Hz/ピクセル，3T では 355 Hz/ピクセルと異なるためである．

104 金属アーチファクトの軽減
Minimizing Metal Artifacts

　金属インプラントが多用されるようになり，金属の磁化率アーチファクトを軽減し，金属周囲の撮像を可能とすることが求められている．このような場合，以前からバンド幅を広く設定して金属アーチファクトを軽減することが行われている．しかし，バンド幅を広くすると，SN比が低下する，比吸収率(SAR)が上昇するなどの不利がある．近年，金属アーチファクトを軽減する技術が開発されている．**VAT**(View Angle Tilting)および**SEMAC**(Slice Encoding for Metal Artifact Correction)はこのような方法の例である．この2つは単独でも，あるいは組み合わせて**SEMAC-VAT**としても使うことができる．

　図104.1は，ステンレス製スクリューのプロトン密度強調像で，通常のFSE(a)，VAT併用(b)，SEMAC-VAT併用(c)を比較したものである．それぞれ右下の小さな写真はMPR像で，スライス全体の状態を示している．金属アーチファクトにみられる画像の特徴(→103)である幾何学的歪み，信号の消失(signal void)，高信号(pile-up)は，スライス面内ではいずれもVATで軽減しており，SEMAC-VATではさらにスライス全体としても補正されていることがわかる．

　VAT(図104.1b)は，データ収集中にスライスエンコード方向に補正傾斜磁場を追加することにより，撮像時間を延長することなく，スライス面内の歪みを補正する方法である．ただし，画像のボケ(blurring)が増加し，スライス方向の歪みは補正できない．SEMACはさらに，スライス方向に位相エンコードステップを追加し，スライス方向の歪みを補正する方法で，短所としてはSARの増加，エンコードステップの追加分に応

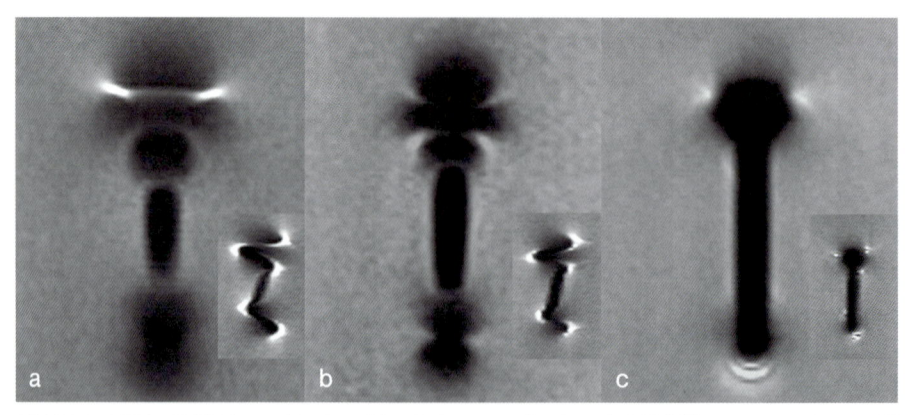

図104.1　VAT，SEMAC　ステンレス製スクリューのプロトン密度強調像．a：FSE，b：VAT併用，c：SEMAC-VAT併用．

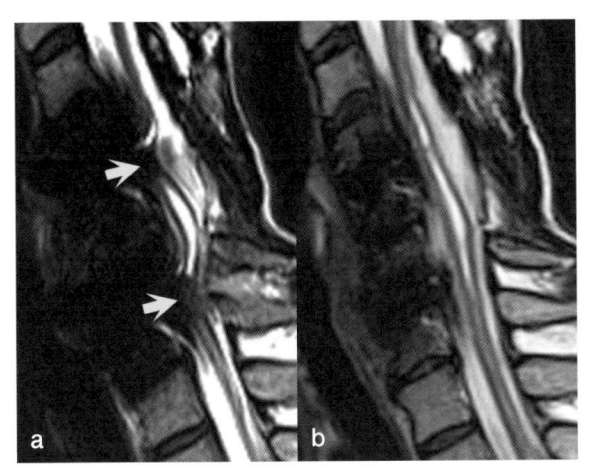

図 104.2 VAT による金属アーチファクトの軽減 頸椎前方固定後．a：T2 強調像，矢印：アーチファクトによる歪み．b：VAT 併用．（Yair Safriel 氏のご厚意による．）

じた撮像時間の延長がある．位相エンコードステップを増やすことは，金属アーチファクト一般の軽減にも有用である．SEMACの撮像時間を短縮するためには，パラレルイメージングとの併用もしばしば行われる．VATとSEMACを組み合わせたSEMAC-VAT（図104.1c）は，スライス面内，スライス方向，いずれの金属アーチファクトも軽減できる．

いずれの方法も，金属アーチファクトの軽減に有用である．図104.2は頸椎前方固定後の症例で，通常の2D撮像(a)とVAT(b)を比較したものである．aには広範囲の信号消失(signal void)，信号増強(pile-up)，歪み(矢印)があり，この画像では頸髄の高信号が空洞症なのかアーチファクトなのか判断できない．VATでは，信号消失は軽減し，高信号，歪みはほとんどない．このようにVATを使っても金属アーチファクトをゼロにはできないが，かなりの軽減をはかることができ，病変の診断を容易にする．

図104.3は，人工膝関節置換術後のSTIR像で，通常の2D撮像(a)，SEMAC-VAT(b)を比較したものである．SEMAC-VATでは，アーチファクトが大きく補正されている．人工関節周囲の陳旧性骨折を示す不整な線状構造は，SEMAC-VATでのみ描出されている(矢印)．

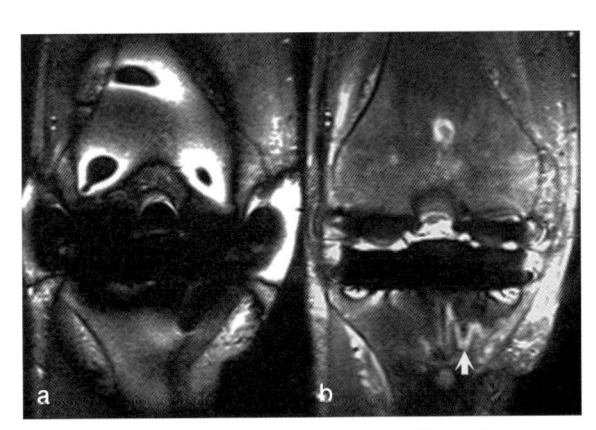

図104.3 SEMAC-VATの有用性 人工膝関節置換術後．a：STIR，b：SEMAC-VAT 併用．矢印：陳旧性骨折．

105 流速補正（GMN）
Gradient Moment Nulling

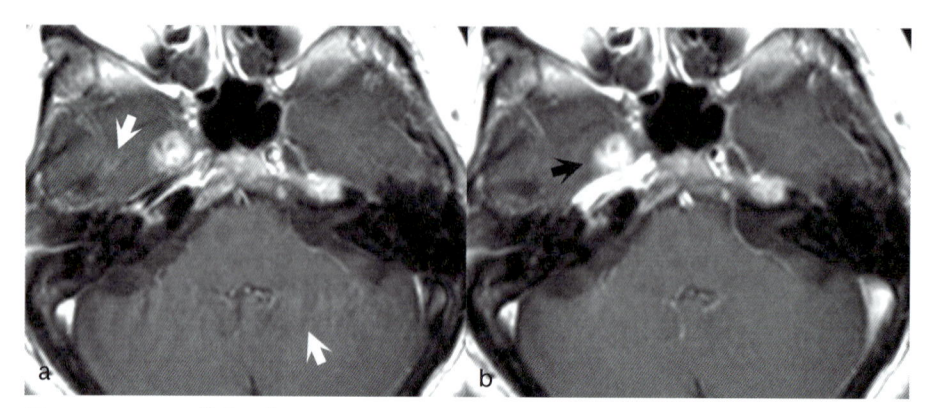

図 105.1　GMN の効果　造影 T1 強調像．a：GMN なし，白矢印：静脈洞のフローによるゴースト．b：GMN あり，黒矢印：三叉神経鞘腫．

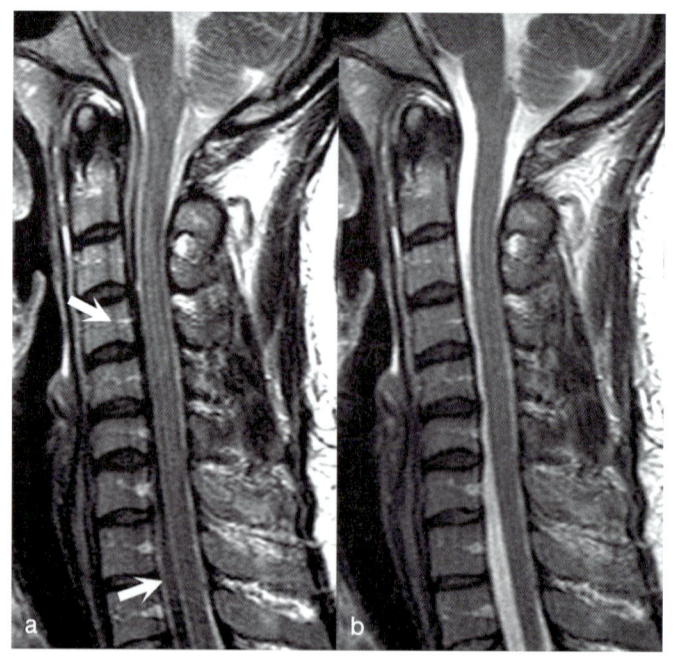

図 105.2　T2 強調矢状断像．a：GMN なし，矢印：脳脊髄液のフローによるゴースト．b：GMN あり．

図105.1a，図105.2aは，それぞれ造影T1強調像，T2強調像で，位相エンコード方向に明らかなアーチファクト(白矢印)が認められる．**グラジエント・モーメント・ナリング**(gradient moment nulling：**GMN**)を使用すると，アーチファクトの成分はその由来する血管，脳脊髄液に回帰して，アーチファクトは軽減する(**図105.1b**，**図105.2b**)．**図105.1a**では，GMNによって内頸動脈，横静脈洞からのゴーストが減少し，造影効果を示す三叉神経鞘腫(黒矢印)が明瞭となっている．**図105.2b**では，GMNによって頸髄前面および後面の脳脊髄液がより明瞭に描出されている．

静止している被写体については，傾斜磁場によるディフェーズは，これに続く傾斜磁場によってリフェーズすることができる．しかしフローについては，リフェーズ傾斜磁場は動きによって増加する位相変化を回復することができず，ディフェーズした状態のままエンコードされて，位相エンコード方向にアーチファクトを生ずることになる(→107)．傾斜磁場印加中の位相変化は，動きとグラジエント・モーメント(gradient moment)によって決まる．フローアーチファクトに関連する要素は3つ考えられる．すなわち流速が一定の定速流(1次流)，加速度が一定の加速流(2次流)，さらに複雑な乱流・拍動流(3次流)である．このいずれも，傾斜磁場の印加中は位相を変化させるが，その程度は**グラジエント・モーメント**といわれ(→訳注4)，それぞれ1次，2次，3次のグラジエント・モーメントに対応する．スピンの位相変化は，これらすべてのグラジエント・モーメントの総和となる．

GMNは，flow compensation(**流速補正**)，gradient moment rephasing(GMR)，motion artifact suppression technique(MAST)などともよばれ，フローとグラジエント・モーメントに起因するエラーを軽減する方法である．これを使用することにより，ゴーストがその由来する構造に回帰して軽減する．GMNは，正の傾斜磁場，負の傾斜磁場を追加することにより，データ収集の時点での移動しているスピン，静止しているスピンの位相変化を相殺する．これによって移動しているスピンが，静止しているスピンと同じ位相をもつようになれば，アーチファクトは発生しないはずである．GMNはそれぞれ異なる次数について設定できるが，臨床では1次の補正のみで充分な場合が多い．これは，位相変化を起こす傾斜磁場間の時間が短いため，この間の流速はほとんど一定と見なすことができるためである．ただし，心臓MRIなどある種のアプリケーションでは，さらに高次の補正が有用な場合もあるが，高次の補正を行うにはより多くの傾斜磁場が必要で，形状も複雑になる．

フローによる動きは，いずれの方向にもランダムであるが，GMNは周波数エンコード方向，スライス選択方向に印加するのが普通で，位相エンコード方向に使用することはまれである．これは，位相エンコード方向のフローは一般に小さく，全体の位相変化への寄与が少ないことによる．

GMNは撮像時間には影響しないが，最小TEが延長し，特に高次の補正をするほど長くなる．T1強調像では，TEが短いことが重要なので，GMNをT1強調像に適用することには制約がある．したがって，GMNはT2強調像に用いられ，特に胸腰椎の脳脊髄液拍動の抑制に有用である．GMNを使用すると，一般に脳脊髄液の輝度は上昇する．

106 空間飽和パルス
Spatial Saturation

空間飽和(spatial saturation)は(→訳注 5)，動きによるアーチファクト，特にゴーストの軽減に重要な技術である．これはパルス系列の冒頭に**空間飽和パルス**(プレサチュレーションパルス)を付加して，不要な信号を抑制する方法で，飽和パルス後，データ収集までの間に磁化が充分に回復しなければ，その部分は信号の生成に寄与しないことになる．

空間飽和パルスは，**スライス内**に加える方法(図 106.1)，**スライスと平行**に加える方法(図 106.2)がある．図 106.1a は記載の部分に飽和パルスがかかっており，頸椎前方の軟部組織からの信号を抑制し，頸部の動きによるゴーストの頸椎，頸髄への重なりが回避されている．嚥下，呼吸，口腔の動きなどに起因するゴーストが消失し，脊椎，脊髄が明瞭に描出されているのがわかる．スライス内の空間飽和パルスは，位相エンコード方向のゴーストが目的とする構造に重なる方向に一致するときに有効である．脊椎領域の矢状断，横断(位相エンコードが前後方向の場合)，腹部の前腹壁からのゴースト抑制，胸部の心臓からのゴースト抑制などにしばしば使われる．

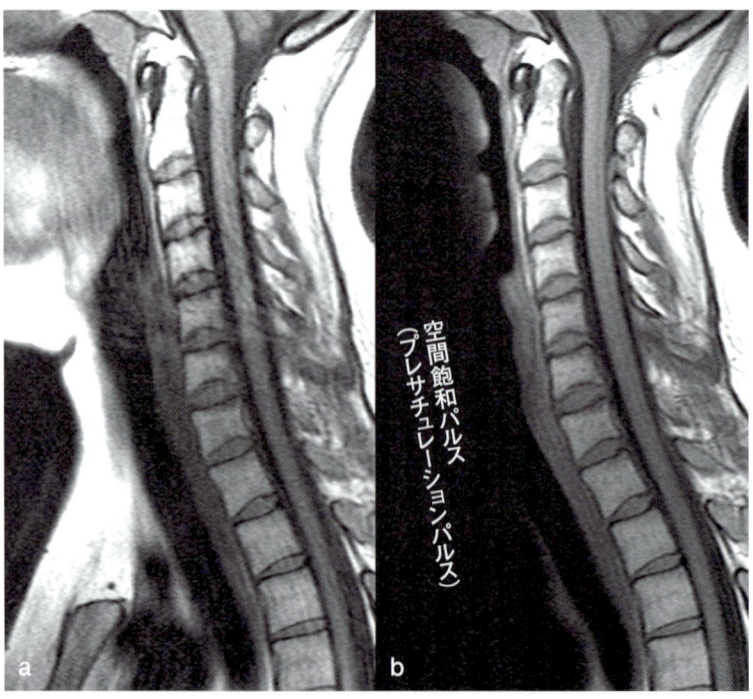

図 106.1　スライス内の空間飽和パルス　a：飽和パルスなし，b：飽和パルスあり．

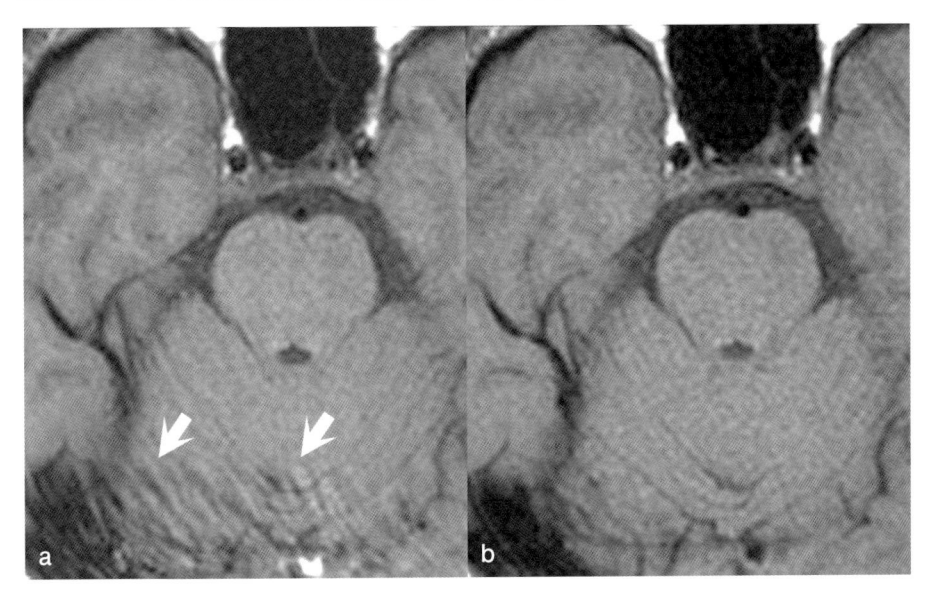

図 106.2　スライスと平行な空間飽和パルス　a：飽和パルスなし，矢印：拍動アーチファクト．b：飽和パルスあり．

　図 106.2 のように，飽和パルスをスライスに平行にかける使い方はあまり一般的ではないが，小脳に重なる横静脈洞からの拍動アーチファクト（白矢印）が，飽和パルスによって消失している．頸動脈の描出もやや改善している．撮像面内に流入する血液は高信号となる．この現象は TOF MRA の基礎原理（flow-related enhancement）でもあるが（→63），このために動脈，静脈を問わず，拍動アーチファクトの原因となりうる．スライスの上面あるいは下面に飽和パルスを加えることにより，このアーチファクトは大幅に低減できる．この方法は，トルコ鞍，内耳道，腹部・骨盤の撮像に利用される．
　飽和パルスの印加には多少の時間を要するので，TR 内で撮像できるマルチスライス数が減少することがある．また SAR の上昇も欠点のひとつである．

107 フローアーチファクト
Flow Artifacts

　図107.1aは，腹部のT1強調GREである．bのようにこのスライスの上下に空間飽和パルスを加えることにより，太い血管のflow-related enhancementを除去することができる（→106）．T1強調FSEでは，位相エンコード方向に下大静脈，大動脈に由来する著しいゴーストが認められる（c）．スライス頭側に飽和パルスを加えると，大動脈のゴーストは消失するが，下大静脈のゴーストは残る（d，矢印）．逆にスライス尾側に飽和パルスを加えると，下大静脈のゴーストが消失し，大動脈のゴーストが残る（e，矢印）．上下両方に飽和パルスをかけると，下大静脈，大動脈ともにゴーストは消失する

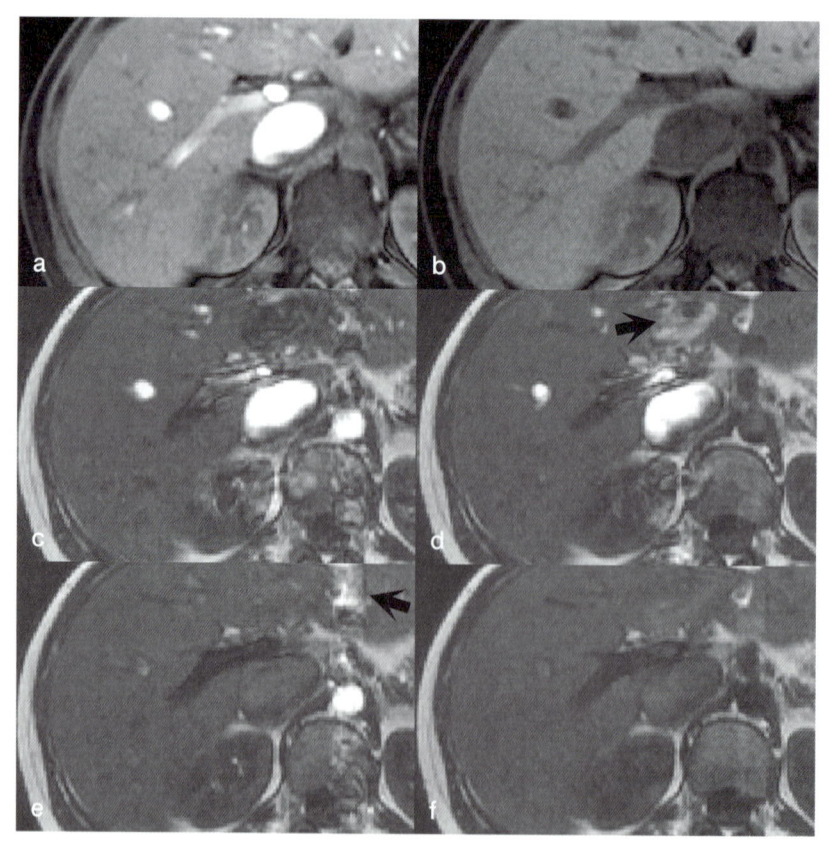

図107.1　フローアーチファクトと空間飽和パルス　a：T1強調GRE．b：スライス上下に飽和パルスを追加．c：T1強調FSE．d：スライスの頭側に飽和パルスを追加．e：スライスの尾側に飽和パルスを追加．f：スライスの両側に飽和パルスを追加．

(f). 飽和パルスは，スライス内に流入する血液の信号を大幅に抑制する．血管のゴーストはディフェージングによって起こるものなので，もともとの信号を小さく抑えればゴーストも小さくできる．

フローにより**ゴースト**が発生するメカニズムはいくつかあり，位相変化，TOF 現象，飽和効果などがあげられる．流速の大きい太い血管では，拍動による巨視的な動きもゴーストの原因となる．ゴーストは，位相によって背景より明るい場合，暗い場合があり，拍動流ではゴースト間の距離は TR と心電図の RR 間隔（＝1 心拍の時間）の差によって異なる．すなわち，TR と RR 間隔が完全に同期していればゴーストは発生しない．

静止しているスピンについては，GRE のリフェーズ傾斜磁場，SE の再収束パルスによって，位相は完全に回復する．しかし，フローがあると位相のずれが回復せず，ゴーストの原因となる．すでに見たように，位相エンコード方向，周波数エンコード方向にリフェーズ傾斜磁場（**GMN**）を追加することにより，位相変化を最小限にとどめてゴーストを抑制することができる（→105）．

TOF 効果，飽和効果もフローアーチファクトの原因となる．遅いフローの場合，励起パルスを受けたプロトンは部分的に飽和され，信号が低下した状態で流入してくるが，励起パルスをまったく受けていないプロトンは高信号のまま撮像面内に流入する．この現象（**flow-related enhancement**, inflow enhancement）（→63）は，GRE，SE いずれでも発生する．速い流れの場合，SE では 90°パルス（励起パルス）は受けるが 180°パルスを受けない状態が発生し，信号が低下する（**フローボイド**）．GRE では，飽和されていない血液が撮像面内に流入する flow-related enhancement により，遅いフロー，速いフローともに高信号となる．このように，フローの信号強度は，流速，撮像法によって高くも低くもなる．実際には，フローの信号強度は予想しがたいことが多く，高信号になった場合は，適切な補正（GMN）を加えないと位相変化が起こり，ゴーストを発生する．

フロー効果は，実際にさまざまな形で現れる．**図 107.2** は，トルコ鞍内髄膜腫の症例の，3T における造影後冠状断である．**a** は SE であるが，顕著な拍動アーチファクト（白矢印）による画質低下を避けられない．そこで，TE を短く設定した GRE で撮像したが（**b**），アーチファクトが軽減すると同時に，動脈も高信号となっていることがわかる（黒矢印）．

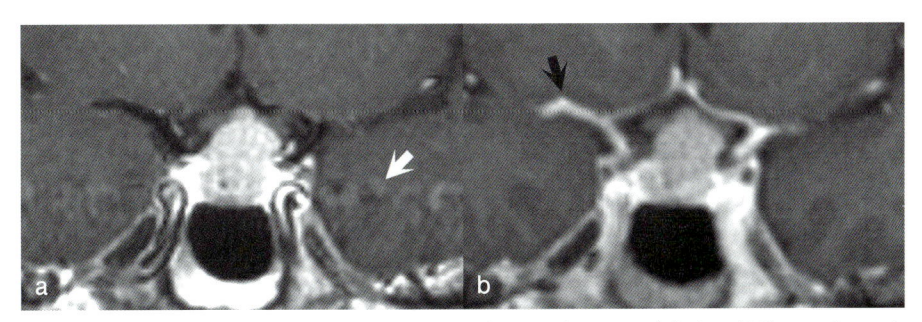

図 107.2　フロー効果　トルコ鞍内髄膜腫．**a**：造影 T1 強調 SE，白矢印：拍動アーチファクト．**b**：造影 GRE，黒矢印：血管の高信号．

| Section 5　訳注 |

訳注1(p. 213)：BLADE/PROPELLER は，マルチエコーを収集する方法なので，通常の SE，GRE などシングルエコーの撮像法には馴染まない．

訳注2(p. 215)：elastic motion correciton：Siemens 社による体動補正アルゴリズム．動きに伴って変形被写体，造影効果により局所的に輝度が変化する被写体についても，位置のずれを高精度に補正できるよう配慮されている(Herrmann KH. Euro Radiol 2007；17：259)．

訳注3(p. 221)：Siemens，東芝は Hz/ピクセル，GE は Hz の表記を採用している．

訳注4(p. 231)：グラジエント・モーメント：位置 x[m] に静止しているプロトンの位相変化は，傾斜磁場勾配の大きさ G[T/m]，それを印加する時間 t[s]，回転磁気比 γ[rad/T] とすれば，$\gamma G \cdot x \cdot t$ [rad] で表すことができる．これを(0次の)グラジエント・モーメントという．プロトンの位置が移動する場合は，x は t の関数 x(t) となり，その次数によって1次，2次，3次のグラジエント・モーメントという．

訳注5(p. 232)：飽和：静磁場に平行なスピンと反平行なスピンの数が等しく(→10)，縦磁化が存在しない状態を飽和(saturation)という．スピンをこの状態にする RF パルスが飽和パルス(saturation pulse)である．一般にパルス系列の冒頭に置かれるので前飽和パルス(プレサチュレーションパルス，presaturation pulse)ともいう．飽和パルスには，本章で扱う特定の空間の磁化を飽和させる空間飽和パルス(spatial saturation pulse)，脂肪など特定の周波数のみを飽和させる周波数選択的飽和パルス(frequency-selective saturation pulse)(→40)がある．

VI

画質の向上

Improving Image Quality

108 高性能傾斜磁場（1）
Faster and Stronger Gradients : Part 1

　傾斜磁場システムの性能を表す2つの指標は，傾斜磁場の最大強度（maximum amplitude），および最大強度までの立ち上がり時間（rise time）である．図108.1に，GREにおける**高速な傾斜磁場**（faster gradient），**強力な傾斜磁場**（stronger gradient）の実際を示す．励起スライスのバンド幅，すなわちスライス選択傾斜磁場（GS）の強度は通常変化

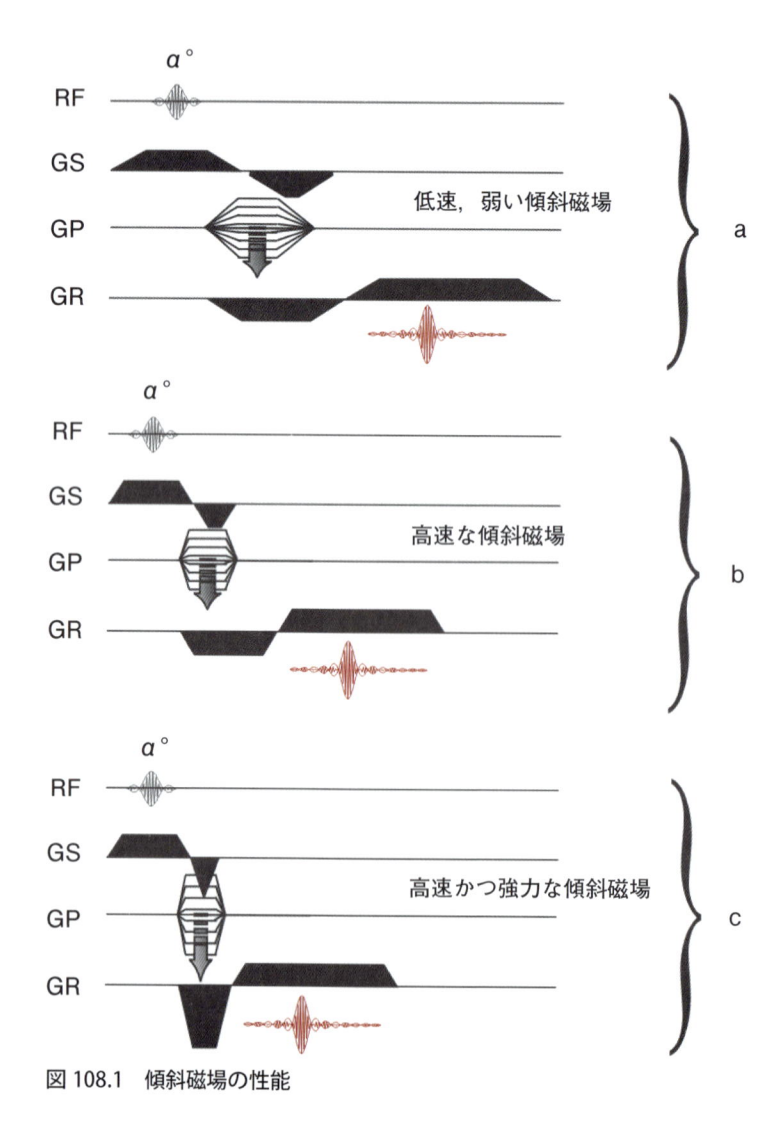

図108.1　傾斜磁場の性能

させない．

　ピクセルあたりのバンド幅，すなわちリードアウト（読み取り）傾斜磁場（GR）の強度についても同様のことがいえる．したがって，傾斜磁場がいかにすばやく所定の強度まで立ち上がって，データ収集を開始できるかが最も重要である．傾斜磁場が高速なほど，パルス系列の各部分に要する時間が短く，最小 TE，最小 TR，スライスループ時間（→20）も短くすることができる（b）．FSE では，TE，エコー間隔が短いほど，SN 比は向上する．強力な傾斜磁場は，プレパレーションパルスを短縮することができ，TR，TE をさらに短縮できる（c）．さらに強力な傾斜磁場は，バンド幅を変えずに撮像視野（FOV）を小さくできるので，SN 比あるいは分解能を大きくすることができる．同様にスライス厚を薄くすることも可能である．また拡散強調画像のようなある種のアプリケーションも強力な傾斜磁場の恩恵を受けることができる．

　図 108.2 は，TrueFISP（＝バランスド GRE）（→50）で異なる傾斜磁場性能を比較したものである．a は強力な傾斜磁場，b は弱い傾斜磁場で撮像しているが，弱い傾斜磁場では，最小 TE が 2.15 ms から 2.95 ms に延長している．TR も TE に依存するので，4.3 ms に対して 5.18 ms と延長している．小さな違いにみえるかもしれないが，バランスド GRE で T2 の長い組織から強い信号を得るためには，TR は短いほどよい点に留意する必要がある．この症例でも TR の差はわずか 0.88 ms だが，脳脊髄液など T2 の長い組織の SN 比は見た目にも明らかなほど向上している（矢印）．

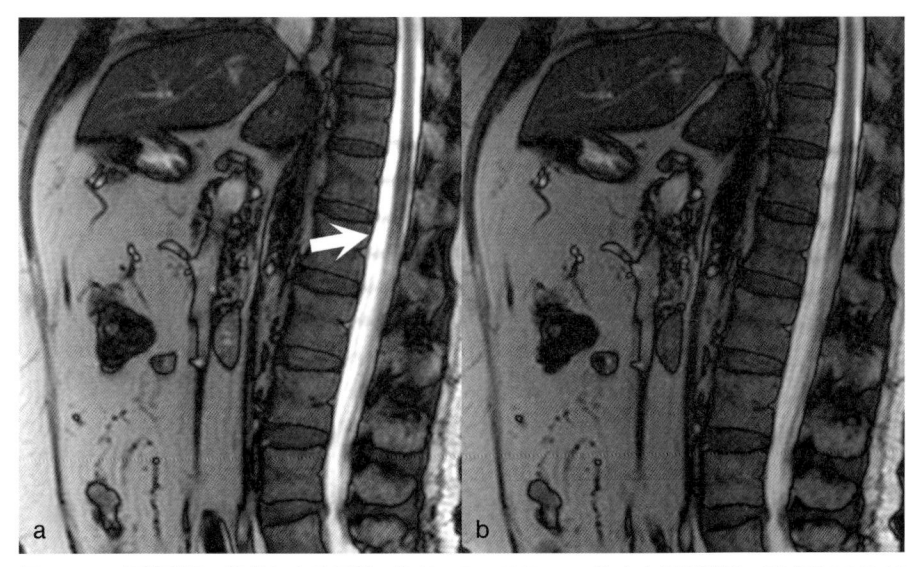

図 108.2　**傾斜磁場の性能による画質の比較**　TrueFISP．**a**：強力な傾斜磁場，TR/TE 4.3/2.15 ms，矢印：脳脊髄液．**b**：弱い傾斜磁場，TR/TE 5.18/2.95 ms．

109 高性能傾斜磁場（2）
Faster and Stronger Gradients：Part 2

　ここではFSEを例に高速，強力な傾斜磁場の有用性について解説する（図109.1）．前章では，シングルエコーのパルス系列を例に，高性能傾斜磁場の利点をあげたが，これはFSEのようなマルチエコーの場合も同様である．マルチエコーの場合，特に"高速"であること，すなわち傾斜磁場が所定の強度まで立ち上がる時間が短いことが重要である．傾斜磁場がひとたび所定の強度に達すれば，その後速やかに励起パルス，再収束パルスなどを印加できるからである．

　この場合，傾斜磁場の強さは速さほど重要ではない．重要なのは時間と強度の積分値である．たとえば，リードアウト前の傾斜磁場については，傾斜磁場の強度が大きければ，傾斜磁場の印加時間を短縮しても，同等の横磁化のディフェーズ効果を得ることができる．位相エンコード傾斜磁場についても同様の関係がある．

　図109.1に示すように，高速，強力な傾斜磁場（下段）では，マルチエコーのエコー間隔を短くすることができる．この結果，一定時間内により多くのエコーを収集することができ，このことはTR撮像時間の短縮，一定TR内のマルチスライス数の増加となって現れる．ただし，マルチスライス数についていえばその増加はわずかで，画質の向上についても傾斜磁場の性能による向上は小さなものである．

　図109.2は，異なる性能の傾斜磁場による，T2強調FSEのスライス計画である．弱い傾斜磁場では，一定のTRで21スライスを撮像できる（a, c）．強力な傾斜磁場では，マルチスライス数23枚となる（b, d）．傾斜磁場が強くなった分，エコー間隔，エコート

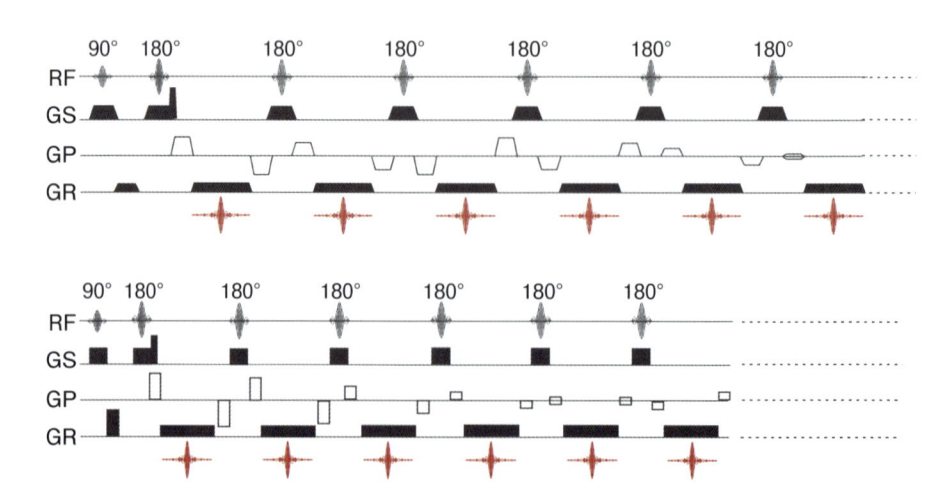

図109.1　傾斜磁場の性能とFSE　上段：低速，弱い傾斜磁場．下段：高速，強力な傾斜磁場．

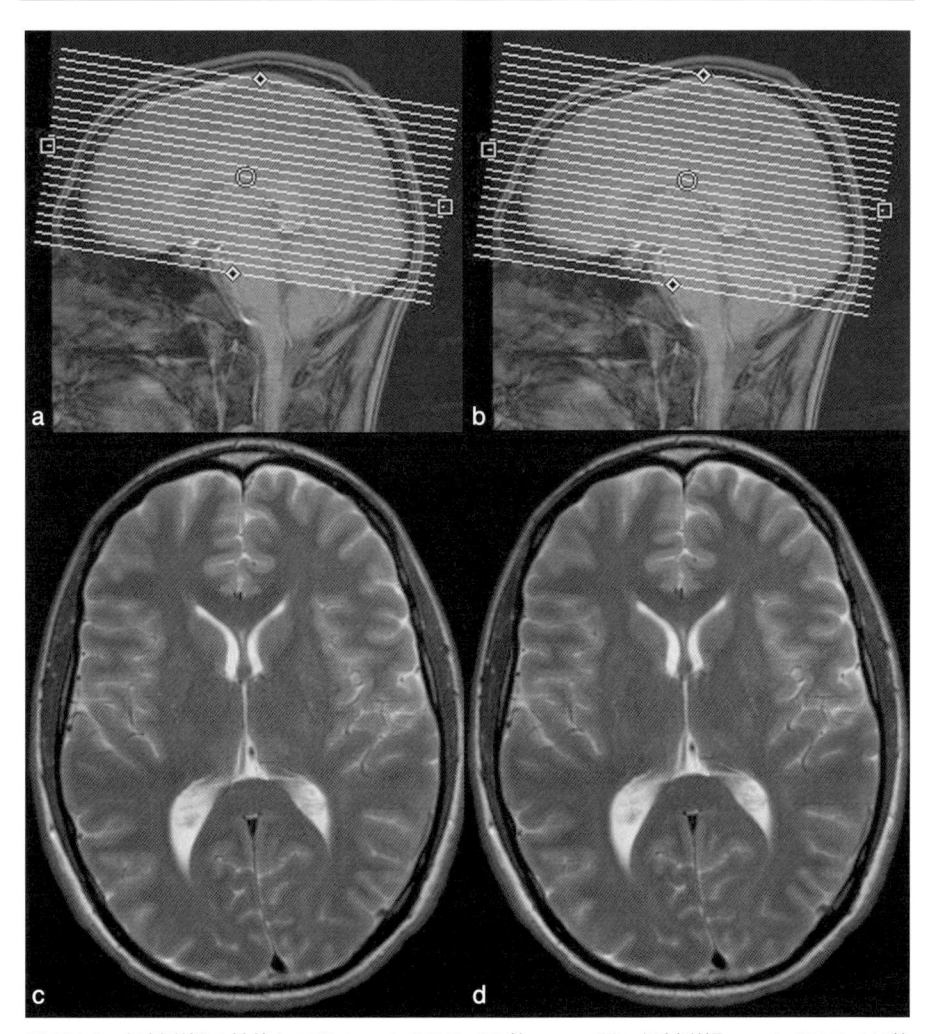

図 109.2　**傾斜磁場の性能と FSE のマルチスライス数**　a, c：弱い傾斜磁場，マルチスライス数 21．b, d：強力な傾斜磁場，マルチスライス数 23．

レインが短縮し，スライスループ時間(→20)が短縮する結果，同じ画質を維持しながらマルチスライス数が増加したことになる(c, d)．

110 画像合成
Image Composing

画像合成は，別々に撮像された画像を合成して解剖学的に異なる部位を同時に表示する後処理の技術である．FOV の制約から，たとえば全脊椎領域のような広い範囲を1回で撮像することは難しいことが多い．しかし技術の発展により実用的な時間範囲で全身のMRIを表示することも可能となっており，拡散強調画像，STIR による転移巣の全身検索，全身の造影 MRA など，新しい診断法への道が開かれている．脊椎領域についても，頸椎から腰椎まで，全脊椎の高分解能画像を1回で評価可能となっている．

このような方法はいずれも，検索すべき広範囲を何回かに分けて連続して撮像する．この場合，効率的なワークフローのポイントとなるのは，全身をカバーするマルチコイルである．次いで，最新のソフトウェアを用いて，このデータを1つにまとめ，診断に適した状態にすることである．

しかし画像合成を行うには，撮像パラメータにいろいろな制約が必要となる．異なる種類の画像を合成することはできないので，基本的なパラメータは一致している必要がある．したがって撮像前に，画像合成を行うか否かを確認し，必要に応じて画像合成を行うための素材となるデータのパラメータに制約を設ける必要がある．たとえば，スライス厚，ピクセルサイズが異なると，使用するソフトウェアによっては合成に支障をきたすことがある．画像の傾きも問題となる．さらに幾何学的歪みがある場合，補正された画像と補正されていない画像を合成することはできない．

図 110.1 は，高度の動脈硬化がある症例(76 歳男性)の，腹部から下肢の造影 MRA である．ガドリニウム造影剤静注後，3D FLASH 冠状断撮像を，部位毎に腹部，骨盤，下肢の順に3回連続して撮像している．この場合，MRI は大動脈から下肢動脈に移動する造影剤ボーラスを追いかけることになる．a〜c は，3回の撮像それぞれの MIP 画像である．各画像の上端，下端では，同じ部位が重複して撮像されている(矢印)．これは，撮像部位をオーバーラップさせることにより，必要な範囲がもれなく撮像できるようにしているためで，画像を診断するにあたっては，本来は1つの病変が2つあるものと誤らないように注意が必要である．d は合成画像である．画像の継ぎ目にわずかな変化があるため，合成画像であることはわかるが，ギャップやオーバーラップなく連続して表示されている(矢頭)．

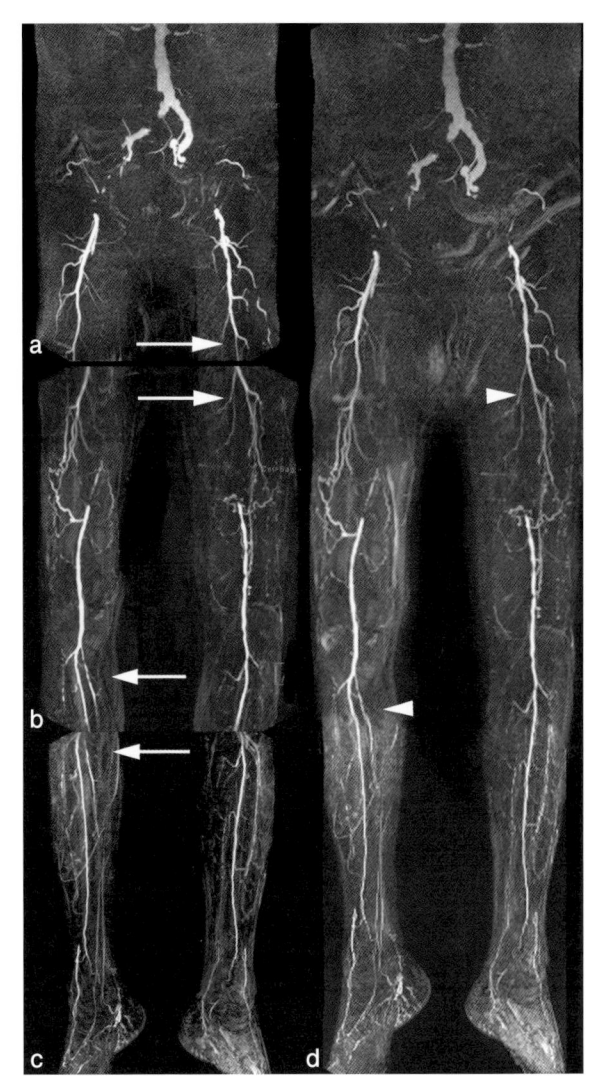

図110.1　**画像合成**　動脈硬化(76歳男性)．造影 MRA．a〜c：3D FLASH 冠状断，MIP 画像，矢印：重複部分．d：合成画像，矢頭：画像の継ぎ目．

111 画像フィルターによる SN 比向上
Filtering Images (to Improve SNR)

アーチファクトを軽減するフィルターについてはすでに述べたが(→98)，画像の SN 比を向上させるためのフィルターも存在する．この種のフィルターは原則として k 空間上のフィルターで，ノイズ成分を多く含む k 空間の辺縁部のデータを除去するものである．図 111.1a は，フィルター適用前のシングルスライス撮像の k 空間データである．b は，輪郭の描出をできる限り損ねることなく SN 比を改善する作用をもつ**楕円フィルター**(elliptical filter)の適用後である．この種のフィルターにより，SN 比は約 20％向上する．k 空間フィルター，画像空間フィルター，いずれについても，ユーザがオン/オフできるかどうかは，各メーカーの仕様により異なっている．一般に，k 空間フィルターの多くは撮像前に指定しておく必要がある．

後処理による画像空間フィルターは，撮像，画像再構成後に適用して，ノイズを減らし，画像の見かけを改善するもので，うまく使えば SN 比向上に効果がある．図 111.2 は，画像内の構造のランダムさを評価してノイズを除き，SN 比を向上させるフィルターの例である．このフィルターは，構造の連続性，信号強度の分布を勘案して，ノイズ削減の精度を向上させている．造影 T1 強調像(a〜c)はいずれも同じデータで，後処理のみ異なっている．それぞれフィルターなし(a)，中等度のフィルター処理後(b)，高度のフィルター処理後(c)である．d は平均加算回数(NSA)を 2 回にしたもので，撮像時間も 2 倍かかっている．a に中等度のフィルターをかけることにより(b)，2 倍の撮像時間をかけた場合(d)と同程度の SN 比が得られている．b は a に比べて画像のざらつきが少な

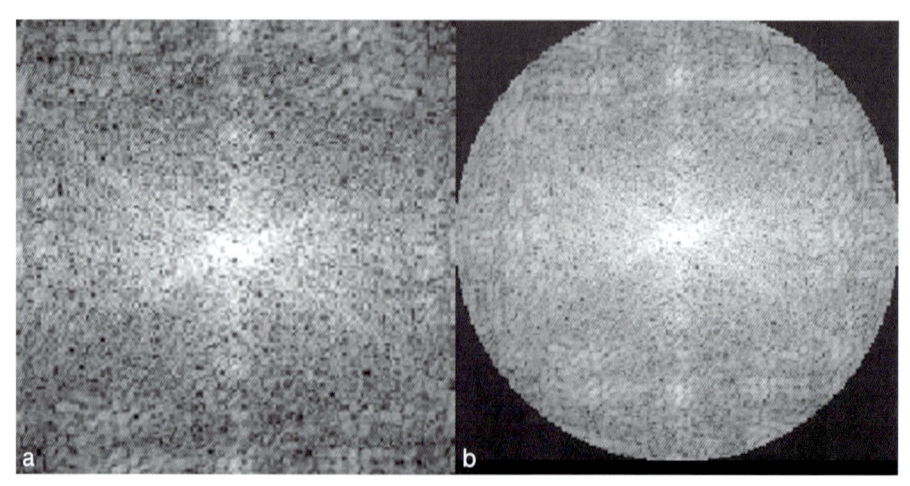

図 111.1　k 空間上の画像フィルター　k 空間データ．a：フィルター適用前，b：フィルター適用後．

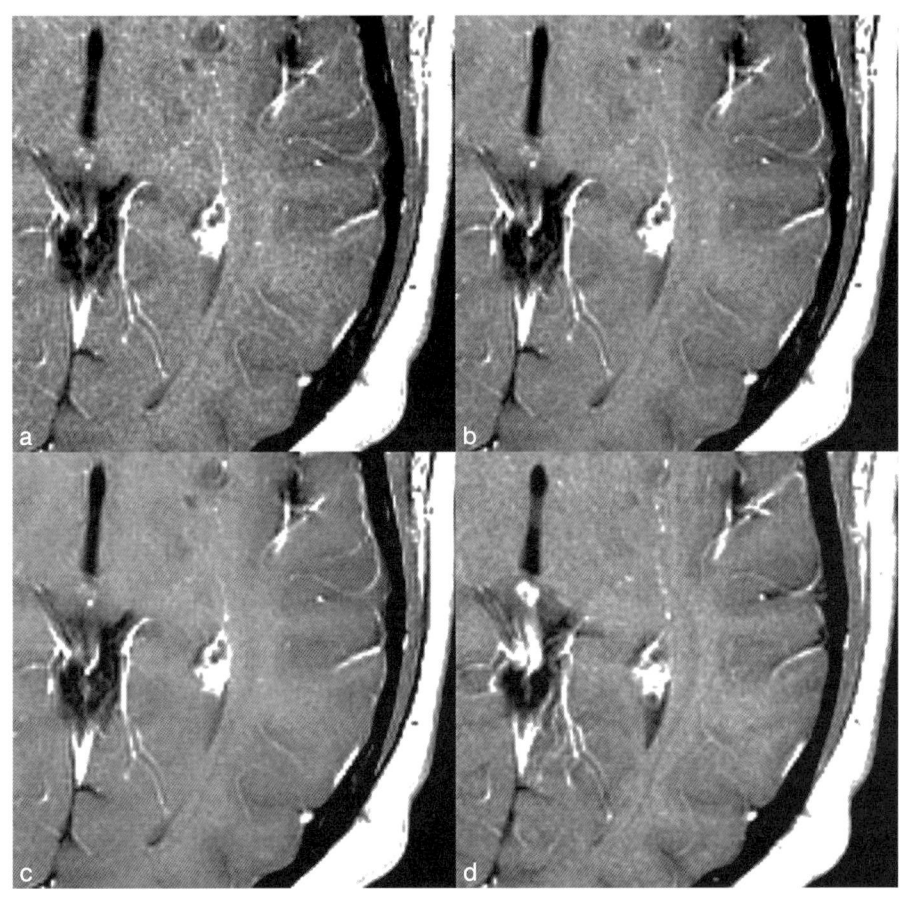

図 111.2　後処理による画像フィルター（楕円フィルター）　造影 T1 強調像．a：フィルターなし，b：中等度フィルター，c：高度のフィルター，d：平均加算回数（NSA）2，フィルターなし．

いことがわかる．高度のフィルター処理を行うと（c），ノイズはさらに減るが，人工的な滑らかさが目につくようになる．

　後処理フィルターのタイプ，強度，ユーザ関与の程度などは，装置メーカーによって異なる．フィルターの種類，強度の選択をユーザに開放している場合も，ユーザの知らないところで標準フィルターがかかっている場合もある．後処理フィルターは，適切に用いれば全体の画質を向上させることができる．これに対して，平均加算回数を増やして SN 比を向上する方法は，撮像時間の延長のみならず，体動によるゴーストなどアーチファクトが増加する短所があることに留意する必要がある．

112 平均加算回数
Number of Averages

　図112.1は，大脳脚，中脳水道レベルのT2強調横断(水平断)像(1.5T，スライス厚2mm)で，平均回数(number of averages)を1，2，4，8回として比較したものである．平均回数は，k空間の各ラインのデータを収集する回数で，装置メーカーによって**平均加算回数**(number of signals averaged：**NSA**)，**励起回数**(number of excitations：**NEX**)などとよばれるものである(→16)．NSAはk空間を埋める回数なので，そのまま撮像時間に影響する．この症例の撮像時間はそれぞれ，32秒(a)，59秒(b)，1分53秒(c)，3分41秒(d)である．NSAが増えるとSN比が向上し，ざらつきが少なくなる．

　しかし重要なことは，NSAを2倍にすると，撮像時間は2倍になるがSN比は2倍にならないことである．撮像時間とNSAは比例するが，SN比は$\sqrt{NSA}$に比例するからである．したがって，bの撮像時間はaの2倍であるが，SN比は1.4倍($=\sqrt{2}$)に留まる．SN比を2倍にするには，NSAを4倍にする必要がある．これは，撮像時間を延長することなくSN比を2倍にすることができるスライス厚と大きく異なる点である(→15，113)．スライス厚を2倍にすることは，NSAを1から4に変更するのと同じ効果がある(a, c)．NSAの増加によるSN比の向上については限界効用逓減の法則が働くことも重要である．すなわち，もともとSN比が高い場合，SN比をさらに増加させても見た目はあまり変化せず，診断的にも新たな情報が得られることはない．たとえばaとcの画質は大きく異なるが，さらにNSAと撮像時間を倍増したdにはあまり変化がないことがわかる．

　低コントラスト病変の検出率は，特にSN比改善の恩恵を受けやすい．たとえばこの症例でも，黒質は鉄沈着のため軽度の低信号を示しているが，SN比の高い画像(d，矢印)では明瞭に描出されている．さらにNSAの増加は，不規則な体動アーチファクトの影響を軽減する効果がある．しかし，撮像時間が延長することから，アーチファクト対策のためにNSAを増や

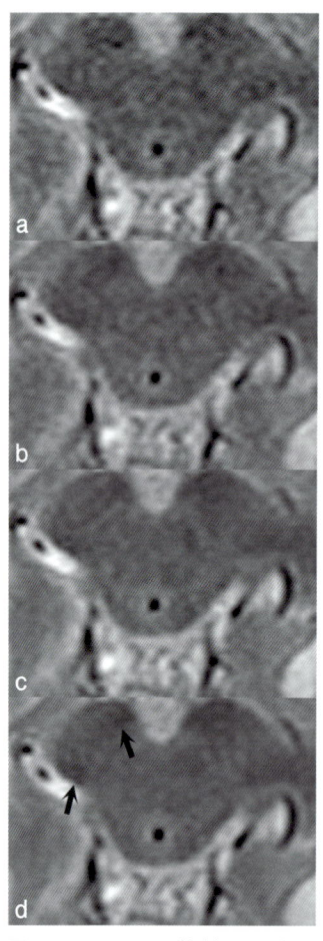

図112.1　NSAの比較　T2強調像，1.5T，スライス厚2mm．**a**：NSA 1，**b**：NSA 2，**c**：NSA 4，**d**：NSA 8．矢印：黒質．

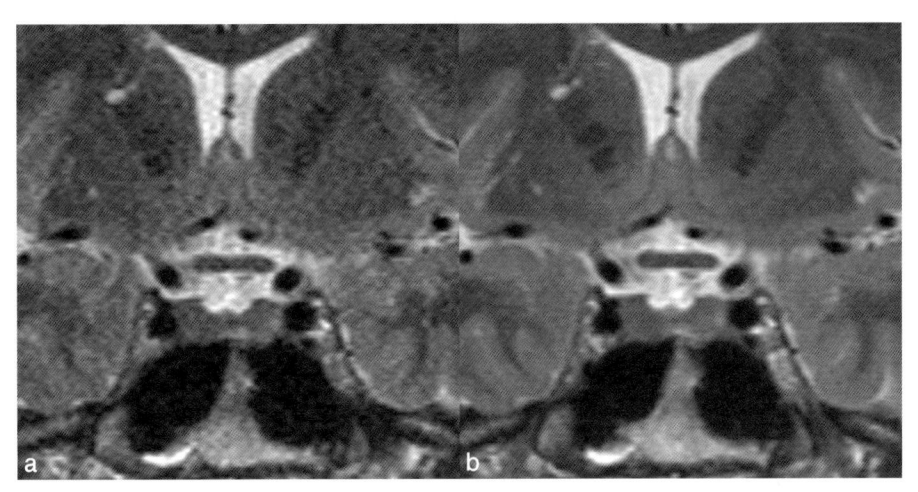

図112.2 NSAとパラレルイメージング T2強調像，3T，スライス厚2mm．**a**：NSA 1，パラレルイメージングファクター2．**b**：NSA 3，パラレルイメージングなし．

すような使い方は，現在ではほとんど行われていない（→95）．

　図112.2は，下垂体のT2強調冠状断像（3T，スライス厚2mm）で，NSA 1，パラレルイメージングファクター2（a），NSA 3（b）を比較したものである．撮像時間は約6倍，SN比は$\sqrt{6}=2.4$倍である．**b**はSN比が高く，ざらつきが少ないのがわかる．図112.1と同じくこの場合も，皮髄境界のような低コントラストの構造はSN比が低い**a**では識別が難しいが，**b**では大きく改善されている．このため，T2強調像では軽度の高信号しか示さない下垂体微小腺腫の検出率も向上する．

　以前は，画質を向上させるためにNSAをかなり大きくする必要があったが，最近の3T装置では固有のSN比が高いので，NSAを大きくするのはよほど薄いスライス，高分解能が必要な場合に限られる．図112.2bは，高空間分解能（0.7×0.6 mm^2）であるが，NSA 3で充分な高画質が得られている．3T装置ではNSA 1としてパラレルイメージングを使うほうが実際的である．パラレルイメージングは，短時間で高空間分解能が得られるが，SN比は犠牲になるので，NSA 1で撮像できるような高SN比の環境ではじめて力を発揮するともいえる（→6）．

113 スライス厚
Slice Thickness

　スライス厚は，画質のみならず，他の撮像パラメータに大きな影響を与える．厚いスライスを設定すると大きな体積の信号が平均化されるので，解剖学的な輪郭，組織の境界が不明瞭になる．この**容積平均化現象**(volume averaging)は，特にスライス厚が目的とする構造よりも厚い場合に問題となる．したがって，構造の詳細を観察するにはできるだけスライスを薄くすることが望ましい．しかし，スライスが薄くなると，それに比

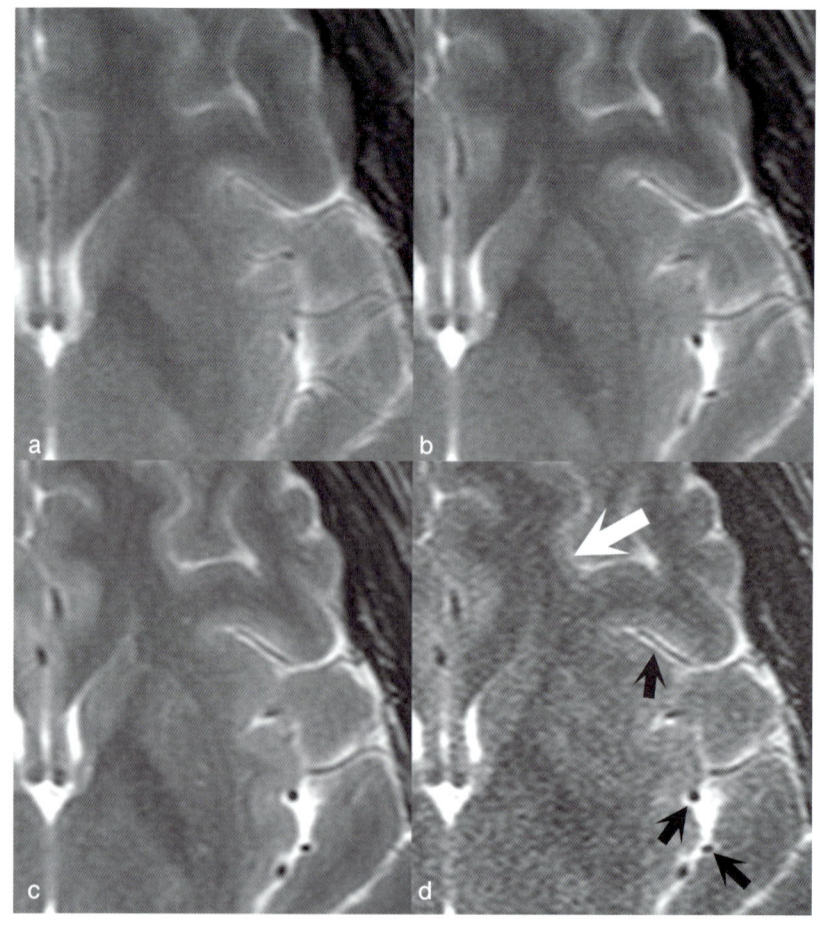

図113.1　**スライス厚の比較**　T2強調像．**a**：スライス厚8 mm，NSA 1．**b**：スライス厚4 mm，NSA 4．**c**：スライス厚2 mm，NSA 16．**d**：スライス厚2 mm，NSA 1．黒矢印：中大脳動脈のフローボイド，白矢印：皮髄境界．

例して SN 比は低下する．スライスを薄くした状態で SN 比，ひいては低コントラスト構造の検出率を維持するには，NSA を大きくする必要があり，撮像時間は延長する．

前述のように，SN 比は $\sqrt{\mathrm{NSA}}$ に比例するが，スライス厚については正比例する．したがって，スライス厚を半分にすると SN 比も半分になってしまう．これを補償するには，NSA を 4 倍にしなくてはならない．図 113.1 は，T2 強調像のスライス厚をそれぞれ 8 mm，4 mm，2 mm とし，同時に NSA を 1，4，16 として SN 比を同一に維持したものである．c はコントラストが良好で，大脳皮質，Sylvius 裂内の中大脳動脈枝などが明瞭であるが，撮像時間は a の 16 倍である．非常に薄いスライスは撮像時間が長くなるので，実際には撮像できない．d はスライス厚を 2 mm とし，NSA を a と同じ 1 のままにした画像である．SN 比が低いため，ノイズの多い画像となるが，中大脳動脈枝のフローボイド(黒矢印)のような高コントラストの構造にはほとんど影響がない．しかし，被殻，淡蒼球，尾状核，特に皮髄境界(白矢印)のような低コントラストの構造は大きく影響されている．

このように，スライス厚を選択するに当たっては，撮像時間，撮像範囲，SN 比，高コントラスト構造，低コントラスト構造のみえ方などをすべて勘案する必要がある．図 113.2 は，造影後 T1 強調像で，スライス厚 2 mm(a)，4 mm(b)とし，他の条件は一定にして比較したものである．蝶形骨縁髄膜腫の術後残存腫瘍(矢印)が蝶形骨洞，海綿静脈洞，中頭蓋窩内側に認められる．a の SN 比は b の半分であるが，薄いスライスにより腫瘍の詳細がよくみえており，診断には充分な画質といえる．

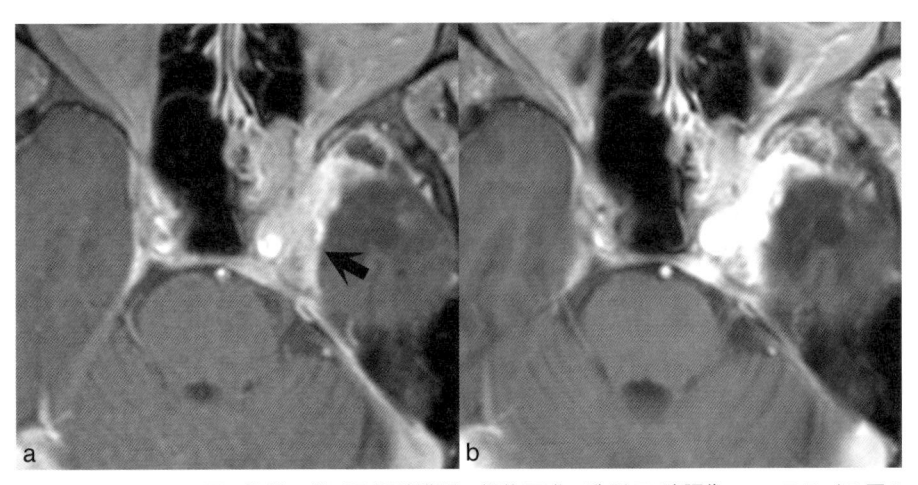

図 113.2 スライス厚の比較 蝶形骨縁髄膜腫，術後再発．造影 T1 強調像．a：スライス厚 2 mm，b：スライス厚 4 mm．矢印：髄膜腫．

114 スライスプロファイル
Slice Profile

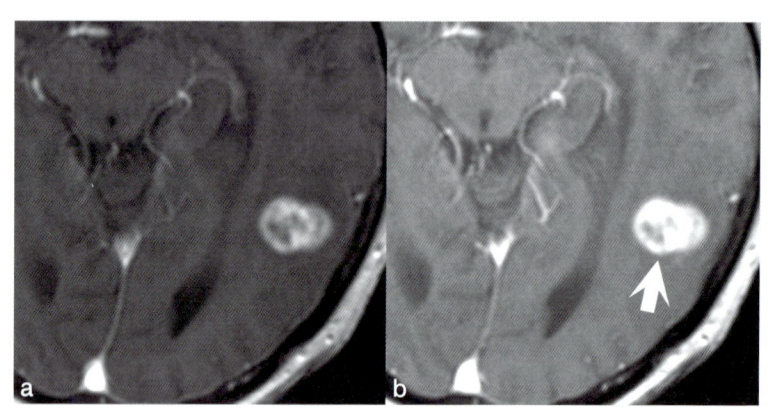

図 114.1　スライスギャップの比較　転移性脳腫瘍．a：ギャップ 0，b：ギャップ 100%，矢印：転移巣．

　MRI のスライスは，その厚さ全体にわたって均一な RF によって励起され，スライス外はいっさい励起されず，鮮鋭，明瞭なスライス端をもつことが理想である．しかし実際には，スライス中心では所定のフリップ角であるが，そこから外側にいくにつれてフリップ角は大幅に減少し，スライス端は不明瞭で，スライス外に広く尾を引く形状となる．この形状を，スライスプロファイル (slice profile) という．

　現在のMRIはほとんどの場合マルチスライスで撮像されるが，このようなスライスプ

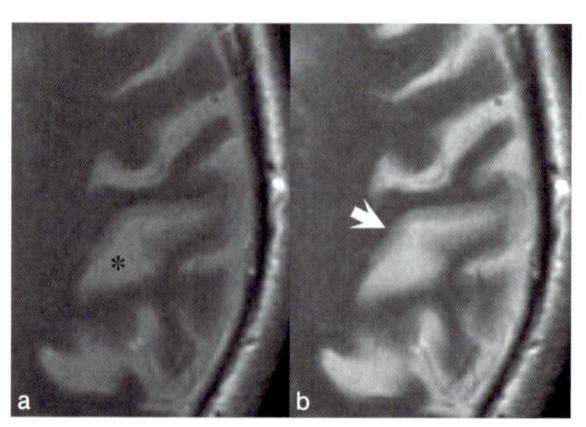

図 114.2　スライスギャップの比較　急性期皮質梗塞．a：ギャップ 0，b：ギャップ 100%．＊：脳脊髄液，矢印：皮髄境界．

ロファイルのため，各スライスは，スライス境界を越えて励起される隣接スライスの干渉を受ける．これが**クロストーク**(crosstalk)である(→45)．図114.1，図114.2はいずれも，スライス間にギャップを設けない場合(a)，100％のギャップを設ける場合(b)を比較したものであるが，クロストークによって，SN比が低下し(図114.1b)，コントラストも変化している(図114.2b)．

図114.1は転移性脳腫瘍の造影後T1強調像，図114.2は，急性期皮質梗塞(矢印)のT2強調像である．脳脊髄液(＊)の輝度を脳実質と比べると，コントラストが失われていることがよくわかる．スライス間のギャップを小さくすると，スライス間の干渉が大きくなる．2Dマルチスライスの場合，クロストークはスライス間隔ゼロのときに最大となるので，本当の意味での連続スライス(ギャップレス)は不可能である．ギャップを充分広くとって隣接スライスの励起が干渉しないようにすれば，画質を最適なものとできる．通常の撮像では，ギャップを10～30％とするのが一般的である．

図114.3は多発性硬化症のFLAIRであるが，スライスプロファイルのため，スライス幅の中心にある病変は最もよく描出され(図114.3，A)，スライスの端部に位置する病変は描出能が低下する可能性がある(図114.3，B)．また，スライス間の小さな病変(C)は見落とされることがある．したがって，多発性硬化症，脳転移などでは，2つの異なる断面を合わせて撮像することが推奨される．

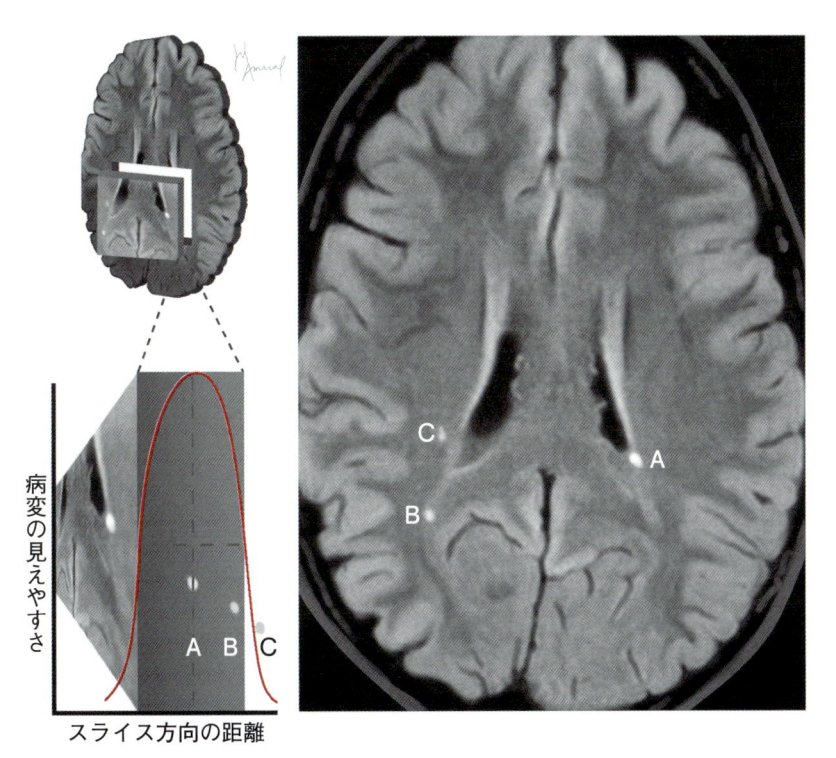

図114.3 **スライスプロファイルと病変の位置** A：スライス中心の病変，B：スライス端部の病変，C：スライス間の病変．

115 FSE のスライス励起順序
Slice Excitation Order (in Fast Spin Echo Imaging)

　理想的な RF パルスは，スライス厚の範囲で均一で，鮮鋭なスライス端をもち，スライス外はまったく励起しないものである．しかし実際には，スライス中心では所定のフリップ角であるが，そこから外側にいくにつれてフリップ角は大幅に減少し，スライス端は不明瞭で，スライス外に広く尾を引く形状となる（→114）．つまり，フリップ角はスライス厚の場所によって異なっており，スライス境界を越えて，隣接するスライスが部分的に励起されることになる．時間的に有限な RF パルスは本質的に不完全であり，この結果スライスプロファイルは完全な矩形ではなくなる．マルチスライス FSE では，励起パルスに加えて多数の 180°パルス（再収束パルス）も関与するので，このことが特に問題となる．

　図 115.1 の上部は，標準的な FSE のパルス系列である．下部に示したように，いずれのスライスもまず 90°励起パルスを受けた後，複数の位相エンコードステップで 180°パルスを受ける（①）．いずれの RF パルスもスライスプロファイルが不完全なので画質に影響を及ぼす．②は**シーケンシャル励起**（sequential excitation）の例で，たとえば横断（水平断）像であれば尾側から頭側に向けて順番にデータを収集していく方法である．この場合は，隣接スライス間のクロストークのためにフリップ角のプロファイルが損なわれる．

　90°パルス，180°パルスの不完全な RF プロファイルは，隣接スライスの縦磁化を減

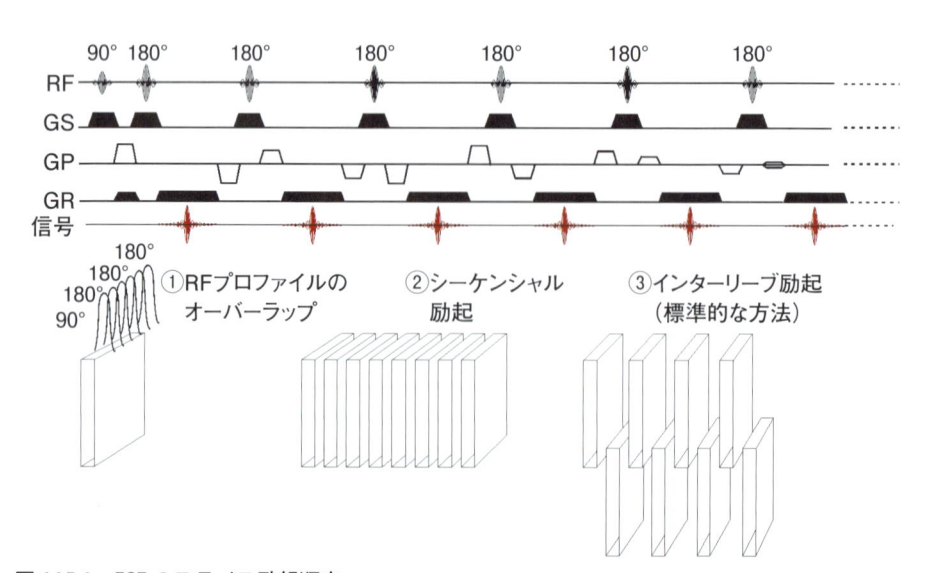

図 115.1　FSE のスライス励起順序

少させることになる．これを最小限に抑えるためには，**インターリーブ励起**(interleaved excitation)を行う(③)．これは励起するスライスの順序を変えて，1, 3, 5, …番目のスライスを励起した後，2, 4, 6, …番目のスライスを励起する方法である．こうすれば，別グループを励起している間に隣接するスライスの縦磁化が充分に回復できる．マルチスライスFSEでは，ほとんどの場合このインターリーブ励起が採用されている．なおここでいうスライス励起のインターリーブ法は，異なる2つのスキャンのコンカティネーション(concatenation, →20)とは異なるもので，混同してはならない．インターリーブは1つの撮像のなかで行うもので，撮像時間には影響しない．

図115.2は，マルチスライスFSEにおける，シーケンシャル励起(a)，インターリーブ励起(b)を比較したものである．信号強度，コントラストの差は，スライス励起順序の違いによるもので，表示ウィンドウ設定は一定である．励起パルス，再収束パルスの重なりによる隣接スライスの飽和効果は，全般的な信号低下の原因となり，特にシーケンシャル励起の場合に顕著となる．インターリーブ励起でクロストークが少ないbに比べて，aではシーケンシャル励起のため脳実質のSN比が著しく低下していることがわかる．この例ではあまりはっきりしないが，不完全なRFプロファイルは，T1強調度を増強する効果もある．これは，スライス端ほど実効TRが短くなるためである．

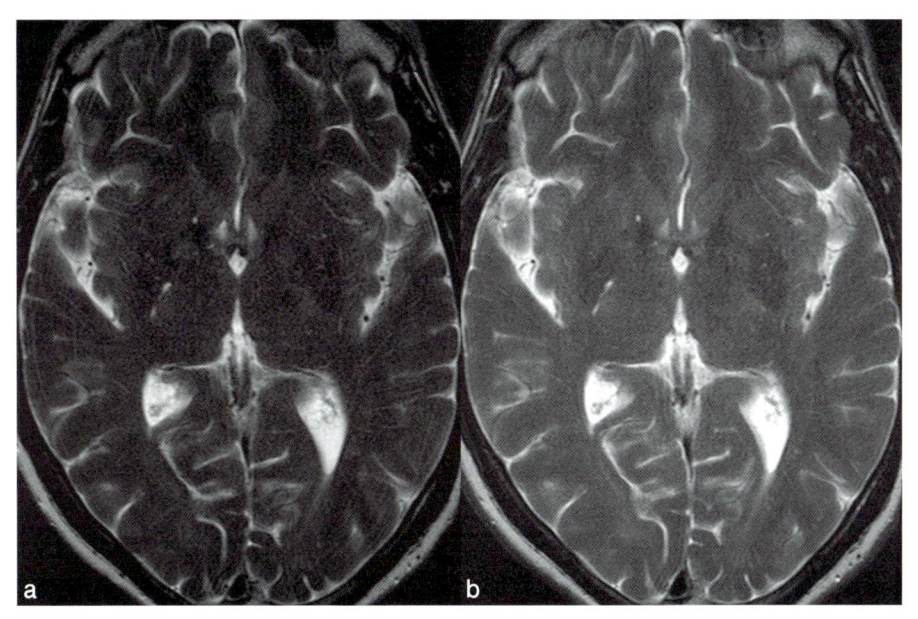

図115.2 スライス励起順序の比較 マルチスライスFSE．a：シーケンシャル励起，b：インターリーブ励起．

116 パーシャルフーリエ法
Partial Fourier

　図 116.1 は，肺癌転移の症例の造影後 T1 強調 SE で，通常のフーリエ収集(a)，パーシャルフーリエ収集(b)を比較したものである．a はデータ全体を 1 回収集しており(NSA 1)，b はデータの一部，具体的には 4/8 を収集しており，撮像時間は a の 1/2 である．撮像時間短縮の程度は，パーシャルフーリエ法の設定により，収集する位相エン

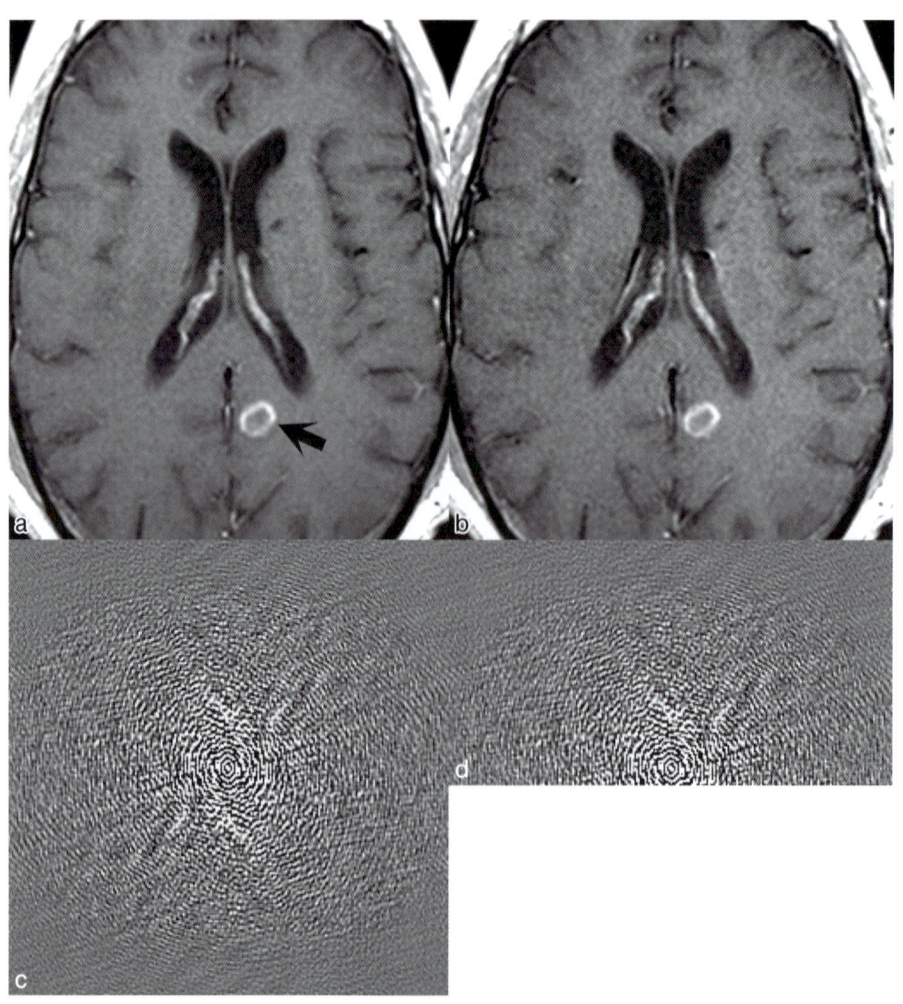

図 116.1　パーシャルフーリエ法　肺癌転移．造影後 T1 強調 SE．a, c：通常のデータ収集，矢印：転移巣．b, d：パーシャルフーリエ収集．

コードステップが少ないほど短くなるが，臨床では4/8～7/8とされることが多い．c, dにはそれぞれa, bのk空間データを示した．dではk空間の半分のみ収集されている．パーシャルフーリエ法では，空間分解能は影響されないのでa, bは同じであるが，SN比は低下する．このためbでは，白質のざらつきがやや目立っている．

　k空間についてはすでに述べたが(→14)，縦軸，横軸はそれぞれ位相エンコード，周波数エンコードに対応する．マトリックス数256(リードアウト方向)×256(位相エンコード方向)の画像を得るには，256ステップ(−127～128)の位相エンコードが必要である．しかし，k空間には数学的に共役対称の性質があり(→34)，−127～0のデータと1～128のデータは対称であることから，必ずしも−127～128をすべて収集する必要はない．つまり，k空間の少なくとも半分のデータがあれば，画像を再構成することができる．これが**パーシャルフーリエ法**といわれるものである．通常の臨床撮像では，マトリックスの大きさを1/2から1まで一定の刻み，たとえば4/8, 5/8, …のように指定するのが普通である．実際には，k空間の中心部のデータが充分に取り込めるように，50%よりやや多目のステップ数を収集することが重要である．

　パーシャルフーリエ法の利点は，位相エンコードステップ数の減少に比例して，撮像時間を短縮できることである．他のパラメータが一定であれば，空間分解能は保たれる(→15)．しかし，SN比は√位相エンコードステップ数に比例するので，SN比は低下する．これは，冗長なデータが失われ，相対的にノイズが増加するためである．位相エンコードステップ数を1/2にするハーフフーリエ法では，撮像時間は約1/2，SN比は1/1.4となる．ただし，パーシャルフーリエ法をFSEに用いる場合は，データ収集法によっては撮像時間が短縮しない場合があるので，SE, GRE, EPIと組み合わせるのが一般的であるが，パラレルイメージングの登場により，パーシャルフーリエ法の出番は少なくなった．パラレルイメージングは，パーシャルフーリエ法と同じく撮像時間は短縮，空間分解能は不変，SN比は低下するが，撮像法を選ばない利点がある．もちろん，撮像方向にマルチコイルが配置されていることが条件である．

　このように，パーシャルフーリエ法では位相エンコードステップの減少によるSN比低下があるため，特にもともとのSN比が小さい場合は，低コントラスト構造の描出能が低下する．逆に，高コントラスト構造が主体の場合は，パーシャルフーリエ法の有用性は高く，短時間で高分解能，高コントラストの画像を得ることができる．ここから導き出される当然の結論は，パーシャルフーリエ法はSN比が問題とならないような状況で使うべきである，ということである．そのよい例が，高度T2強調像のk空間を1/2で撮像するHASTEである(→34)．このほか，高時間分解能MRA(time-resolved MRA)(→73)もよい適応である．

　以上は3D撮像における位相エンコード方向について述べたが，パーシャルフーリエ法を2Dの2軸(位相エンコード軸，周波数エンコード軸)，3Dの3軸(第2位相エンコード軸)に拡張して適用することもできる．

117 画像補間（ゼロフィル）
Image Interpolation (Zero Filling)

　ディスプレイ画面の大きさが512×512の場合，ここに表示するMRIの画像マトリックス数はこれより小さいことが多いので，何らかの補間が自動的に行われる（→23）．最も簡単なのは，ピクセル間に空のピクセルを挿入して（図117.1①），そこに隣接ピクセルの平均値を割り当てる（②）方法である．

　より高度な方法としては，たとえば3次スプライン補間法（bicubic spline interpola-

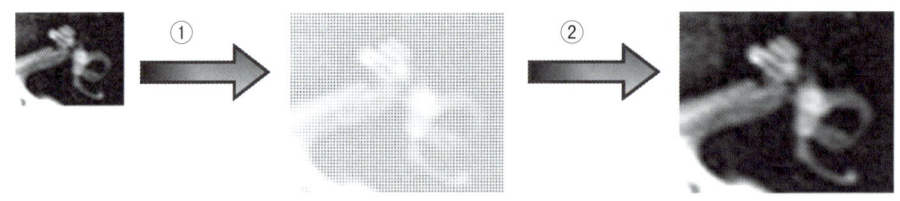

図117.1　画像空間上の補間

tion）があり，この場合は隣接ピクセルのみならず，そのさらに隣のピクセルの値も利用する．この結果，よりスムーズな画像となり，もとの空間解像度は変化する．フーリエ変換では，低空間分解能の構造は，リードアウト方向，位相エンコード方向ともにデータ数が少ない小さなk空間に相当する．k空間の辺縁部は，高空間周波数成分をもち，画像の細部に関する情報を含んでいる．たとえば，撮像範囲全体が均一なファントムを撮像すると，細部構造がないのでk空間の周辺部はゼロとなる．このことから，k空間のマトリックス数を2倍にして，周囲をゼロで埋めると，実際には空間分解能は変化し

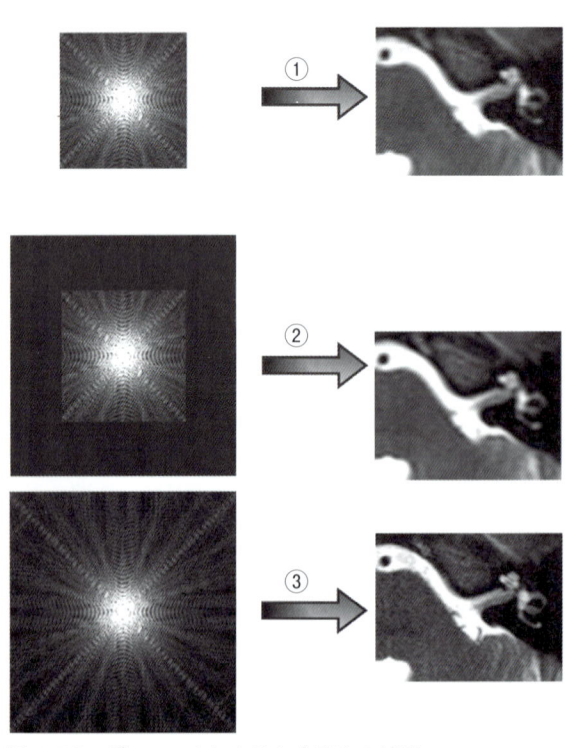

図117.2　ゼロフィルによるk空間上の補間

ないが，見かけ上は高分解能マトリックスで撮像したようにみえる．この**ゼロフィル法**(zero filling)は，実際に計測しない高空間周波成分のマトリックスをゼロで埋めることにより，フーリエ変換前のマトリックス数を拡大し，数学的に言うと sinc 補間された同じサイズの画像データを作る方法である．

図 117.2 は実際の k 空間上の補間の例である．①は撮像マトリックス数 128×128 の k 空間データと，これをフーリエ変換した画像である．②はこの k 空間の周辺部をゼロで埋めて拡大し，マトリックス数 256×256 としたものである．③は補間ではなく，実際にマトリックス数 256×256 で撮像した場合である．

図 117.3 は，撮像マトリックス数 256×256 の T2 強調像(a)を，ゼロフィルで 512×512 とした画像(b)，実際に 512×512 で撮像した画像(c)の比較である．

k 空間上のゼロフィルが，画像空間上の補間より優れている点は何だろうか？ TOF MRA における細い血管のような，空間分解能の下限に近いような小さな構造の場合，そのピクセルの輝度はその血管のボクセル内の位置に依存する．たとえば，血管が 1 つのボクセル内に含まれていれば，そのピクセルは非常に高信号となる．血管が 2 つのボクセルの間にあると，各ボクセルがその輝度を分割することになり，ピクセルの輝度は低下する．これは**部分容積効果**(partial volume effect)とよばれるものであるが，この場合，理論的には撮像マトリックスの位置をずらすことによりボクセルが移動し，部分容積効果をなくすことができる(→59)．k 空間をゼロで埋める操作

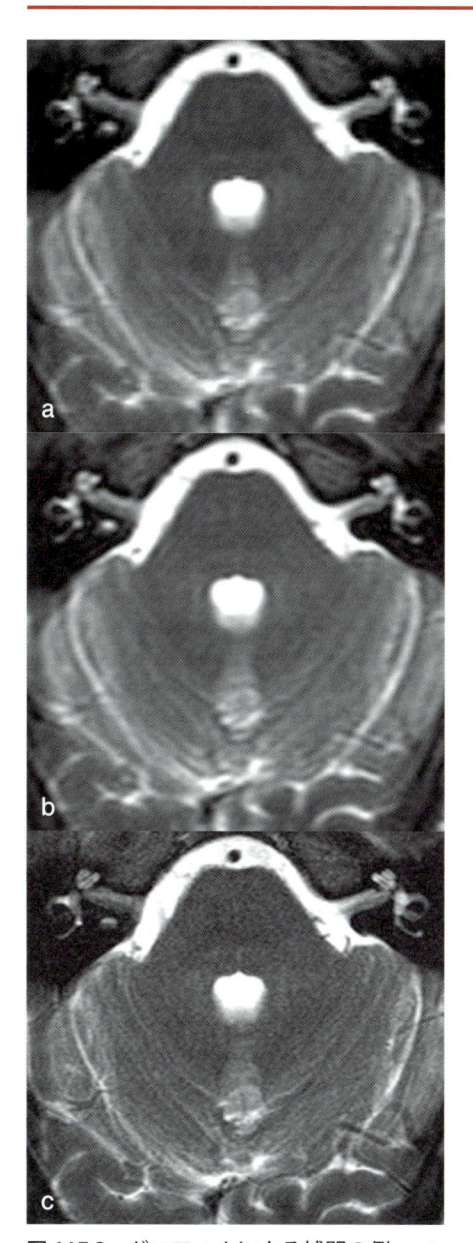

図 117.3　ゼロフィルによる補間の例　a：撮像マトリックス数 256×256 の画像，b：ゼロフィルによって 512×512 に補間した画像，c：撮像マトリックス数 512×512 の画像．

は，数学的にはボクセルの位置をずらすことと等価である．つまり，ゼロフィルにより空間分解能は変わらないが，部分容積効果を大きく軽減できることになる．

118 パラレルイメージング（1）
Parallel Imaging：Part 1

　パラレルイメージングの用途は多いが，基本的には SN 比を犠牲にして撮像時間を短縮する方法である．1980 年代に MRI が登場して以来，ソフトウェア，ハードウェアのたゆまざる進歩によって，より高速，高分解能の画像が得られるようになった．初期の大きな進歩は，表面コイルの導入であった．表面コイルは SN 比を改善するが，撮像範囲が狭い．この問題は複数のコイルを巧みに組み合わせるフェーズドアレイコイルの技術で解決された．しかし，表面コイルを電気的にあまり密に結合すると，複数のコイルが大きな1つの表面コイルとなってしまい，フェーズドアレイコイルの利点が失われることになる．そこでコイルを適切にオーバーラップさせる，直交させる（CP モード）（→12），個別のプリアンプを介して絶縁するなどの方法で，コイル間の相互インダクタンスをできるだけ小さくして，コイルのカップリングを軽減する必要がある．

　図 118.1 は，コイルが2つだけの最も単純な場合で，1つは腹壁に，もう1つは背部に置かれている．マルチチャネル，マルチコイルシステムでは，各コイルからの信号がそれぞれの1つの画像に再構成され，その複数の画像を1つに合成して診断に供する．各コイルのデータはそれぞれ1つの k 空間全体を充填する．パラレルイメージングでは，フェーズドアレイコイルを使って，FOV，空間分解能を維持しつつ撮像時間を短縮できる．あるいは，撮像時間を一定として空間分解能を向上する目的に使うことも臨床ではしばしば行われる．

　通常の MRI では，撮像時間，位相エンコード方向の空間分解能は，位相エンコードステップ数で決まる．たとえば，マトリックス数 512×512 では 512 ステップが必要であ

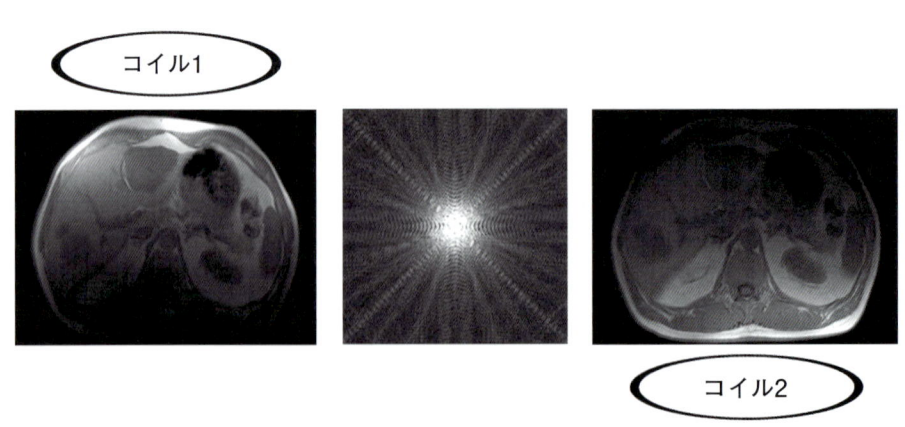

図 118.1　パラレルイメージングの原理　コイルが2つだけの最も単純な場合．各コイルのデータがそれぞれ1つの k 空間全体を充填する．

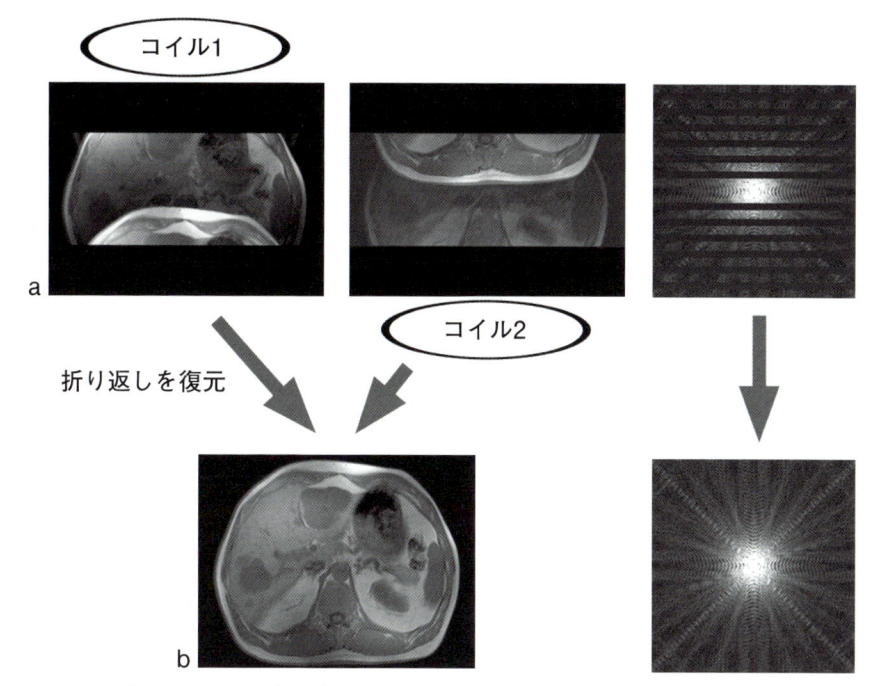

図118.2　パラレルイメージングの原理　左：画像空間上で，アンダーサンプリングによる折り返しを復元する．右：k空間上で，間引かれたデータラインを復元する．**a**：復元前，**b**：復元後．

る．パラレルイメージングの場合は，パラレルイメージングファクターがRならば，位相エンコードステップ数，撮像時間は1/Rとなる(→11)．この時，Rの最大値は位相エンコード方向の独立コイルの数である．最も単純なR＝2の場合，k空間のステップは1本おきに収集される．k空間の辺縁部を含めてすべての範囲を収集するので，空間分解能は変化しない．

k空間上で位相エンコードステップを間引いて収集する，すなわちアンダーサンプリングを行うと，フーリエ変換の結果は小さな長方形FOVとなって，折り返しが発生する(**図118.2a**)．FOVの大きさを元に戻して折り返しのない画像を復元する(expandする)には，2つの方法がある．すなわち，k空間上で不足しているラインを計算で求めて充填してからフーリエ変換を行うか(k空間上での処理)，あるいはフーリエ変換後に折り返しを元に戻すか(画像空間上の処理)である．それぞれに長所，短所があり，理論的にはどのような撮像法にも適用可能である(→訳注1)．

マルチコイルを使用する場合，k空間の再構成アルゴリズムの基本は，撮像時間短縮のために間引かれたk空間上のラインを計算で求めることである．現在のところ，**GRAPPA**(GeneRalized Autocalibrating Partially Parallel Acquisition)，**ARC**(Autocalibrating Reconstruction for Cartesian sampling)の2つが，臨床で利用可能なアルゴリズムである．いずれもすべてのコイルから収集されたデータラインを利用して，各コイル

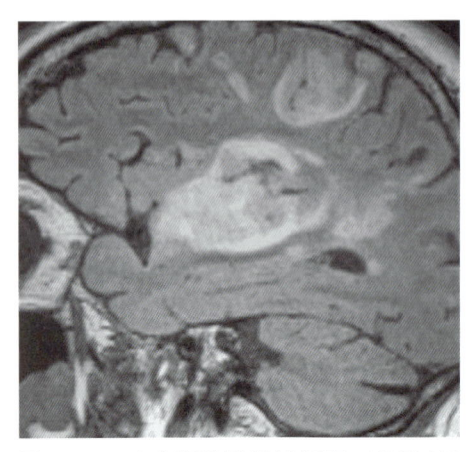

図118.3 中大脳動脈領域梗塞　3D FLAIR SPACE 矢状断像，パラレルイメージングファクター 2．

図118.4 頸椎椎間板ヘルニア　3D T2 強調 SPACE 矢状断像，パラレルイメージングファクター 3，ボクセルサイズ 0.8×0.8×0.9 mm³．

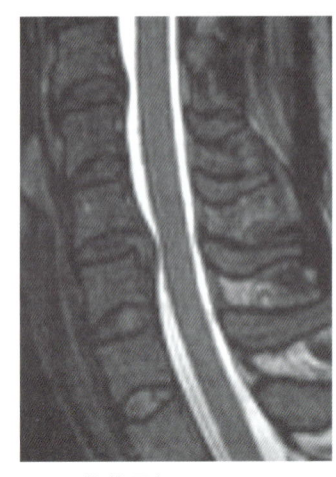

毎に 1 つのラインを計算するもので，これを各コイルの不足のラインそれぞれについて繰り返す．そして，フーリエ変換によって各コイル毎の画像を再構成し，さらに 1 つの画像に合成する．

　画像空間上のアルゴリズムも同様であるが，アンダーサンプリングされた k 空間データを画像にフーリエ変換した後で処理を行う．前述の通り k 空間上のデータが不足しているので，小さな FOV 内で折り返しが起こる(**図 118.2a**)．コイル毎に感度分布が異なることを利用して，折り返して重なったピクセルにコイル感度に応じた重み付けを行う．小さな FOV 内の各ピクセルは，本来の大きさの FOV で等距離にある複数の(R 個の)ピクセルの情報を含んでいる．**SENSE**(SENSitivity Encoding)は，コイルの空間情報をもとにして，この折り返しの重なりを展開，回復するアルゴリズムである．SENSE は，コイル感度の重み付けをもとにピクセル毎に各ピクセルからの信号寄与を分離し，

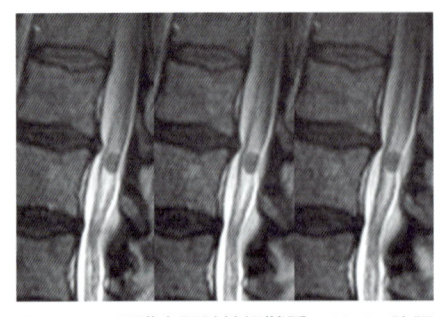

図118.5 硬膜内腰髄神経鞘腫　3D T2 強調 SPACE 矢状断像，パラレルイメージングファクター 3，ボクセルサイズ 1.2×0.9×1.0 mm³．

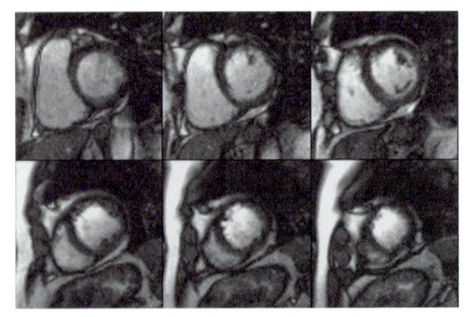

図118.6 心臓短軸断シネ撮像　パラレルイメージングファクター 4．

本来の輝度を求めていく．この結果，折り返しのない本来の大きさのFOVを復元することができる(図118.2b)．SENSEの欠点のひとつは，撮像時に被写体より小さなFOVを設定すると，折り返しなしの画像を再構成できないことである．

コイル感度分布は，アンダーサンプリングされたk空間のデータから折り返しのない画像を再構成するための手がかりとなる重要なデータである．これを取得するにはおもに2つの方法がある．すなわち**外部較正法**(external calibration)と**内部較正法**(internal calibration)である．外部較正法は，実際の撮像前に各コイル毎にデータラインを間引かずに低解像度の撮像を行う方法である．この場合は撮像時間が延長し，コイルや被写体の移動がある場合は，あらためてやり直す必要がある．内部較正法は撮像中に，k空間の中央部付近で数本のデータラインを追加して収集する方法である．外部較正法に比べて撮像時間の延長は少なく，追加のラインを最終的なデータに組み込むことにより画質も向上する(→訳注2)．

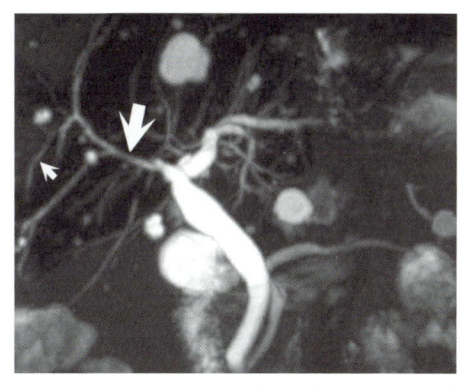

図118.7　MRCP　3D高度T2強調SPACE，パラレルイメージングファクター3，撮像時間4分．矢印：肝内胆管．

パラレルイメージングの撮像には，次のような条件が必要である．

1. マルチコイル(各コイルが独立した受信回路をもち，コイル感度分布を取得できるもの)
2. 各コイルの正確な感度分布
3. 位相エンコード方向に沿って感度分布が異なる少なくとも2つのコイル

パラレルイメージングのSN比は，$\sqrt{R}$に比例して低下することが重要である．3T装置が登場してSN比が全般に向上したことも，パラレルイメージングの重要性が増した理由のひとつである．3T装置は，多彩な撮像方法が利用可能で，SN比が高いことからパラレルイメージングに向いており，撮像時間の短縮，空間分解能の向上，あるいはその両者を目的として利用される．前述のように比吸収率(SAR)は静磁場強度の2乗，RFパルスの個数に比例するが(→25)，これが問題になる場合も，パラ

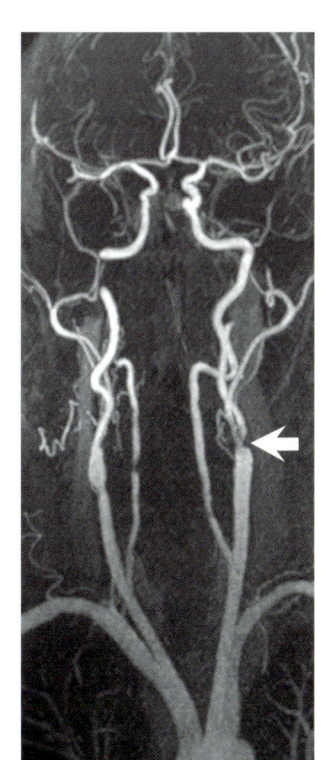

図118.8　造影MRA　パラレルイメージングファクター4．矢印：内頸動脈狭窄．

レルイメージングは位相エンコードステップ数が少ないのでRFパルスの数を減らすことができ，SN比の低下は静磁場強度で補うことができる．

　パラレルイメージングは，3T装置ではあらゆるところに利用され，膨大な数のアプリケーションが開発されている．図118.3は広範な中大脳動脈領域梗塞の症例の3D FLAIR SPACEで，パラレルイメージングファクター2で撮像されている．図118.4は頸椎椎間板ヘルニアの3D T2強調SPACEで，パラレルイメージングファクター3，ボクセルサイズ$0.8 \times 0.8 \times 0.9$ mm^{3}を達成している．図118.5は小さな硬膜内腰髄神経鞘腫の3D T2強調SPACEで，同じくパラレルイメージングファクター3，ボクセルサイズ$1.2 \times 0.9 \times 1.0$ mm^{3}である．図118.6は心臓短軸断のシネ撮像で，パラレルイメージングファクター4，15心拍間の息止め2回で撮像したものである．図118.7は3D高度T2強調SPACEによるMRCPで，パラレルイメージングファクター3，撮像時間4分である．背景の抑制は良好，充分なSN比が得られており，肝内胆管が明瞭に描出されている（矢印）．図118.8は頸動脈の造影MRAで，パラレルイメージングファクター4の高空間分解能撮像により，左内頸動脈起始部の高度狭窄が明瞭に描出されている（矢印）．パラレルイメージングは，臨床MRIの要であり，次章にも紹介するようにさらに応用が広がっている．

119 パラレルイメージング(2)
Parallel Imaging：Part 2

　前章で述べたように，パラレルイメージングはフェーズドアレイコイルの特性を利用している．前章にはコイル2個の例を示したが(図118.1)，実際の臨床機ではもっと多くのコイルが使われる．フェーズドアレイコイルの設計にあたっては，一定のコイルの組み合わせに対してSN比を最大化するか，あるいはSN比を犠牲にして撮像範囲を広くするか，2つの方法がある．問題は，コイルに近いところほど信号が強くなることで，これを解決するにはコイル近傍の輝度を抑え，周辺部の輝度を増強する正規化フィルターを使うことができる(→98)．このようなフィルターを使用すると輝度はより均一になるが，フィルターはSN比を向上させるわけではなく，コイルから離れたSN比の低いピクセルの輝度を底上げしているにすぎない．しかし，小さなコイルによる信号強度のばらつきは，コイルの位置を決定するために使うことができ，これがパラレルイメージングの基本となる．

　パラレルイメージングを行うためには，撮像部位の位相エンコード方向に沿って少なくとも2個のコイルが並んでいる必要がある．現在の臨床機は，全身について3軸いずれの方向にもこれが可能なように設計されている．パラレルイメージングでは，SN比を犠牲にして撮像時間を短縮する，というのが一般的な考え方であるが，必ずしもそう

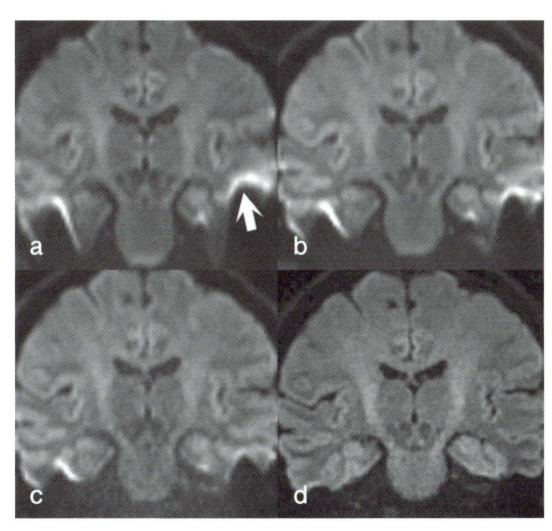

図119.1　パラレルイメージングとマルチチャネルコイル　拡散強調，冠状断像．a：EPI，パラレルイメージングなし，矢印：磁化率アーチファクト．b：EPI，R＝2．c：EPI，R＝4．d：BLADE FSE，R＝2．

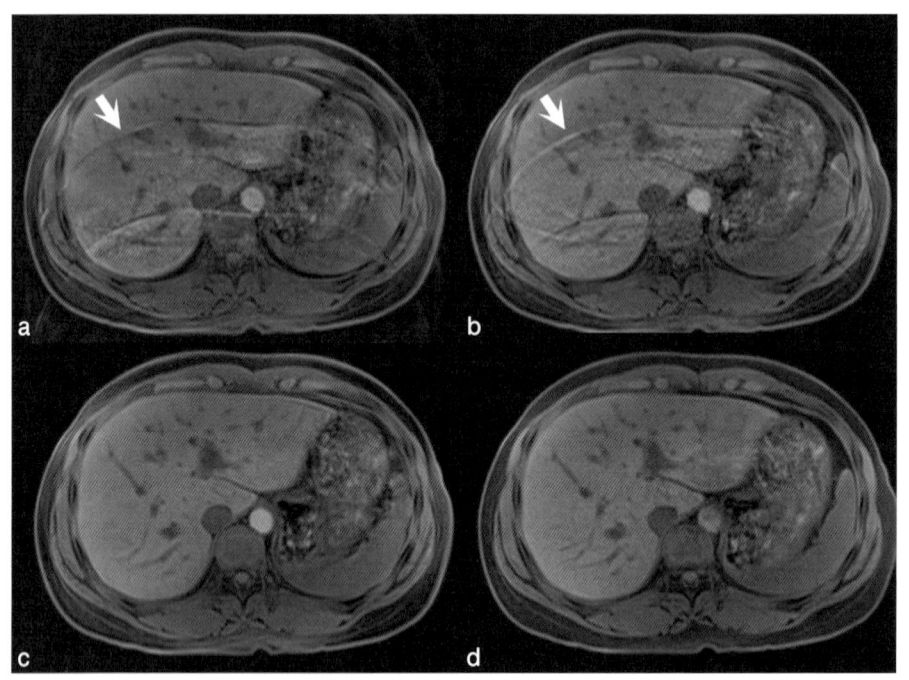

図 119.2　パラレルイメージングのアーチファクト　3D VIBE．**a**：mSENSE，R＝4，撮像時間 17 秒．**b**：GRAPPA，R＝4，撮像時間 17 秒．**c**：CAIPIRINHA，R＝2（位相エンコード方向）×2（スライス方向），撮像時間 11.4 秒．**d**：パラレルイメージングなし，撮像時間 43 秒．

とは限らない．パラレルイメージングを，たとえば拡散強調画像のようなシングルショット EPI に使用すると，磁化率アーチファクトの低減による画質向上を図ることができる．同時に，TE を短縮して SN 比を稼ぐことができるので，実質的な SN 比は低下しない．またシングルショットですべての k 空間を充填しているので，撮像時間は短縮しない（この場合，撮像時間は位相エンコードステップ数ではなく TR によって決まる）．

図 119.1 には，3T 装置の 32 チャネル頭部用コイルを使って，パラレルイメージングとマルチチャネルコイルの利点を生かす組み合わせの例を示した．正常ボランティア脳の拡散強調冠状断像である．**a**〜**c** はいずれも EPI で，パラレルイメージングなし（**a**），パラレルイメージングファクター（R）2（**b**），同 4（**c**）を比較したものである．最新のコイルを使用しているので，R＝4 でも SN 比の低下はわずかで，磁化率アーチファクトが大幅に軽減している（矢印）．**d** は BLADE FSE（→96）による拡散強調画像で，R＝2 として撮像時間を短縮している．

現時点ではまだ商用装置に組み込まれていないが，パラレルイメージングを 2 方向に適用することも可能で，近い将来，臨床応用が期待されている．3D 撮像では，2 つの位相エンコード方向でアンダーサンプリングを行うことができ，撮像時間を大幅に短縮できる．それぞれの方向でデータ収集数を半分にすれば，撮像時間は 1/4 になる．2D 撮像

でもこのような撮像時間短縮を図ることができる．すなわち複数のスライスを同時に励起することにより，$\sqrt{\text{スライス数}}$に比例してSN比が増加するので，この増加分でパラレルイメージングによるSN比減少を補うことができる．

　パラレルイメージングでRが大きくなると，折り返しが残存して次第に画質が低下する．**CAIPIRINHA**(Controlled Aliasing In Parallel Imaging Results IN Higher Acceleration)は，このようにRが大きい場合も折り返しを軽減する技術である(→訳注3)．これは，3D，2Dマルチスライス撮像いずれにも適用でき，折り返しアーチファクトをスライス内で移動させてアーチファクトの軽減を図る方法で，従来法よりさらに効率的に折り返し画像を復元し，SN比あるいはRを大きくすることが可能である．

　図119.2は，3D VIBE(→59)による肝MRIで，いろいろな撮像条件を比較したものである．Rを大きくすることによってGRAPPA，mSENSEにみられるアーチファクト(矢印)が，cでは消失している．

120 圧縮センシング
Compressed Sensing

　圧縮センシング(compressed sensing)は，MR画像を再構成するために必要な情報量を大幅に低減することができる技術である．圧縮センシングは，少ないデータを収集しておいて，高度な数学的処理によって画像を再構成するという点において，技術的にパラレルイメージングに類似する点がある．すなわち，画質を損なうことなく，撮像時間を短縮することができる．現在のところまだ商用機では利用できないが，今後の発展が期待できる技術である(→訳注4)．

　圧縮センシングは，医学以外の分野では，たとえばウェブ(world wide web)のようにすでに広く利用されている．最もよく知られているアプリケーションは，デジタル画像のJPEG圧縮であろう．デジタル画像をJPEG形式に圧縮すると，画質をほとんど損なうことなくファイル容量を1/10に圧縮できる．JPEGは，画像データの冗長性(redundancy)を利用して画像を圧縮する．圧縮率を大きくするとファイルサイズは小さくなるが，画質が低下する確率は高くなる．圧縮率は大きく，ファイルサイズは小さく，画質は維持されるのが理想である．

　MRIの画像のなかには，圧縮センシングに適しているものがある．画像データはまず，スパーシティ(sparsity)(→訳注5)を備えている必要があり，ここが最も難しいところである．ダイナミック造影MRIは圧縮センシングに最も適しており，MRA，心臓イメージング，DTIなどのアプリケーションも圧縮センシングに向いている．しかし，必ずしもダイナミック撮像に限らず，その他の画像にも応用可能である．これまでの報告はダイナミックMRIが主体であったが，今後は他の領域での発展が期待できる．たとえば，金属アーチファクト補正法であるSEMAC(→104)では，圧縮センシングを併用し

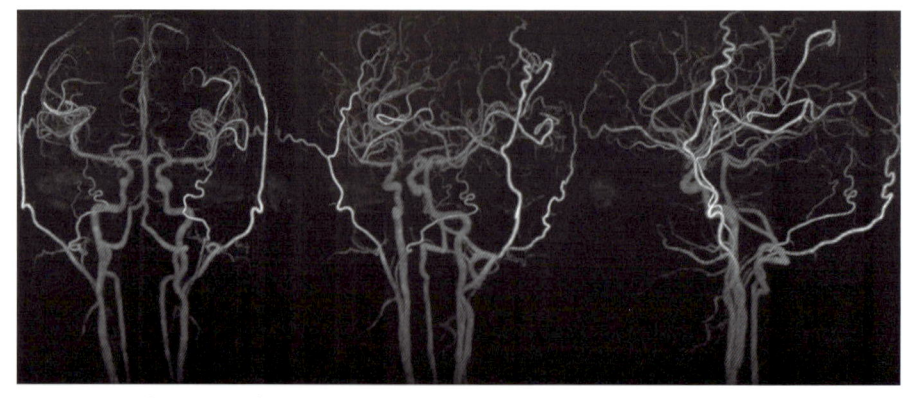

図120.1　圧縮センシングの例　造影頭部MRA．

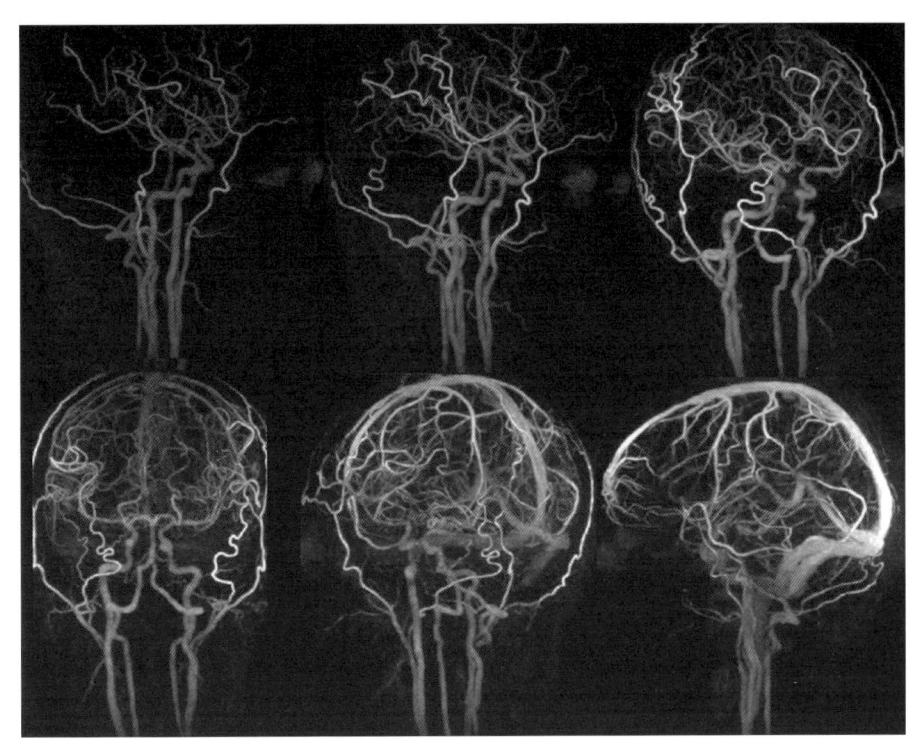

図 120.2　圧縮センシングの例　造影頭部 MRA．（Mark A. Griswold 氏のご厚意により転載）

て撮像時間の短縮を図っている．

　図 120.1 は，3T 装置，32 チャネル頭部コイルで撮像した健常ボランティアの頭部造影 MRA の MIP 画像であるが，GraDeS（→訳注 6）という圧縮センシングのアルゴリズムが利用されている．**図 120.2** は，同じく 3T 装置，32 チャネル頭部コイルによる MRA である．

121　3D 画像の後処理
3D Evaluation：Image Post-processing

　3D 撮像によるデータセットでは，これに後処理を加えることによって，正常構造，病変を別の方法で表示することができる．

MPR（multiplanar reconstruction　多断面再構成法）
　MPR は，撮像したデータセットから任意方向の断面をあらためて計算，再構成する方法である．必ずしも平面に限らず，曲面を再構成することもできる．図 121.1 は，3T で撮像した 3D SPACE（→56）によるデータセット（3T，ボクセルサイズ $0.5×0.5×0.6$ mm^3）をもとにした，膝前十字靱帯に平行な斜位矢状断再構成（a），および斜位冠状断再構成（b）である．

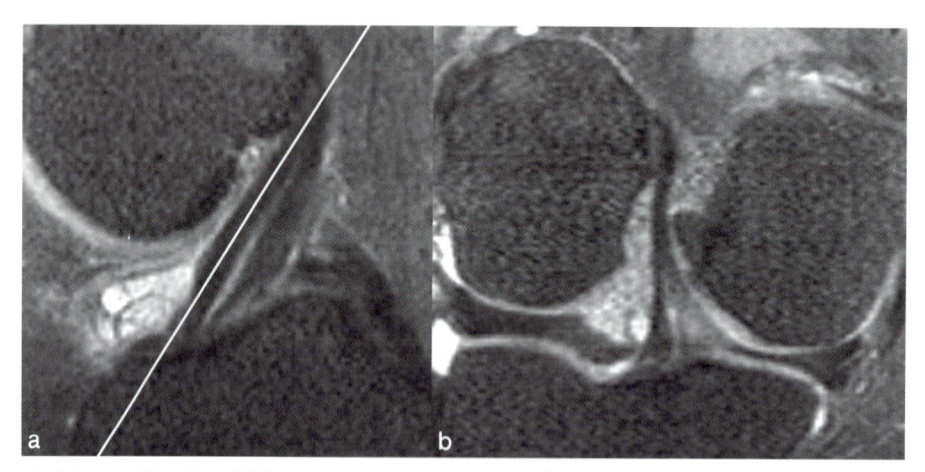

図 121.1　MPR　前十字靱帯．3D SPACE．a：前十字靱帯の走向に平行な斜位矢状断像，b：a の線に沿って再構成した斜位冠状断像．

MIP（maximum intensity projection　最大値投影法）
　MIP は，3D データセット内のある投影線上において，最大値をもつボクセル値を投影面に割り当てて画像を作成する方法である．ユーザは投影方向を任意に設定することができ，複数の角度から見た画像を作ってひとつの新しいシリーズとするのが一般的である．ターゲット MIP（targeted MIP）は，特に関心のある血管など，3D データセットの一部だけを選んで MIP を行う方法である．このように範囲を絞って MIP を作成すると，ノイズが減少し，余分な構造も含まれないので，画質を向上することができる．図

121.2は，3Tで息止め下に撮像したデータセット（ボクセルサイズ$1\times1\times1$ mm^3）をもとにした肺血管の矢状断MIP画像で，5次分枝まで明瞭に描出されている．

サーフェスレンダリング　surface rendering

サーフェスレンダリングは，特定の解剖学的構造の表面だけを描画する方法で，ユーザが設定したグレイスケールの上限値，下限値を使って，投影線上にある最初にこの条件をみたすボクセルを"表面"とみなして，投影面のピクセル値として割り当てる方法である．さらに，仮想光源を設定して表面のグレイスケールを調整し，3D感を加味した画像とする．

ボリュームレンダリング　volume rendering

ボリュームレンダリングは，映画の特撮技術をもとに発展した，複雑かつ強力な画像処理技術である．サーフェスレンダリングとのおもな違いは，単に投影線上の1つのボクセル値を使用するのではなく，各ボクセルに透明度（opacity）を付与することにある．この結果，最終的な投影画像のピクセル値に複数のボクセルの情報が統合的に反映され，ノイズも軽減できる利点がある．サーフェスレンダリングと異なり，表面のデータだけではなく，元データの輝度情報がすべて保存されている．サーフェスレンダリングの場合と同じく光源モデルを設定し，各ボクセルは人工光源の反射量に応じた値をもつ．カラースケールを元データに適用して保存したり，骨，血管など特定の構造に適当なカラー，透明度を付与することによって強調することもできる．図121.3は，肺血管MRAのボリュームレンダリング画像のグレイスケール表示である．

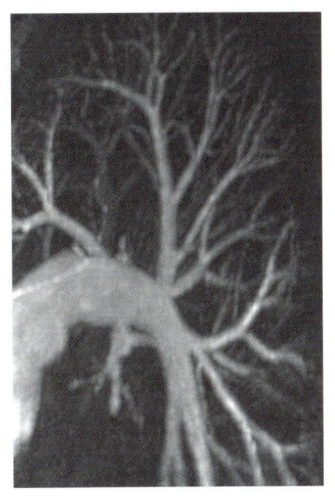

図121.2　MIP　肺血管MRA矢状断像．（Nael K, et al. Invest Radiol 2007；42（6）：392. より許可を得て転載）

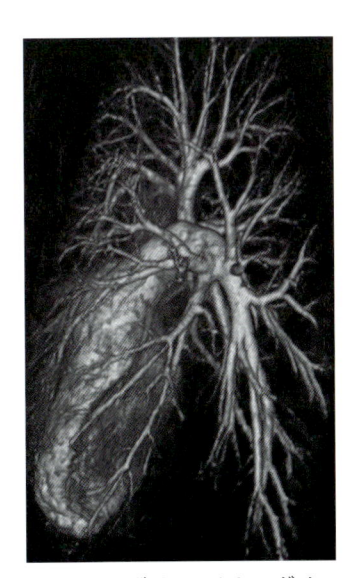

図121.3　ボリュームレンダリング　肺血管MRA．（Nael K, et al. Invest Radiol 2007；42（6）：392. より許可を得て転載）

122 自動位置決め画像
Automatic Image Alignment

　各部位の MRI 検査では，異なる撮像法(T1 強調，T2 強調など)，異なる断面(横断，矢状断，冠状断，斜位など)が，特定のランドマークに対してそれぞれ異なる傾き，方向で撮像される．さらに，スライス枚数，FOV，撮像範囲などもさまざまである．通常の施設では，部位ごとに一定の撮像プロトコルが決まっており，疾患の内容を問わず所定のプロトコルで撮像するのが普通である．このような撮像装置，技師に依存しない撮像プロトコルの標準化，統一的なパルス系列の選択は，画像診断医が期待するところである．このように撮像法の効率化は，限られた検査時間を有効に利用して，標準化された高品質の MRI を撮像することを目指す方法である．

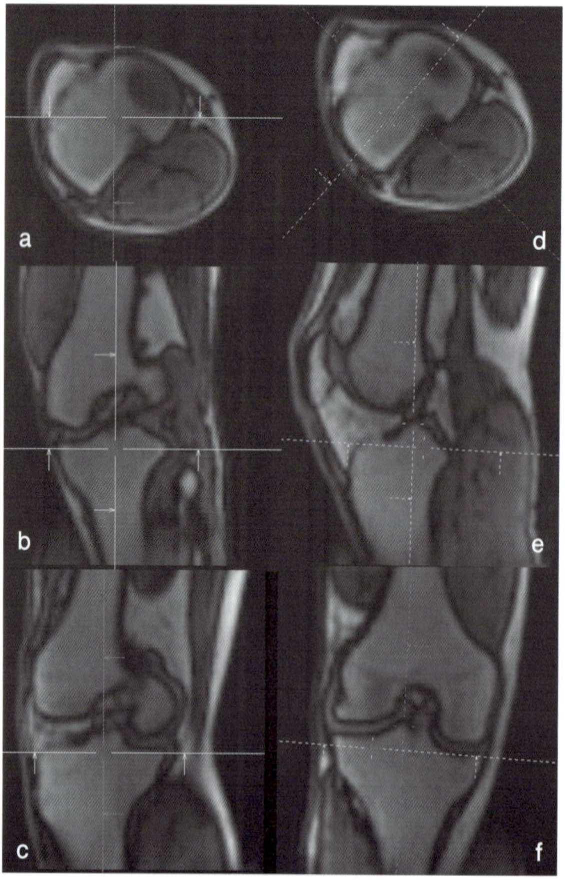

　これを支援するため，各装置メーカーは，撮像プロトコルや撮像方向を自動的に選択できるようなツールを開発している．その1例が AutoAlign(Siemens 社)で，これはまず関心領域について高速，低分解能の 3D VIBE による opposed-phase 画像を撮像する．opposed-phase 画像は臓器の境界を明瞭に描出することができる．このスキャンは，患者を装置内にセットアップすると同時に開始され，技師がスキャナルームを出てコンソールに戻る頃にはだいたい終わっている．引き続きソフトウェアが，正しい横断(水平断)，冠状断，矢状断の軸を決定して3方向の補正された位置決め像を画面に表示し，次のプロトコルを開き，スライス数を設定し，技師に各パラメータの決定を促す．図 122.1 の1列目(a〜c)

図 122.1　AutoAlign の適用例：膝関節　a, b, c：AutoAlign 適用前．d, e, f：適用後の位置決め画像．

は，VIBE の opposed-phase 像による修正前の位置決め像，2列目（**d〜f**）は技師の画面に表示される修正後の位置決め像である．

　自動位置決め画像は，解剖学的ランドマークを認識することにより可能となる．膝蓋骨，脛骨平面，大腿骨外側顆/内側顆，大腿骨頭，大転子/小転子，腸骨などが利用され，事前に設定されたFOVと，ランドマークに対する相対的な角度をもとに，新たな断層方向が決定される．ただし，頭部については別のアプローチがとられ，患者の頭部画像と標準化された頭部画像アトラスを比較して非剛体的（non-rigid）な変形を行って位置合わせを行い，一連のランドマークに合わせて変形を加える．この新たなランドマークを使って，各部位毎に剛体的（rigid）なAutoAlignのランドマークとする（→訳注7）．

　図122.2の1列目（左）は，修正前の脳横断像，矢状断像，2列目（中）は修正後の位置決め画像，3列目（右）はこれを使って撮像したT2強調横断像，T1強調矢状断像である．

　脊椎のAutoAlignは，各椎体，椎間を検出するもので，非常に複雑である．最終的には脊椎の幾何学的構造を検出してフィッティングアルゴリズムを適用することによってスライス位置を決定する．椎間板の高位も表示できる．

　現在のところ，AutoAlignは脳，脊椎，肩，膝において，さまざまなアプリケーションで利用可能である．たとえば頭部領域では，標準脳プロトコルのほか，内耳道，眼科，視神経，側頭葉などのプロトコルが用意されている．膝関節では，標準膝関節に加えて，半月板，膝蓋骨軟骨，大腿骨軟骨，前十字靱帯，後十字靱帯などがある．この方法のピットフォールとしては，パラメータ設定後の体動の問題があり，これに注意して最終的な画質，スライス選択については技師が責任をもって監視する必要がある．

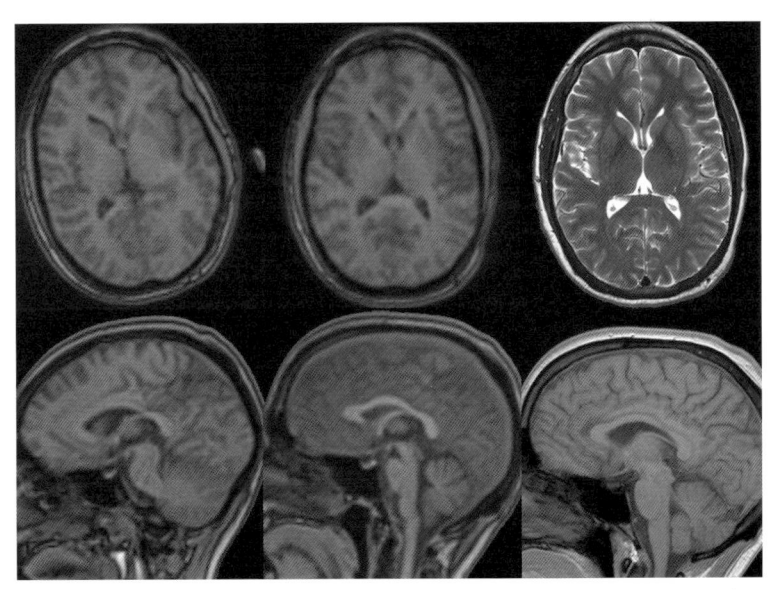

図122.2　AutoAlignの適用例：脳　1列目：AutoAlign適用前．2列目：適用後の位置決め画像．3列目：最終的なT2強調像横断像，T1強調像矢状断像．

123 ワークフローの最適化
Workflow Optimization

　医療費削減と同時に医療の質の確保を迫られる医療施設は，さらなる効率化に迫られている．この結果，**標準作業手順書**(standard operating procedure：**SOP**)による現場の標準化の重要性がますます高まっている．ここでは，このような大きな枠組みにおいてMRIに求められる問題と，それに応えて恒常的に高品質な検査を提供できるよう支援するデジタルソリューションについて述べる．

　MR ワークフローは，まず依頼医師がオーダーを発行し，放射線科医がそれに応じたプロトコルを作成するところから始まる．検査予約は通常，事務部門が担当する．患者が検査に来院した時点で，正しく検査を行うために必要なすべての情報が担当技師に提示される必要がある．紙媒体による情報は，重複，誤読，オーダー取り違えなどのエラーを惹起するリスクがあり，このようなエラーは検査の遅滞，最悪の場合は誤った検査の実行，待ち時間の延長，検査の質の低下などにつながる問題である．**DICOM**(Digital Imaging and Communication in Medicine)，**HL7**(Health Level 7)のような国際的な医用デジタルデータの標準仕様は，このような問題が起こらないよう，異なるシステム間の通信を保証している(→訳注 8)．

　送信された患者情報は，検査室での準備時間短縮にも活用される．スキャナ画面には，患者の体位，心電図電極の状態，乳腺生検の座標などさまざまなガイド情報が表示される．このような視覚的なガイド画面は，検査の質を保証するとともに，検査手順を遅滞なく進める一助となる．

　統合化されたコイルシステムは，患者の位置決めをやり直すことなく容易に組み合わせを変更でき，検査の効率化に有効である．また軽量で扱いやすいコイルは，技師によるセットアップの時間を短縮する．

　多くの施設では，SOP を用意するのに相当な時間をかけている．MRI の撮像に関しては，特定の検査を実施するために行うべき標準的な作業ステップがSOPに記載されている．しかし患者はさまざまであり，ワークフローは必ずしも単純なものではない．このため SOP は条件判断(例：造影は必要か？)と，代替プラン(例：息止めが不能な場合，安静を維持できない場合)を含むものとなる．また SOP には，各施設毎の検査手順を確実なものとするためのサンプル画像や補足説明が加えられることもある．

　このような情報をデジタル化して，スキャナ/ユーザインターフェースに組み込むことは，検査手順を大きく改善することになる．図 123.1 は，スキャナに表示される統合化 SOP/ワークフローの例である．このシステムでは，自動位置決め画像(→122)を使用してすべての断面を表示し，ユーザは標準，画質優先，時間優先，障害患者など，目的に応じたプロトコルを選択できるようになっている．

　スライス位置，方向，撮像範囲の自動選択のような機能は，1 人の患者のフォローアッ

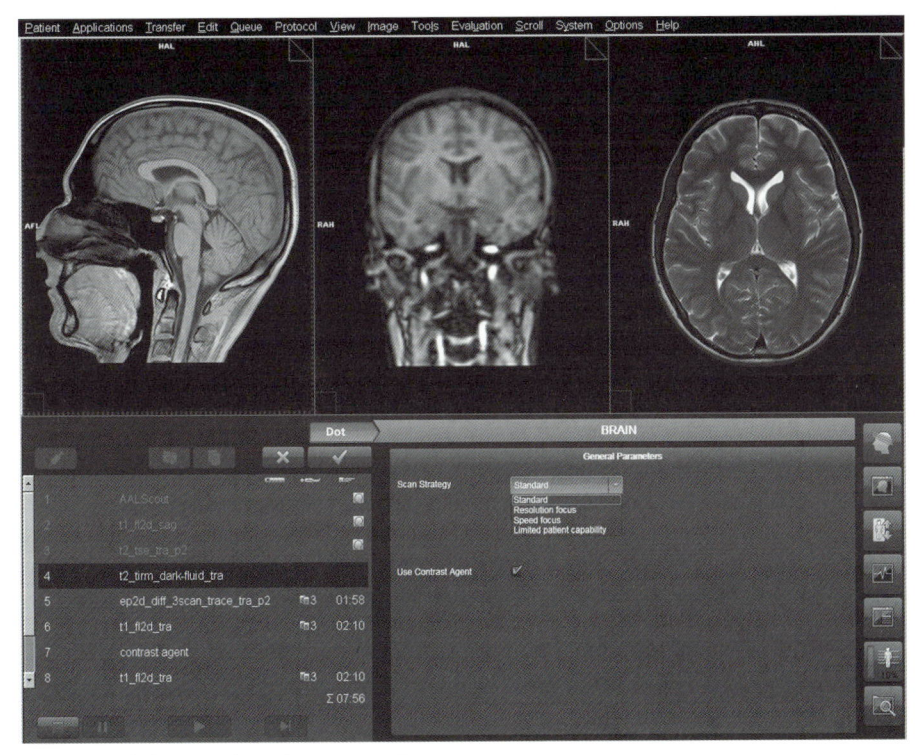

図 123.1　統合化 SOP/ワークフロー画面

プはもちろん，異なる患者間でも，検査の均質性向上に有用である．造影剤の自動ボーラス検出機能と自動ボイス機能を組み合わせれば，MRA や肝ダイナミック造影 MRI などの精度を向上させることができる．自動化は撮像手順のみならず，画像の均質性，生産性を通じて画像診断の質にも貢献する．検査終了後には，撮像した内容を DICOM のモダリティ実施済手続きステップ（modality performed procedure step）を通じて会計システムに送信することもできる．

　現在，スキャナのトレンドは明らかに**後処理から自動処理へ**と向かっている．ユーザは行うべき処理を事前に指定しておき，システムがデータ収集開始と同時にユーザの介入なく処理を実行していく．MRA における自動 MIP 処理，脊髄 MRI における自動画像合成（→110）などはその例である．クライアント・サーバーシステムは，撮像室から高度なデータ，アプリケーションに高速にアクセスする環境を提供することができ，撮像室のみならず，クライアントソフトウェアが組み込まれているワークステーションであればどこからでも，画像処理，画像診断が可能である．

　医療現場のデジタル化とともに，医療情報のデジタル化がもたらす医療の効率化，質の向上は今後ますます進むものと考えられる．このような技術の活用により，依頼施設には最適なサービスを，患者には最高の診療を提供することができるようになることが期待できる．

| Section 6　訳注

訳注1(p. 259)：パラレルイメージングの種類：折り返しによる重なりを展開, 復元する(expandする)操作を画像空間上で行う方法, k空間上で行う方法があり, それぞれの原型となるのがSENSE (SENSitivity Encoding), SMASH(SiMultaneous Acquisition of Spatial Harmonics)である. SMASHの原法の実装にはいろいろ困難があり, その発展型であるGRAPPA, ARC, CAIPIRINHA (→119)などが実用化されている.

訳注2(p. 261)：外部較正法と内部較正法：前述のパラレルイメージングの原型となるSENSE, SMASHはいずれも外部較正法を利用したものであったが, その後SENSE系については内部較正法を用いるmSENSEが実用化された. SMASH系で現在実用化されているGRAPPA, ARC, CAIPIRINHAは, いずれも内部較正法を使用する.

訳注3(p. 265)：CAIPIRINHA：カイピリーニャと読む. 既出のグラッパ(GRAPPA)とともに強い酒の名前なので, ムリヤリこじつけたacronymである. (Breuer FA, et al. Magn Reson Med 2006；55：549)

訳注4(p. 266)：2015年4月現在, 各メーカーが技術や画像を発表しているが, 正式な製品としては提供されていない.

訳注5(p. 266)：スパーシティ：画像データがスパース(sparse)である(＝疎である)とは, 直感的には"スカスカ"な状態である. ほとんどのピクセル値がゼロのデータ, 同じ値をもつピクセルがたくさん連続しているようなデータは, スパーシティ(sparsity)の高いデータである. 圧縮センシングは, スパーシティが高いほど有効である.

訳注6(p. 267)：GraDes：圧縮センシングの復元アルゴリズムのひとつ, 射影勾配型(gradient descent)といわれる.

訳注7(p. 271)：物体の位置合わせ(registration)を行う際, 物体の形状そのものは変化させず移動, 回転による位置合わせを行うものを剛体変換(rigid registration), 物体を歪ませるなど形状を変化させるものを非剛体変換(non-rigid registration)という.

訳注8(p. 272)：DICOMとHL7：いずれも異なるシステム間の医療情報交換の標準化を目的とするものであるが, DICOMはおもに画像情報, HL7は文字情報のデータ形式を定義している.

VII

略語表

Acronyms

124 略語表
Acronyms

表 124.1　MR 装置メーカー別略語一覧

パルス系列など	章番号	Siemens	GE	Philips
位置決め撮像	122	Localizer, Scout	Localizer	Plan Scan
グラジエントエコー法		GRE	GRE	FFE
Spoiled Gradient Echo	35	FLASH	SPGR	T1-FFE
Refocused Gradient Echo	36	FISP	GRASS	FFE
Balanced Steady State Free Precession	50, 51	TrueFISP	FIESTA	bFFE
Phase-cycled Fully Balanced Steady State Free Precession	53	CISS	FIESTA-C	bFFE
Double Echo Steady State	49	DESS	—	M-FFE
Ultrafast Gradient Echo	54	TurboFLASH	Fast GRE, Fast SPGR	TFE
3D T1-weighted Ultrafast Gradient Echo	55	MP-RAGE	3D-FGRE, 3D-Fast SPGR	3D TFE
3D Interpolated GRE	59	VIBE	LAVA-XV, LAVA-Flex	THRIVE
高速スピンエコー（FSE/TSE）法	29, 30	TSE	FSE	TSE
Single-Shot TSE/FSE	34	HASTE	SSFSE	SSTSE
TSE/FSE with 90° Flip-Back Pulse	31	RESTORE	FR-FSE	DRIVE
3D TSE with Variable Flip Angle	56	SPACE	CUBE	VISTA
反転回復（IR）法	37	IR, TurboIR（TIR）	IR, FSE-IR, IR-Prep	IR-TSE
Short Tau IR	42	STIR	STIR	STIR
Long Tau IR	38	Turbo Dark Fluid	FLAIR	FLAIR
True IR	38	True IR	—	Real IR
磁化率強調画像	57	SWI	SWAN	Venous BOLD
リードアウトセグメンテッド EPI	58	RESOLVE	Readout Segmented EPI	—
非造影 MRA	65～69			
TrueFISP 系	69	NATIVE-SPACE	—	TRANCE
高速スピンエコー系	69	NATIVE-TrueFISP	Inhance Inflow IR, Inhance DeltaFlow	B-TRANCE
リオーダリングによる造影 MRA	73	TWIST	TRICKS	Keyhole（4D-TRAK）

略語表

	章番号			
造影タイミング可視化技術	70	Care Bolus	Smart Prep, FluoroTriggered MRA	BolusTrak

体動補正	章番号	Siemens	GE	Philips
呼吸ゲート法	95, 97	Respiratory Gated	Respiratory Gating/ Triggering	Trigger；PEAR
ナビゲーションエコー	95	PACE	Navigator	Navigator
心電同期法	82	ECG Triggered	Cardiac Gating	ECG Triggered/ VCG
ラジアルスキャン	96	BLADE	PROPELLER	MultiVane

撮像パラメータ	章番号	Siemens	GE	Philips
加算回数	112	Average	NEX	NSA
エコー数	29	Turbo Factor	ETL	Turbo Factor
スライス間隔	114	Distance Factor（% of slice thickness）	Gap	Gap
長方形 FOV	22	FOV Phase/ Rectangular FOV	Partial FOV（pFOV）	Rectangular FOV
バンド幅	100	Bandwidth（Hz/pixel）	Receive Bandwidth（kHz）	Fat/Water Shift [pixel]
オーバーサンプリング（周波数方向）	92	Oversampling	Anti-Aliasing	Frequency Oversampling
オーバーサンプリング（位相方向）	92	Phase Oversampling	No Phase Wrap	Fold-over Suppression
ハーフフーリエ法	116	Half Fourier	Fractional NEX	Half Scan
流速補正（Gradient Moment Nulling）	105	GMR/Flow Comp	Flow Comp	Flow Comp；Flag
k 空間分割（セグメント）	58	Lines/Segments	Views per Segment（VPS）	Views/Segment
プレパレーションパルス（空間）	106	Presat	SAT	REST
プレパレーションパルス（周波数選択的）	40	Fat Sat	Fat Sat/Chem Sat	SPIR
水励起画像	41	Water Excitation	Spectral-Spatial	Proset
水脂肪分離画像	43	DIXON	IDEAL, Flex	—
マルチコイル感度補正	119	Prescan Normalize	PURE	CLEAR
k 空間リオーダリングによる動脈相 MRA	70	Elliptical Scanning	Elliptical Centric	CENTRA
パラレルイメージング		iPAT	Acceleration	SENSE
PAT：画像空間上の処理アルゴリズム	118	mSENSE	ASSET	SENSE
PAT：k 空間上の処理アルゴリズム	118	GRAPPA	ARC	—

本文中に登場する用語で，特に装置メーカーによって異なる略語のみ掲載した．

和文索引

あ

アーチファクト
　——，打ち切り　202, 204, 216
　——，化学シフト　220
　——，金属　226, 228
　——，ゴースト　126, 206
　——，磁化率　222
　——，フロー　234
　——，モーション　206, 208
　——，Gibbsのリンギング　205
圧縮センシング　266
後処理　273
アバランシ・フォトダイオード　196

い

位相エンコード
　——傾斜磁場　37
　——ステップ数　54
　——のリオーダリング　70
位相折り返し現象　147
位相画像　138, 146
位相コントラスト
　——法のパルス系列　138
　——MRA　146
位相差法　92
位相情報　124
位置のずれ　141
異方性拡散　165
異方性比率　166
イメージデータ　34
インターベンショナルMR　190
インターリーブ励起　253

う

打ち切りアーチファクト　202, 204, 216
埋め込みデバイス　5

え

エコーシェアリング　156, 179
エコー時間　60
エコートレイン数　66
エコープラナー法　94
　——，シングルショット・　126
エルンスト角　77
円形偏波コイル　8

お

オキシヘモグロビン　168
オーバーサンプリング　54
オープンMRI　16
折り返しアーチファクト　202

か

回転磁場　2, 6
回転力　4
外部較正法　261
ガウスフィルター　216
化学シフトアーチファクト　20, 23, 94, 220
化学シフトイメージング　172, 174
拡散強調画像　162
拡散係数　162
拡散テンソル画像　164
画像合成　242
画像フィルター　216, 244
画像補間　256
ガドリニウム製剤　98
　——，細胞外液分布　98
　——，蛋白結合型　102
ガドリニウム造影遅延相　134
加熱現象　7
肝脂肪定量　130
感度補正フィルター　216
灌流MRI（灌流画像）　158, 159, 160, 180

緩和度　102

き

幾何学的歪み　218, 227
逆位相　92
吸収補正　196
吸着事故　4
強磁性物質　168, 227
強制磁化回復法　69
キレート製剤　98
金属アーチファクト　226, 228

く

空間エンコード　35
空間分解能　21, 38
空間飽和　232
空間飽和パルス　232
くも膜下出血　225
グラジエント　3
グラジエント・モーメント・ナリング　231
グラジエントエコー法　35, 64
　——, スポイルド　76, 108
　——, リフォーカスド　78
　——, バランスド　110, 112
繰り返し時間　60
クロストーク　251

け

計算画像　62
傾斜磁場　3, 6, 35
　——, 位相エンコード　37
　——, 強力な　238
　——, 高性能　238, 240
　——, 高速な　238
　——, 周波数エンコード　52
　——, スライス選択　37
　——, 速度エンコード　138
　——, フローエンコード　146
　——, リードアウト　35, 37, 52
　——コイル　3
経皮的ドレナージ　193
結合水プール　72, 144

血流動態応答関数　170
ゲート　208
牽引力　4

こ

高時間分解能 MRA　156
高磁場 MRI　22
高性能傾斜磁場　238, 240
高速スピンエコー法　64, 66, 252
高速フーリエ変換　35, 37
呼吸位相リオーダリング　210
呼吸ゲート法　210
呼吸補正　210
ゴーストアーチファクト　126, 206
コンカティネーション　46, 253
コントラスト雑音比　40, 42, 43

さ

歳差運動　2, 34
再収束パルス　68
最小値投影法　124
最大値投影法　141, 268
細胞外液容積　184
雑音　40
撮像時間の短縮　20
撮像視野　48
撮像方向　44
サーフェスレンダリング　269

し

シェーディング　19
磁化移動　72, 106
磁化移動効果　144
磁化率アーチファクト　222
磁化率強調画像　124
磁化率効果
　——, 造影剤による　159
　——の強調　224
磁化率勾配　222
磁気共鳴　2
磁気モーメント　2
シーケンシャルオーダー　151

和文索引

シーケンシャル励起　252
磁石　2
実効 TE　67, 70
自動位置決め画像　270
自動処理　273
磁場均一性　18
脂肪抑制(法)　86, 88, 173
　──，周波数選択的　86
　──併用 FLAIR　84
　Dixon 法　92
　STIR　90
　位相差法　92
自由水プール　72, 144
集束超音波　190
周波数エンコード傾斜磁場　52
周波数多重化　12
周波数分割多重化　28
受信コイル　3, 8, 25, 28
受信バンド幅　20
常磁性物質　168
シリコンインプラント　188
心筋灌流　180
心筋バイアビリティ　182
シングルショット・エコープラナー法　126
シングルショット法(心臓)　176
シングルフェーズ法　208
シングルボクセル・スペクトロスコピー　172, 174
シングルループコイル　8
信号雑音比　20, 22, 40, 43, 244
信号増強　227
腎性全身性線維症　99, 106, 156
心臓 MRI　111, 176, 178, 180, 182, 184
心臓ペースメーカー　7
心電同期　176
心電トリガー法　208
振幅画像　146
深部脳刺激装置　7

す

垂直型磁場　5
水平型磁場　4
スティミュレイテッドエコー　67
スピン　2

スピンエコー法　64, 108
スポイラー　76
スポイルド・グラジエントエコー　76, 108
スメアリング　206
スライス厚　21, 39, 248
スライス選択　34
　──傾斜磁場　37
スライスプロファイル　250
スライスループ時間　46
スラブ　39
スルーレート　3, 6

せ

静磁場　4
　──強度　20, 34, 144
ゼロフィル法　256
全身 PET-MR　196
セントリックオーダー　151
前立腺生検　193

そ

造影 MRA　150, 152, 154
造影剤　98, 102
　──，ガドリニウム以外の　104
　──，経口 MRI　105
　──テスト注入　154
操作モード
　──，通常　56
　──，第一次水準管理　56
送信コイル　2, 8
速度エンコード傾斜磁場　138

た

第一次水準管理操作モード　56
体動補正　214
ダイナミック MRA　156
ターゲット MIP　268
多次元空間選択的 RF 励起　30
多断面再構成法　142, 268
立ち上がり時間　238
縦磁化　34
多列検出器型 CT　44

断熱通過パルス　32

ち

中磁場 MRI　22
超高磁場 MRI　22
超高速撮像　110
超常磁性鉄微粒子製剤　104
超伝導磁石　2
直線偏波コイル　8

つ・て

通常操作モード　56

デオキシヘモグロビン　168, 224

と

同位相　92
凍結壊死融解治療法　190
等方向性拡散　165
動脈スピンラベリング法　160
トリガー　208

な

内因性トレーサー　160
ナイキスト周波数　202, 221
内部較正法　261
ナビゲータエコー法　208, 210
軟骨マッピング画像　134

に

二項パルス　88
　——，スライス選択的　130

の

脳血流量　161
脳動脈瘤クリップ　5
　——，非強磁性　226
膿瘍ドレナージ　193

は

ハイパーエコー　57
パーシャルフーリエ法　254
パーティション数　39, 96
ハニングフィルター　216
ハーフフーリエ法　74, 106
パラレルイメージング　9, 25, 28, 57, 156, 258, 263
パラレルイメージングファクター　32
パラレル送信　24, 30
バランスド・グラジエントエコー法　110, 112
反磁性物質　168
反転回復法　80, 82
反転パルス　80, 90
バンドアーチファクト　112
バンド幅　220

ひ

比吸収率　6, 23, 56
非強磁性物質　227
ピクセル　38
　——サイズ　38
非造影 MRA　148

ふ

ファンクショナル MRI　168
フィルター　216
　——，k 空間　216
　——，ガウス　216
　——，感度補正　216
　——，空間的歪みに対する　216
　——，楕円　244
　——，ハニング　216
フェーズドアレイコイル　9, 14
フェリデックス　104
部分容積効果　128, 257
ブラーリング　206
フーリエ変換　35, 37
フリップ角　144
フロー
　——，遅い　136

——，速い　136
　　——感受性　139
　　——効果　136
　　——の位相コントラスト法　138
　　——不感性　139
フローアーチファクト　234
フローエンコード　147
　　——傾斜磁場　146
プロスペクティブトリガー　208
プロトン密度　60
プロトン密度強調像　60
フローボイド　67, 136, 137, 235

へ

平均加算回数　246
ヘモシデリン　224

ほ

ボア径　17
ボクセル　38
　　——サイズ　38
ボリューム　39
ボリュームレンダリング　269

ま

マグネット　2
マトリックスコイル　9
マトリックス数
　　位相エンコード方向　54
　　リードアウト方向　52
マルチショット EPI　126
マルチスライス法　46
マルチチャネルコイル　10, 14
マルチフェーズ造影 MRA　154
マンガン製剤　104

み

みかけの拡散係数　162
水抑制　173
水励起　88
脈波トリガー　208

む・め・も

無信号　136

メトヘモグロビン　224

モーションアーチファクト　206
元データ　34
モードマトリックス　28

ゆ・よ

誘電体共振　24

容積平均化現象　248
横磁化　34

ら

ラジオ波　6
ラーモア周波数　2, 34

り

リゾビスト　104
リードアウト傾斜磁場　35, 37, 52
リードアウトセグメンテッド EPI　126
リニアオーダー　151
リフォーカスド・グラジエントエコー　78
流速補正　138, 147, 230, 231
流入効果　136
リングイーネサイン　189

れ

励起回数　246
レーザー焼灼術　190
レトロスペクティブゲート　208
連続移動テーブル　194

ろ・わ

漏洩磁場　32

ワークフローの最適化　272

欧文索引

2D FFT　37
2D TOF MRA　140
3D TOF MRA　142, 144
3D 画像の後処理　268
3D 撮像　96, 120, 122
3D マルチエコー GRE　134
3 次スプライン補間法　256
32 チャネルコイル　26

A

AC（attenuation correction）　196
ADC（apparent diffusion coefficient）　162
ADC マップ　162
aliasing　202
anisotropic diffusion　165
APD（avalanche photodiodes）　196
apparent diffusion coefficient　162
ARC（autocalibrating reconstruction for Cartesian sampling）　259
arterial spin labeling　160
artifact
　aliasing　202
　blurring　67, 206
　banding　112, 116
　chemical shift　220
　flow　234
　Gibbs' ringing　205
　ghost　126, 206
　magnetic susceptibility　222
　metal　226, 228
　motion　206
　smearing　206
　truncation　204, 205, 216
ASL（arterial spin labeling）　160
　CASL（continuous ASL）　160
　PASL（pulsed ASL）　161
attenuation correction　196
AutoAlign　270
automatic image alignment　270
avalanche photodiodes　196

B

B_1 磁場　6
B_1 シミング　24, 31
backward-running FISP　114
banding artifact　112, 116
bandwidth　220
bFFE　113
bicubic spline interpolation　256
binomial pulse　88, 130
black-blood 法　137, 177
BLADE　212
blurring　67, 206
BOLD（blood oxygen level-dependent）　168, 170
b-SSFP（balanced steady-state free precession）　112

C

CAIPIRINHA（controlled aliasing in parallel imaging results in higher acceleration）　265
calculated images　62
cardiac function　178
cardiac imaging　180, 182
cardiac morphology　176
CARE（combined applications to reduce exposure）　151, 200
cartilage mapping　134
CASL（continuous arterial spin labeling）　160
CBF（cerebral blood flow）　161
centric order　151
chemical shift artifact　20, 220
chemical shift imaging　172, 174
circularly polarized coils　8

CISS(constructive interference in a steady state)　116
CN 比(contrast-to-noise ratio)　40, 42, 43
compressed sensing　266
concatenation　46, 253
continuous moving table　194
contrast media　98, 102
contrast-enhanced MRA　150
crosstalk　251
CSI(chemical shift imaging)　172, 174

D

dark-blood 法　137, 177
DEFT(driven-equilibrium Fourier transformation)　69
DESS(dual-echo steady state)　108
dGEMRIC(delayed gadolinium enhanced MRI of cartilage)　134
diamagnetic　168
DICOM(digital imaging and communication in medicine)　272
dielectric resonance　24
diffusion tensor imaging　164
diffusion-weighted imaging　162
Dixon 法　92, 130
　――, 3-point　130
　Dixon-VIBE　196
double inversion recovery 法　149
DSC(dynamic susceptibility contrast)　158
DTI(diffusion tensor imaging)　164
DWI(diffusion-weighted imaging)　162
dynamic MRA　156

E

echo planar imaging　94
echo sharing　179
echo train length　66
ECV(extracellular volume)　184
effective TE　67, 70
elastic motion correction　215
elliptical filter　244
EPI(echo planar imaging)　94
　――, GRE 型　94
　――, multi-shot　126
　――, SE 型　94
　――, readout-segmented　126
Ernst angle　77
ETL(echo train length)　66
external calibration　261
extracellular volume　184

F

FA(fractional anisotropy)　166
fast flow　136
fast Fourier transformation　35
fast spin echo(→FSE)
fat excitation　88
fat suppression　86, 90, 92, 173
ferromagnetic　168
FFE(fast field echo)　78
FFT(fast Fourier transformation)　35
　――, 2D　37
field homogeneity　18
field of view(→FOV)
field strength　20, 144
FIESTA　113
filter(ing)　216, 244
first level controlled operation mode　56
FISP(fast imaging with steady precession)　78
FLAIR(fluid-attenuated inversion recovery)　82
　――, 脂肪抑制併用(FLAIR FS)　84
FLASH(fast low-angle shot)　77
flip angle　144
flow　138
flow artifacts　234
flow compensation　138, 231
flow effects　136
flow encoded　147
flow insensitive　139
flow sensitivity　139
flow void　67, 136, 137, 235
flow-related enhancement　136, 140, 142, 235
fMRI(functional MRI)　168
Fourier transform　35

FOV(field of view)　48, 50
　——,　長方形　50
fractional anisotropy　166
frequency multiplexing　28
Frequency Scout　113
FSE(fast spin echo)　64, 66, 252
　——のスライス励起順序　252
FSPGR　118
functional MRI　168

G

gadolinium(Gd) chelates　98, 102
　——with extracellular distribution　98
　——with protein binding　102
Gaussian filter　216
geometric distortion　218
ghost artifact(ghosting)　126, 206
Gibbs' ringing　205
GMN(gradient moment nulling)　230, 231
GMR(gradient moment rephasing)　231
GraDeS　267
gradient　6
　——, faster　238, 240
　——, stronger　238, 240
gradient coil　3
gradient echo(→GRE)
gradient moment nulling　230, 231
GRAPPA(generalized autocalibrating partially parallel acquisition)　259
GRASS(gradient-recalled acquisition in the steady state)　78
GRE(gradient echo)　35, 64
　——, balanced　110, 112
　——, phase-sensitive inversion recovery　183
　——, refocused　78
　——, spoiled　76, 77
　——, steady state　78
GRE-EPI　94

H

Hanning filter　216
HASTE(half acquisition single-shot turbo spin echo)　74
hemodynamic response function　170
hepatic fat quantification　130
high-field MRI　22
HL7(Health Level 7)　272
hyperecho　57

I

image composing　242
image data　34
image interpolation　256
image post-processing　268
in-phase　92, 130
　——GRE　130
inflow effect　136
inflow enhancement　235
interleaved excitation　253
internal calibration　261
Interventional MR　190
inversion pulse　80
inversion recovery　80, 82
　——, double　149
isotropic diffusion　165

K

k空間　34
　——フィルター　216
　——ライン　36
　——オーダー　151

L

Larmor frequency　2
linear order　151
linearly polarized coils　8
linguine sign　189

M

magnetic moment　2
magnetic resonance　2
magnetic susceptibility　222, 224
magnetization transfer　72, 144

magnitude image　146
magnitude reconstruction　82, 83
MAST(motion artifact suppression technique)　231
matrix coils　9
matrix size
　——phase encoding　54
　——readout　52
MDCT(multidetector-row CT)　44
metal artifact　226, 228
mid-field MRI　22
MinIP(minimum intensity projection)　124
MIP(maximum intensity projection)　141, 268
　——, targeted　268
misregistration　141
mode matrix　28
motion artifact　206
motion correction　214
MPR(multiplanar reconstruction)　142, 268
MP-RAGE(magnetization-prepared rapid gradient echo)　120
MR arthrography　79, 109
MR mammography　186, 188
MR safety　4, 6
MR scanner　2
MR-guided focused ultrasound　190
MRA(MR血管撮像)　141
　——, 位相コントラスト　146
　——, 高時間分解能　156
　——, 造影　150, 152, 154
　——, ダイナミック　156
　——, 非造影　148
MRCP(magnetic resonance cholangiopancreatography)　132
　——, 2D　133
　——, 3D　133
MRgFUS(MR-guided focused ultrasound)　190
MRI
　——, 1.5T　22
　——, 3T　18, 20, 22
　——, 7T　22
　——スキャナ　2
　——の安全性　4, 6

MR関節撮像　79, 109
MR灌流画像　180
MR信号　2
MRスペクトロスコピー(MRS)　172, 174
MR胆管膵管撮像　132
MRマンモグラフィ　186, 188
MRミエログラフィ　78
MRワークフロー　272
MT(magnetization transfer)　72, 73, 106, 144
multichannel coil　10, 14
multidetector-row CT　44
multidimensional, spatially selective RF excitation　30
multiplanar reconstruction　268
multiplexing　12
multislice imaging　46
myocardial perfusion　180
myocardial viability　182

N

NATIVE　200
　NATIVE SPACE　148
　NATIVE TrueFISP　148
nephrogenic systemic fibrosis　99, 106, 156
NEX(number of excitations)　246
non-contrast MRA　148
normal operation mode　56
NSA(number of signals averaged)　246
NSF(nephrogenic systemic fibrosis)　99, 106, 156
nuclear spin　2
null point　80, 90
number of averages　246
Nyquist frequency　202

O

open MRI　16
opposed-phase　92, 130
　——GRE　130

P

PACE(prospective acquisition correction)　148
parallel imaging　9, 258, 263
parallel transmission　24
paramagnetic　168
partial Fourier　254
partial volume effect　128, 257
PASL(pulsed arterial spin labeling)　161
perfusion imaging　158, 159, 160, 180
PET-MR　196
phase aliasing　147
phase contrast MRA　146
phase cycling　92
phase encoding　54
phase image(imaging)　138, 146
phased array coils　9
phase-sensitive inversion recovery GRE　183
phase-sensitive reconstruction　83
pixel size　38
precession　2
PROPELLER　212
prospective triggering　208
proton density　60
proton spectroscopy　172, 174
PSIF　114
　──のパルス系列　114

R

raw data　34
　──filtering　216
readout-segmented EPI　126
receiver coil　25, 28
reduced refocusing angle　68
relaxivity　102
reordering：phase encoding　70
RESOLVE(readout segmentation of long variable echo trains)　126
respiratory compensation　210
respiratory gating　210
respiratory phase reordering　210
retrospective gating　208

RF(radiofrequency)　2, 6
　──コイル　8, 30
　──スポイリング　77
　──励起パルス　37
rise time　238
ROPE(respiratory-ordered phase encoding)　210
rotational force　4

S

SAR(specific absorption rate)　6, 23, 56
SE(spin echo)　64
　──のパルス系列　65
　SE-EPI　94
SEMAC(slice encoding for metal artifact correction)　228, 266
　SEMAC-VAT　228
SENSE(sensitivity encoding)　260
sequential excitation　252
sequential order　151
shading　19
shimming　24
signal normalization filter　216
silicone　188
single voxel spectroscopy　172
slew rate　3, 6
slice excitation order　252
slice loop time　46
slice orientation　44
slice profile　250
slice thickness　21, 39, 248
slow flow　136
smearing　206
SN比(signal-to-noise ratio)　20, 22, 40, 43, 244
SOP(standard operating procedure)　272
SPACE(sampling perfection with application optimized contrasts by using different flip angle evolutions)　122
　NATIVE-SPACE　148
spatial saturation　232
specific absorption rate　6, 23, 56
spectral saturation　86
spectral spatial pulse　89

spectral-spatial excitation　130
SPGR(spoiled gradient-recalled acquisition)　77
spin echo imaging　64
spoiler　76
standard operating procedure　272
static magnetic field　4
stimulated echo　67
STIR(short tau inversion recovery)　80, 90, 106
superparamagnetic iron particles　104
surface rendering　269
susceptibility gradient　222
susceptibility-weighted imaging　124
SVS(single voxel spectroscopy)　172, 174
SWI(susceptibility-weighted imaging)　124

T

T1-FFE(T1 fast field echo)　77
T1強調度　60
T1値(T1緩和時定数)　60, 62, 63
　——の定量　184
T1マッピング　184
T2*緩和　23
T2*計測　185
T2*マッピング　134, 184
T2強調度　60
T2値(T2緩和時定数)　60, 62, 63
T2マッピング　134, 184
T2 shine-through現象　163
TE　60
　——, long　60
　——, short　60
　——, 実効　67, 70
TFE(turbo field echo)　118
through-plane resolution　21
TIM(total imaging matrix)　194
time-resolved MRA　156

TOF MRA(time-of-flight MRA)　140
　——, 2D　140
　——, 3D　142, 144
TR　60, 144
　——, long　60
　——, short　60
translational force　4
TRAPS(transition between pseudo steady states)　122
TREAT(time resolved echo-shared angiographic technique)　156
TrueFISP　113
　NATIVE-TrueFISP　148
truncation artifact　204, 205, 216
TSE(turbo spin echo)　106
TurboFLASH　118
　——のパルス系列　118
TWIST(time-resolved angiography with interleaved stochastic trajectories)　156, 200

U・V

ultra-high-field MRI　22

VAT(view angle tilting)　228
VENC(velocity encoding)　138, 147
VIBE(volume interpolated breath-hold examination)　128
volume averaging　248
volume rendering　269
voxel size　38

W・Z

water excitation　88

zero filling　256

一目瞭然！
画像でみる MRI 撮像法　　　　　　　　定価：本体 4,500 円＋税

2015 年 4 月 1 日発行　第 1 版第 1 刷 ©

著　者　バル M. ランゲ，ウルフガング R. ニッツ，
　　　　ミゲル トレルス，フランク L. ゴーナー

訳　者　押尾　晃一
　　　　百島　祐貴

発行者　株式会社 メディカル・サイエンス・インターナショナル
　　　　代表取締役　若松　博
　　　　東京都文京区本郷 1-28-36
　　　　郵便番号 113-0033　電話 (03)5804-6050

印刷：三報社印刷／表紙装丁：トライアンス

ISBN 978-4-89592-804-5　C 3047

本書の複製権・翻訳権・上映権・譲渡権・公衆送信権(送信可能化権を含む)は(株)メディカル・サイエンス・インターナショナルが保有します．
本書を無断で複製する行為(複写，スキャン，デジタルデータ化など)は，「私的使用のための複製」など著作権法上の限られた例外を除き禁じられています．大学，病院，診療所，企業などにおいて，業務上使用する目的(診療，研究活動を含む)で上記の行為を行うことは，その使用範囲が内部的であっても，私的使用には該当せず，違法です．また私的使用に該当する場合であっても，代行業者等の第三者に依頼して上記の行為を行うことは違法となります．

[JCOPY]〈(社)出版者著作権管理機構　委託出版物〉
本書の無断複写は著作権法上での例外を除き禁じられています．複写される場合は，そのつど事前に，(社)出版者著作権管理機構(電話 03-3513-6969，FAX 03-3513-6979，info@jcopy.or.jp)の許諾を得てください．